全国中医药行业中等职业教育"十二五"规划教材

护理礼仪与人际沟通

（供护理、中医护理、助产专业用）

主　编　奚锦芝（云南省大理卫生学校）
　　　　孔令俭（曲阜中医药学校）

副主编　（以姓氏笔画为序）
　　　　位汶军（山东中医药高等专科学校）
　　　　苗晓琦（甘肃省中医学校）

编　委　（以姓氏笔画为序）
　　　　江群英（云南省大理卫生学校）
　　　　许培查（西安交通大学医学院附设卫生学校）
　　　　陈　丹（四川省针灸学校）
　　　　袁　征（郑州市卫生学校）
　　　　席福荣（曲阜中医药学校）

U0308104

中国中医药出版社
·北　京·

图书在版编目（CIP）数据

护理礼仪与人际沟通/奚锦芝，孔令俭主编.—北京：中国中医药出版社，2015.9（2016.6重印）
全国中医药行业中等职业教育"十二五"规划教材
ISBN 978 - 7 - 5132 - 2590 - 8

Ⅰ.①护…　Ⅱ.①奚…②孔…　Ⅲ.①护理 - 礼仪 - 中等专业学校 - 教材②护理学 -
人际关系学 - 中等专业学校 - 教材　Ⅳ.①R47

中国版本图书馆 CIP 数据核字（2015）第 123491 号

中 国 中 医 药 出 版 社 出 版
北京市朝阳区北三环东路 28 号易亨大厦 16 层
邮政编码　100013
传真　010 64405750
廊坊市晶艺印务有限公司印刷
各地新华书店经销

*

开本 787×1092　1/16　印张 14.5　字数 323 千字
2015 年 9 月第 1 版　2016 年 6 月第 2 次印刷
书　号　ISBN 978 - 7 - 5132 - 2590 - 8

*

定价　48.00 元（含光盘）
网址　www.cptcm.com

社长热线　010 64405720
购书热线　010 64065415　010 64065413
微信服务号　zgzyycbs
书店网址　csln.net/qksd/
官方微博　http://e.weibo.com/cptcm
淘宝天猫网址　http://zgzyycbs.tmall.com

张美林（成都中医药大学附属医院针灸学校党委书记、副校长）

张登山（邢台医学高等专科学校教授）

张震云（山西药科职业学院副院长）

陈　燕（湖南中医药大学护理学院院长）

陈玉奇（沈阳市中医药学校校长）

陈令轩（国家中医药管理局人事教育司综合协调处副主任科员）

周忠民（渭南职业技术学院党委副书记）

胡志方（江西中医药高等专科学校校长）

徐家正（海口市中医药学校校长）

凌　娅（江苏康缘药业股份有限公司副董事长）

郭争鸣（湖南中医药高等专科学校校长）

郭桂明（北京中医医院药学部主任）

唐家奇（湛江中医学校校长、党委书记）

曹世奎（长春中医药大学职业技术学院院长）

龚晋文（山西职工医学院/山西省中医学校党委副书记）

董维春（北京卫生职业学院党委书记、副院长）

谭　工（重庆三峡医药高等专科学校副校长）

潘年松（遵义医药高等专科学校副校长）

秘　书　长　周景玉（国家中医药管理局人事教育司综合协调处副处长）

前　言

中医药职业教育是我国现代职业教育体系的重要组成部分，肩负着培养中医药多样化人才、传承中医药技术技能、推动中医药事业科学发展的重要职责。教育要发展，教材是根本，是提高教育教学质量的重要保证，是人才培养的重要基础。为贯彻落实习近平总书记关于加快发展现代职业教育的重要指示精神和《国家中长期教育改革和发展规划纲要（2010—2020年）》，国家中医药管理局教材办公室、全国中医药职业教育教学指导委员会紧密结合中医药职业教育特点，适应中医药中等职业教育的教学发展需求，突出中医药中等职业教育的特色，组织完成了"全国中医药行业中等职业教育'十二五'规划教材"建设工作。

作为全国唯一的中医药行业中等职业教育规划教材，本版教材按照"政府指导、学会主办、院校联办、出版社协办"的运作机制，于2013年启动编写工作。通过广泛调研、全国范围遴选主编，组建了一支由全国60余所中高等中医药院校及相关医院、医药企业等单位组成的联合编写队伍，先后经过主编会议、编委会议、定稿会议等多轮研究论证，在400余位编者的共同努力下，历时一年半时间，完成了36种规划教材的编写。本套教材由中国中医药出版社出版，供全国中等职业教育学校中医、中医护理、中医康复保健、中药和中药制药等5个专业使用。

本套教材具有以下特色：

1. 注重把握培养方向，坚持以就业为导向、以能力为本位、以岗位需求为标准的原则，紧扣培养一线技能型、服务型高素质劳动者的目标进行编写，体现"工学结合"的人才培养模式。

2. 注重中医药职业教育的特点，以教育部新的教学指导意见为纲领，贴近学生、贴近岗位、贴近社会，体现教材针对性、适用性及实用性，符合中医药中等职业教育教学实际。

3. 注重强化精品意识，从教材内容结构、知识点、规范化、标准化、编写技巧、语言文字等方面加以改革，具备"精品教材"特质。

4. 注重教材内容与教学大纲的统一，涵盖资格考试全部内容及所有考试要求的知识点，满足学生获得"双证书"及相关工作岗位需求，有利于促进学生就业。

5. 注重创新教材呈现形式，版式设计新颖、活泼，图文并茂，配有网络教学大纲指导教与学（相关内容可在中国中医药出版社网站www.cptcm.com下载），符合中等职业学校学生认知规律及特点，有利于增强学生的学习兴趣。

本版教材的组织编写得到了国家中医药管理局的精心指导、全国中医药中等职业教育学校的大力支持、相关专家和教材编写团队的辛勤付出，保证了教材质量，提升了教材水平，在此表示诚挚的谢意！

我们衷心希望本版规划教材能在相关课程的教学中发挥积极的作用，通过教学实践的检验不断改进和完善。敬请各教学单位、教学人员及广大学生多提宝贵意见，以便再版时予以修正，提升教材质量。

国家中医药管理局教材办公室

全国中医药职业教育教学指导委员会

中国中医药出版社

2015 年 4 月

编写说明

人人都希望成为天使，也希望得到天使的呵护。护士常被誉为"白衣天使"，天使是如何练就的？一个护士生如何走上白衣天使的成功之路？这是护理教育界所关注的，也是值得所有护士生都思考的问题。

电视剧《心术》中的"美小护"人如其名，生动诠释了白衣天使之美，让人印象深刻。从专业的角度解读"美小护"之美，美在其"一体两翼"。"一体"是以人为本的情怀，这是天使的灵魂；"两翼"一是专业素养，一是人文素养，这是助天使飞翔的翅膀。愿《护理礼仪与人际沟通》为未来的白衣天使健体、丰翼。

护理礼仪与人际沟通是一门融专业和人文为一体的综合性学科。本书为"全国中医药行业中等职业教育'十二五'规划教材"之一。编写的指导思想是根据护理专业人才培养标准，以岗位需求和护士执业考试为导向，以专业素养和人文素养双提升为核心，以培养具有以人为本的服务理念、开展优质护理服务能力的现代护理人才为目标。全书结构和内容紧紧结合教学实际和学生学习特点而设计。结构上，人际沟通和护理礼仪编排相对分开，内容既避免重复又保持一致，每章章前设本章概要，提示学习目标、重点、难点，正文设有导入情景、知识窗、拓展阅读，章后有复习思考题，书后附实践训练。既注重理论知识的系统性，又突出实践训练和能力的培养；既遵循人文科学的基本理论、知识技能，又突出临床情景下的人际沟通和礼仪。突出教材的直观性、可读性、实用性，力求教材在扩大信息量的同时增加学习的趣味性。本教材供护理、中医护理、助产专业用。

全书共十二章，编写分工如下：第一章由孔令俭编写；第二章、第三章由奚锦芝、江群英编写；第四章编由位汶军编写；第五章、第十一章由苗晓琦编写；第六章由奚锦芝编写；第七章、第八章由袁征编写；第九章由许培查编写；第十章由孔令俭、席福荣编写；第十二章由陈丹编写。

实践训练一、实践训练二、实践训练三、实践训练四由奚锦芝、江群英编写；实践训练五、实践训练六由位汶军编写；实践训练七、实践训练十三由苗晓琦编写；实践训练八、实践训练九由袁征编写；实践训练十、实践训练十一由许培查编写；实践训练十二由孔令俭 席福荣编写。

教材付梓之际，感谢各参编院校的大力支持，感谢各位编委的辛勤耕耘！沟通礼仪知识浩如烟海，由于编者水平有限，书中若存有不足，恳请同仁和读者提出宝贵意见，以便再版时修订提高。

《护理礼仪与人际沟通》编委会

2015 年 6 月

目　录

第一章　护理礼仪概论

本章概要

　　本章介绍礼仪和护理礼仪学习的重要内容、护理礼仪在临床工作中的重要性及培养方法。学习重点是礼仪的概念、基本原则、特点和作用。难点是护理礼仪的重要性及培养方法。学完本章，需要知道什么是礼仪、什么是护理礼仪、礼仪有哪些基本原则和基本作用，了解护理礼仪对临床工作的重要性，学会护理礼仪的培养方法。

　　中国自古尚礼，代代相袭，逐步发展完善，形成了一整套中华民族特有的礼仪准则和行为规范，并已渗透到生活的方方面面。护理事业的蓬勃发展和医学模式的深刻变革，使得医院更加重视护士的礼仪培养。护理礼仪的学习不仅能够提高护士的综合素质，而且有利于改善护患关系，提高护理服务质量。现如今，"彬彬有礼"已成为一名合格护士的基本素养。

导入情景

　　2014年9月28日上午，在烟雨笼罩的大成殿前曲阜举行了祭孔大典，纪念孔子诞辰2565年。"人无德不立，国无德不兴""学而时习之，不亦乐乎"……2565名市民齐声朗诵儒学经典，祭祀代表佩戴祭孔绶带，表情肃穆，在雨中沿神道缓缓进入孔庙，向先师孔子敬献花篮，祭奠这位给中国思想文化带来深远影响的先哲，同时向中国优秀的传统文化致敬。

　　想一想：祭孔大典有何意义？人们需要遵守哪些礼仪？

第一节　礼仪概述

一、礼仪的发展简史

　　中国是世界四大文明古国之一，拥有五千年的灿烂文明，被誉为"礼仪之邦"，重礼仪、守礼法、行礼教已经成为民众意识的高度自觉。

（一）礼仪的起源

在古代，"礼"和"仪"是两个不同的概念。"礼"是制度、规则和社会意识观念；"仪"是"礼"的具体表现形式，是依据"礼"的规定和内容，所形成的一套系统而完整的程序。关于礼仪的起源，主要有以下几种说法

1. 天神生礼说 《辞海》对"礼"的解释为：①本谓敬神，引申为表示敬意的通称；②为表敬意或表隆重而举行的仪式；③泛指奴隶社会或封建社会贵族等级制的社会规范和道德规范。《说文解字》中也有相关描述，"礼，履也，所以事神致福也"。郭沫若在《十批判书》中也曾指出："礼之起，起于祀神，其后扩展而为人，更其后而为吉、凶、军、宾、嘉等多种仪制。"礼仪起源于原始社会的祭祀活动。在远古时代，由于生产力水平低下，原始先民仅凭借简单的石器从事生产活动；由于知识极度贫乏，人类处于愚昧状态，对于变幻莫测的自然神力充满恐惧和崇拜，他们幻想"神灵"的存在，认为"神灵"有超自然的能力，冥冥之中主宰着世界万物，只要进行顶礼膜拜，就能够得到"神灵"的庇佑和恩赐。

2. 礼仪是协调人类与环境矛盾的产物 儒家认为，礼仪源于人类协调主客观矛盾的需要，是人性和环境之间矛盾协调的产物。孔子"克己复礼"的观点，指出了人和环境的矛盾，认为解决矛盾的方法是"克己"。礼仪开始只是表现为人们的一种行为习惯或意向，而非人们所遵守的行为规范。由于生产力水平低下，原始先民处于愚昧阶段，为了更好地与同类和自然相处，免受各种自然灾害和野外动物的侵袭，获得生存，人们总会有意无意地用一些动作、行为习惯来表达自己的意愿，以协调主观与客观事物之间的矛盾，久而久之，便形成了为人们所认可的行为规范，这就是最初的礼仪。

3. 其他观点 ①春秋后期，有人认为，礼是天、地、人统一的体现，三者既相互制约，又相互统一，天地主宰着人与事。这一观点比"天神生礼说"有了很大进步，但未说清三者之间的制约和统一关系，仍然没有摆脱原始信仰。②儒家学说把礼和人性结合起来，认为礼起源于人性。孟子的性善论指出，人，天生具有恻隐、羞恶、辞让、是非之心，恻隐之心为仁之端，辞让之心就是礼之端。③"礼生于理，起于俗。"理，指事物发展的必然性，这一观点从礼和俗上说明礼仪的起源，更深入地探讨和概括了礼仪的起源，使礼仪有了哲学依据和群众基础，具有极大的灵活性，可以随礼而变，随时而变。

（二）礼仪的发展过程

1. 古代礼仪 在原始社会，自然科学知识严重匮乏，原始先民处于愚昧状态，对自然现象无法正确理解，也无法掌控，他们认为万物皆由神灵主宰。所以，"敬畏天神"，举行虔诚而庄严的祭祀活动表达崇拜敬畏，由此，礼仪开始萌芽。

礼仪真正形成于"三皇五帝"时代，到尧舜时，已经有了成文的礼仪制度"五礼"（祭祀之事为吉礼，冠婚之事为喜礼，宾客之事为宾礼，军旅之事为军礼，丧葬之事为

凶礼)。《大舜耕田》就讲述了舜躬耕历山，任劳任怨，供养父亲、继母和同父异母弟弟的感人故事。

周朝时，重新"兴正礼乐，度制于政，而民和睦，颂声兴"。周公在朝廷设置礼官，专门掌管天下礼仪，把我国古代礼仪制度推向了较为完备的阶段。西周时期的《周礼》，是中国历史上第一部记载"礼"的书籍。中国最早的礼制百科全书"三礼"（《周礼》《仪礼》《礼记》）的出现成为中国古代礼仪进入成熟时期的标志，并对后世产生了深远影响。此期的礼仪被典制化，其内容涉及政治、宗教、婚姻和家庭等方面，为华夏礼仪的发展和完善奠定了基础。

春秋战国时期，封建制度取代了奴隶制度，礼仪进入大变革时期，出现了"百花齐放，百家争鸣"的局面，孔子更是把"礼仪"推向了至高无上的地位，要求所有人"克己复礼"，教育弟子"非礼勿视、非礼勿听、非礼勿言、非礼勿动"。孔孟思想对中国古代礼仪的发展产生了深远影响，成为中国传统礼仪文化的基本精神。

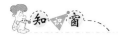

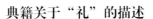

典籍关于"礼"的描述

① 道之以德，齐之以礼。　　（《论语》）

② 不学礼，无以立。　　（《论语》）

③ 礼，经国家，定社稷，序民人，利后嗣。　　（《左传》）

④ 人无礼则不生，事无礼则不成，国家无礼则不宁。　　（《荀子》）

⑤ 人有礼则安，无礼则危。　　（《礼记》）

⑥ 礼义廉耻，国之四维，利民，政之大节也。　　（《管子》）

⑦ 衣食以厚民生，礼义以养其心。　　（元·许衡）

2. 近现代礼仪　清朝后期，人们依旧过着自给自足的生活，世界却在飞速发展，特别是欧洲国家，经过几百年的迅速发展，先进的技术和现代文明，给欧洲人民带来了生活上的改善和较多的自由、民主。鸦片战争后，中国逐步沦为半殖民地半封建社会，欧洲先进的文明和技术，特别是一些进步开放的民主思想和自由主张在中国大陆萌芽，中国的传统文化受到强烈冲击，礼仪在形式和内容上也发生了一系列变化。

辛亥革命后，欧洲自由、民主、平等、博爱等资产阶级思想进一步传入中国，严重冲击了中国的传统礼教。新文化运动中"科学""民主"两大口号更加深入人心，给中国带来新的礼仪规范和价值观念，一些陈旧、落后、腐朽的封建礼仪制度得到很大程度的革新，一些愚昧落后的社会习俗逐渐被摒弃，国际通用的一些礼仪形式开始出现在人们的生活、学习和工作中，为现代礼仪的产生创造了直接条件。

新中国成立后，礼仪建设进入新时期。1949～1966 年是礼仪革新阶段，封建社会束缚人们的"神权""天命""愚忠尽孝"以及严重束缚妇女的"三从四德"等思想被摒弃，此期确立了更为平等的社会关系，并继承发扬了中国传统礼仪的精华部分。1966～1976 年是"十年动乱"时期，许多优良的传统礼仪被当作"封""资""修"扫进垃圾堆，传统礼仪文化受到严重摧残。改革开放以来，礼仪文化进入复兴时期，各行各业礼仪规范纷纷出台，更加重视岗位培训，护理礼仪已经成为护士岗前培训的重点。礼仪教育日趋成熟，讲文明、重礼仪蔚然成风，"人人彬彬有礼"早已成为一种时尚。研究礼仪的图书不断问世，如《中国礼仪全书》《中国应用礼仪大全》《礼仪实用教程》等，我国的礼仪文化得到了全面的发展，并融入了部分西方礼仪文化，逐步演变成为独有的中国礼仪。

民族服饰的国际化

改革开放以来，尤其是我国加入世界贸易组织（WTO）之后，国际交往越来越频繁，人们的交际范围也越来越大。我国的民族服饰逐步走向世界，在潜移默化中融入西方的服饰设计中，日益国际化、多元化。

服装设计师不断从中国少数民族的服饰中汲取创作灵感，结合时尚元素创造出既有民族文化内涵，又具现代时尚精神的服装。少数民族的服饰元素——刺绣，是服装设计师最为偏爱的选择，在现代服装设计中的运用也最为广泛。服装设计的每一个细节，都大量地运用了少数民族元素，如毛皮花边、绿松石镶嵌、蜡染、扎染，傣族的四方连续织锦、绣花和流苏等。这种体现民族风情的服饰作品，在世界舞台上出现的频率越来越多，许多国际大品牌的服装设计中都可以看到我国民族服饰的元素。

当今的国际服饰文化和服装设计界，掀起一股东方文化的热潮，并以一种新奇的姿态和视角领悟东方文化的内涵，以寻找新的创作灵感和服饰文化发展因素，将民族服饰元素带上国际舞台，使民族服饰逐步国际化、多元化。

二、礼仪的概念

礼仪，是在人际交往中，人们约定俗成并且共同遵守的一种行为规范与准则。主要表现为礼貌、礼节、仪表、仪式等方面，用以表达对他人的尊重、友好与敬意。

1. 礼貌　礼貌是指运用语言、动作的形式表达对交往对象的友好、敬意等。要求做到诚恳、谦恭、和善、有分寸，如使用"您好""谢谢"等礼貌用语。

2. 礼节　礼节是礼貌在言行举止方面的具体表现形式，常用于交际场合表达问候、尊重、友好、哀悼、祝颂等。如鞠躬、握手、脱帽等。

3. 仪表　仪表是指人的容貌、体态、风度、个人卫生等外在方面，反映一个人的内在素质。在现代社会更要求人们学会自我修饰，注重仪表，以给人留下美好的第一印象。如容貌、服饰、姿态等。

4. 仪式　仪式是指为表达敬意、重视、隆重，在比较庄重的场合举行的具有专门程序的规范化活动，一般比较正规，如祭孔大典、奥运会的开幕式、结婚典礼等。

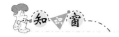

曾子避席

　　曾子是孔子的弟子，有一次，他在孔子身边侍坐，孔子就问他："以前的圣贤之王有至高无上的德行，精要奥妙的理论，用来教导天下之人，人们就能和睦相处，君王和臣下之间也没有不满，你知道它们是什么吗？"曾子听了，明白老师孔子是要指点他最深刻的道理，于是立刻从坐着的席子上站起来，走到席子外面，恭恭敬敬地回答道："我不够聪明，哪里能知道，还请老师把这些道理教给我。"

　　"避席"是一种非常礼貌的行为，当曾子听到老师要向他传授最深刻的道理时，他便站起身来，走到席子外向老师请教，是为了表示他对老师的尊重。

三、礼仪的基本原则

　　随着社会的发展进步，礼仪对人们的生活、学习和交往的影响越来越大。不同时间、不同场合、不同交际对象，其礼仪规范也不尽相同，但基本原则一致，主要表现为以下八大原则：

（一）遵守的原则

　　在社会交往活动中，每个人都应该严格规范自己的行为举止，自觉自愿地遵守礼仪规范，这是不可推卸的责任。在交往过程中，任何一方不遵守礼仪规范，交往都无法顺利进行，还会受到社会大众的谴责。

（二）自律的原则

　　自律，是运用礼仪的基础和关键，如古语"吾日三省吾身"。自我约束、自我控制、自我反省、自我检点、自我对照则是礼仪学习的重点内容。人与人之间，只有做到严于律己，和谐融洽的交往才能得以进行。

（三）敬人的原则

　　孔子说："礼者，敬人也。"敬人是礼仪的重点和核心，也是赢得他人尊重的有效途径。要想得到他人的尊重，首先要学会尊重自己，尊重他人。在社会交往中，只有与交往对象互相谦让、互相尊敬，友好和睦相处，才能维护彼此的尊严和人格。

（四）宽容的原则

　　"水至清则无鱼，人至察则无徒。"由于人们的思想、品格、认识问题的水平存在差异，在人际交往中的表现往往不尽相同，这就要求我们严于律己，宽以待人，而不是用同一个标准要求他人。"角度改变态度"这就是宽容的原则，"己所不欲，勿施于人"也是宽容的表现。

（五）平等的原则

平等是礼仪交往的前提。双方只有处于平等的地位，交往才得以顺利进行。在交往时，不能因为种族、文化水平、职业、社会地位的差异而区别对待，要一视同仁，同礼相待，给别人多一分平等就是给自己多十分肯定。

（六）从俗的原则

在交往中，应尊重对方的习惯，不能因为双方的差异，自以为是地否定他人的风俗。《礼记》中也曾说"入境而问禁，入国而问俗，入门而问讳"。"十里不同风，百里不同俗"，"到什么山唱什么歌"，只有入乡随俗，才能做到有礼有节。

（七）真诚的原则

真诚是人与人相处最基本的要求。在交往中，应该以诚相待，言行一致，表里如一，使彼此之间的交往更加和谐融洽。真诚既能反映出一个人的内在品格，又能展现出其个人修养，是内在道德与外在行为的统一。所谓"诚于中，形于外"，即是对真诚的阐述。

（八）适度的原则

"礼之用，和为贵"，这里的"和"可译为"恰到好处、恰如其分"。在人际交往中，礼仪运用时要合乎规范，注意技巧，把握好尺度，避免过犹不及。与人交往时切勿低三下四、轻浮阿谀、夸张造作、粗俗无礼，要做到彬彬有礼、热情大方、坦率真诚、举止适度。掌握好彼此之间的感情、谈吐尺度，建立健康、和谐、良好、持久的人际关系。

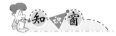

孔融让梨

孔融，字文举，东汉时期山东曲阜人，是孔子的第二十世孙，泰山都尉孔宙的第二个儿子。他小时候聪明好学，才思敏捷，巧言妙答，被誉为神童。四岁的时候，有一天正好是他祖父六十大寿，来客很多。有一盘酥梨，放在寿台上面，母亲叫孔融把它分了。于是孔融就按长幼次序来分，每个人都分到了自己该得的一份，唯独给自己的那一个是最小的。父亲奇怪地问他："别人都分到大的梨子，你自己却分到小的，为什么呢？"孔融从容答道："树有高的和低的，人有老的和小的，孝敬老人尊敬长辈，是做人的道理！"父亲听后很是高兴。

四、礼仪的特点和作用

（一）礼仪的特点

1. 普遍性 从远古社会到现代社会，从西方国家到东方国家，礼仪无时不在，无处不在。只要有人类的地方，就有礼仪。礼仪是社会所认可的行为准则，渗透到社会生活的各个方面，无论是政治领域、经济领域、文化领域，还是我们的日常生活中，礼仪时时刻刻都在约束着人们的言行举止。

2. 差异性　不同国家、地区和民族的文化背景、民族信仰、风俗习惯等不同，表达礼仪的方式千差万别。不同的文化背景会产生不同的礼仪文化；地域文化不同，其内容和形式也就不一样。如"龙"在中国有吉祥喜庆的意思，在西方则代表魔鬼。

3. 同一性　礼仪是全人类共同认可、共同遵守的行为准则和规范，这是各民族礼仪文化的一个共性。尽管不同国家、不同地区和不同民族的礼仪存在一些差异，但依旧有诸多相似之处。许多礼仪是世界通用的，如"您好""谢谢""对不起""再见"等礼貌用语。

4. 时代性　礼仪是人类社会发展的产物，也是人类文明发展的一面镜子。它并非一成不变的，而是带有时代的烙印，并随着社会进步和时代发展，不断地充实完善，被赋予新的时代内涵。

5. 约束性　礼仪作为约定俗成的、人们共同认可和遵循的行为规范，一直起着"准法律"的作用；法律出现以后，才逐渐完善，形成科学的体系，并与法律相辅相成，起着道德约束的作用。

6. 延续性　礼仪，古已有之。古代礼仪主要是用于祭祀"神灵"，表达对自然神力的崇拜。随着生产力的发展，人类对自然界有了新的认识，礼仪也随时代进步而发展，但一些习惯依旧延续下来。

7. 通俗性　礼仪贯穿于人类社会的发展过程，其行为准则和规范被人们广泛认同。如："君子敬而无失，与人恭而有礼，四海之内皆兄弟也"（《论语》），"凡人之所以为人者，礼义也"（《礼记》）。由此可见，礼仪作为国家、民族传统文化的重要组成部分，在各国、各民族中由来已久并广为流传。

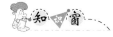

各国的"见面"礼仪

毛利人：见面行碰鼻礼。

马来西亚：两人双手交握（右手放入对方双手中）一下，双手微触额头一下并微触胸前一下。

中国：见面时，人们通常行握手礼。双方距离一步左右，上身稍向前倾，伸出右手，四指并齐，拇指张开，双方伸出的手一握即可，但不要用力使劲。若和女士握手，轻握女士手指部位，不要满手掌相触。

印度：见面时鼻额相碰，彼此紧紧拥抱。

泰国：见面时，双手合十，男性将双手置于脸部前方，女性则置于胸前，对彼此或长辈打招呼时使用。

尼泊尔：宾主相见时，双手合十，口中道声"纳马斯得"。

（二）礼仪的作用

1. 加强人际沟通　礼貌的语言、优雅的举止、得体的仪容仪表，会给人留下美好的印象，获得他人的理解和信任，增加自信，更易促进人际交流。

2. 促进人际协调　当严格遵照礼仪准则与他人交往时，更容易获得他人的认同，满足其心理需求。礼仪体现一个人的修养和素质，既能表达对他人的尊重，又能获得人们的好感和信任，利于交流感情，促进人际和谐，是人际关系的润滑剂。

3. 维护社会稳定　礼仪具有很强的道德约束力，对人们言谈举止各个方面都有严格要求，与法律相互补充，利于人际关系的融洽、家庭生活的和谐、社会秩序的稳定。

4. 提高国民素质　社会文明包括物质文明和精神文明，礼仪是人类精神文明的重要组成部分，在生活中起着教化作用，通过评价、劝告、示范、建议等形式指导人们的行为，极大地提高了国民素质。

5. 美化社会环境　礼仪学是一门综合性学科，它集社会学、心理学、伦理学、美学等于一体，将内在美与外在美完美地结合起来，陶冶着人们的情操，净化着人们的心灵，从而美化了社会环境。

第二节　护理礼仪的重要性

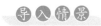

即将毕业的小刘去某医院应聘护士职位，为了表示对面试官的尊重，她特意穿了件整洁的衣服，并提前半小时到达。面试时，护理部主任亲自主持，让她说一下自己应聘护士职位的优势。由于紧张，小刘发挥得不是很好，心想肯定会应聘失败，但依旧站起身将椅子放回原位，热情地说了声"再见"。刚走出门口，就接到一张卡片，上面写着欢迎你加入我们！

想一想：小刘为什么会应聘成功？

一、护理礼仪的概念

护理礼仪是护理人员在各种医疗机构中进行护理服务所遵守的护理道德规范和行为准则，综合反映护理工作者的素质、修养、行为、气质，包括护理人员的仪容、服饰、仪态、交际、护理工作中的礼仪等。

护理礼仪作为一种专业文化模式，是护士职业形象的重要组成部分，也是医院文化建设中不可或缺的重要部分。良好的护理礼仪，既能体现护士的个人修养，又能展现出医院的整体形象。随着医学模式的转变和现代社会的进步，一名合格的护理人员，既要有扎实的理论知识、熟练地操作技能，还要有良好的护理礼仪，才能符合医院和社会的要求。

二、护理礼仪的特征

护理职业作为一个特殊的服务行业，有其独特性，其职业礼仪表现在以下几个方面。

（一）规范性

护理礼仪的规范性，是指护理人员在护理工作过程中待人接物时所要遵守的行为规范。护理礼仪属于职业礼仪的范畴，护理人员在进行医疗服务过程中必须严格遵守本专业的操作规范。比如，护士的体态礼仪要求是站有站相、落座有姿、行走有态、下蹲有度、举手有礼、持物有样。

（二）强制性

护理礼仪的内容多建立在法律、规章、准则的基础之上，存在着诸多强制性内容，护理人员必须严格遵守。随着相关法律的逐步完善，医疗纠纷时有发生，护理人员更应该严格按照操作规范，约束好自己的言谈举止。

（三）综合性

护理礼仪作为一种专业文化模式，是人文与艺术的统一，是伦理学与美学的结合，是科学与艺术的升华。护理礼仪是护理专业的行为规范，是护理人员整体素质的体现，既是职业修养的外在表现，也是职业道德的具体体现，具有极强的综合性。

（四）适应性

护理礼仪的适应性，是指护理人员在护理操作过程中，对于不同文化背景的服务对象所具有的灵活应变能力和适应能力。随着交通、通信工具的普及，不同国家、地区和民族的交往愈加频繁，不同的信仰、文化、风俗习惯等对护理人员提出了更高要求。因此，护士要多了解不同国家、地区的文化，提高护理礼仪的适应能力。

（五）可行性

护理礼仪产生于护理实践活动的过程中，不断地发展完善，更加贴近护理工作的实际情况，具有极强的可操作性。在具体操作中，要注意时间、地点、护理对象等的不同，使护理礼仪的表达切实可行。

三、护理礼仪的重要作用

（一）护理礼仪是塑造良好职业形象的重要手段

护理礼仪是护士素质、修养、行为气质的综合反映，是良好职业形象不可或缺的重要部分。护士的仪容、仪表、服饰、语言、神态、沟通交流的技巧等，往往是患者对护理人员评价的首要因素。得体的仪容仪表、优雅的仪态、熟练的操作技能、礼貌的语言，都能塑造良好的职业形象。

（二）护理礼仪是建立良好护患关系，提高护理质量的重要方法

新型护理模式的确立，要求护理人员具备社会学、伦理学、心理学，特别是礼仪学等方面的知识。护士扮演着管理者、计划者、教育者、照顾者、协调者、咨询者、维护者等各种角色，与患者接触最密切，相处时间最长，护士的言行举止直接影响着患者的情绪和疾病的康复进程。礼貌的语言利于建立和谐、融洽的护患关系，得体的仪容仪表和优雅的仪态，使患者身心舒适，加快康复进程，利于护理质量的提高。

（三）护理礼仪有助于维护医院形象，增强医院的市场竞争力

护士在医院中占有极大的比例，最具代表性。护士优美的站姿、端庄的坐姿、轻盈的步伐、娴熟的操作、整洁得体的服饰、整齐的发饰、融洽的人际关系等，体现了一个医院的综合实力。护士的言行举止，既体现护士的自身素养，又代表着医院的形象，有助于增强医院的市场竞争力。

四、护理礼仪的培养方法

孔子说："不学礼，无以立。"礼仪在生活、学习、工作中必不可少，是为人处世的一大法宝。良好的礼仪修养并非与生俱来，而是在不断的学习和实践积累中形成。护理作为一个特殊的服务行业，其较强的专业性对护理从业人员的培养提出更高要求，具体体现在以下几个方面。

（一）树立正确的职业道德观念

职业道德是指从业人员在相关职业活动中所必须遵守的行为标准和要求，针对某一职业范围内的相关人员，包括职业观念、职业态度、职业技能、职业纪律、职业作风等方面。护理人员应对所从事的职业有正确的认识，认识到护理职业的特殊性及护理职业的价值所在。应该热爱本职工作，对工作极端负责，对患者极端热忱，以诚挚的情怀爱护生命，处理职业关系；以革命的人道主义精神、高度的责任心、高水平的护理技能、优质的护理服务为患者提供最好的医疗环境，促进患者的康复。发自内心地履行"救死扶伤，实行革命人道主义"的真诚信念和道德责任感。

（二）拥有良好的心理素质和个性修为

护士是医院的中坚力量，在医院人员中所占比例最大，专业性强，涉及范围广，工作量大，从患者入院到出院，大约90%的时间护士都在与患者接触。由于患者的年龄、性别、职业、文化水平、身份、地位不同，形成了极度复杂的群体，再加上当今紧张的医疗环境，不断出现的医疗纠纷，患者本身疾病的影响，使整个医疗环境发生极大变化，护患关系日趋紧张，这就要求护士拥有良好的心理素质和个性修为，客观地对待患

者的言行举止，以便正确灵活地应对。

（三）掌握扎实的理论知识

礼仪学属于人文学科的范畴，同美学、公共关系学、社会学、心理学等学科有着非常密切的关系，是一门综合性很强的学科。这要求护士在工作之余多积累文化知识，扩大自己的知识面，提高人文素养和审美能力。另外，护理学作为专业性很强的一门学科，要求护理人员掌握扎实的专业理论知识，关注护理领域的新动向，发挥自身的主观能动性，多途径获得相关资料，不断地学习新知识，并应用于临床实践中。

（四）注重护理礼仪的实践

护理礼仪理论知识的学习，只有应用于实践中，才能更好地被掌握，发挥真正的价值。护生在学习的过程中，要理论联系实际，严格遵守各项规范和具体要求，增加练习的时间，反复应用，重复体验，把护理礼仪应用到自己的生活、学习和工作中去。护理人员更应该在与领导、同事、患者的交流中运用护理礼仪，从而建立和谐的人际关系。

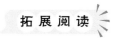
拓 展 阅 读

世界各国的礼仪禁忌

世界上共有 200 多个国家和地区，人口达 60 多亿，有 2000 多个民族。各个国家受地理位置、气候条件、历史传承、宗教信仰等因素的影响，拥有自己独特的习俗和礼仪规范。

一、关于数字的禁忌

在基督教国家，"13"被认为是不吉利的数字，许多国家忌用，医院病房号、床号、房间号、餐桌号等不能选用"13"，亲朋好友赠送鲜花也不能是 13 朵；欧美人视周三、周五不吉利；二月、八月是日本的商业淡季，为日本人所忌用；西方国家及非洲贝宁人忌用数字"13"；韩国、新加坡及日本人忌用数字"4"；新加坡、圭亚那、尼加拉瓜人认为数字"7"不吉利；新加坡人认为数字"8"代表不顺利；在赠送礼物的时候，日本人往往忌用数字"9"，因为它的发音与"苦"相同；加纳人认为数字"17""71"不祥、不顺；阿富汗人忌用数字"13""39"；巴基斯坦人忌用数字"13""420"。

二、关于颜色的禁忌

法国人认为红色有危险、警告、恐怖、专横的意思，泰国人死后往往使用红色写名字，所以也忌用；黄色在埃及、埃塞俄比亚人眼中为凶、丧之色，不吉利，故黄色的花束和服饰少见；绿色被英国人视为"阴暗、反面"的代表，在英国及巴西，也代表不吉利、不祥、厄兆；蓝色为比利时和埃及所忌用，比利时认为蓝色代表不幸，埃及认为蓝色代表邪恶；黑色在西方国家常用于丧礼上，在其他地方很少使用；印度人认为白色代表卑贱，为忌用之色；棕色在欧美国家为贬义之色，象征着憎恶、无耻、凶残；花色常被土耳其当作一种凶兆，避而不用。

三、关于动物的禁忌

美国人讨厌蝙蝠，视它为凶神恶煞的象征；印度、尼泊尔等国家将牛视为神圣之物；英国人喜欢猫和狗，但将黑猫视为不祥之物，将孔雀视为淫鸟、祸鸟，认为孔雀开屏是自我炫耀的表现，将大象视为笨而无用的象征；索马里人格外喜欢骆驼，但禁止拍照片；仙鹤被法国人视为蠢汉和淫妇的代表。

四、关于花卉的禁忌

在意大利、西班牙、德国、法国等欧美国家，菊花常用于祭奠死者，象征着悲哀和痛苦，墨西哥也认为菊花是妖花；日本人认为荷花代表不洁，忌用；玫瑰被中国人当作爱情的象征，在印度常用来表示对死者的怀念，土耳其人更是将黄玫瑰视为分离、伤离别的象征；在印度、英国和加拿大，白百合代表着死亡，常用于悼念亡灵。

复习思考题

一、简答题

1. 一名合格的护士应该具备哪些护理礼仪？
2. 如何将学校所学的护理礼仪应用到临床工作中？

二、选择题

1. 关于礼仪的起源，说法错误的是（　　　）
   A. 产生于原始的祭祀活动　　　　B. 协调人类与环境矛盾的产物
   C. 起源于人性发展的需要　　　　D. 是人类社会发展的必然
   E. 是由国家强制制定的

2. 礼仪的发展阶段中，下列表述正确的是（　　　）
   A. 礼仪起源于周朝时期
   B. 礼仪早在夏朝时期就已经形成
   C. 春秋战国时期，礼仪得到强化
   D. 礼仪起源于战国时期
   E. 礼仪在传承沿袭的过程中并未发生很大变化

3. 我国古代礼仪制度较为完备的是（　　　）
   A. 夏朝　　　　　　B. 周朝　　　　　　C. 西周　　　　　　D. 春秋
   E. 战国

4. 中国传统礼仪文化的基本精神是（　　　）
   A. 老子思想　　　B. 孔孟思想　　　C. 荀子思想　　　D. 墨子思想
   E. 庄子思想

5. 中国古代礼仪进入成熟时期的标志是（　　　）
   A.《周礼》　　　B.《仪礼》　　　C.《礼记》　　　D.《春秋》

E. "三礼"

6. 以下哪项不属于礼仪的表现（　　）

    A. 礼貌　　　　　　B. 礼节　　　　　　C. 仪态　　　　　　D. 仪表

    E. 仪式

7. "己所不欲，勿施于人"属于礼仪的哪项原则（　　）

    A. 遵守的原则　　　B. 自律的原则　　　C. 宽容的原则　　　D. 平等的原则

    E. 从俗的原则

8. 毛利人见面碰鼻行礼，而印度人见面时以鼻额相碰，彼此紧紧拥抱。体现了礼仪的（　　）

    A. 普遍性　　　　　B. 差异性　　　　　C. 同一性　　　　　D. 通俗性

    E. 时代性

9. 以下哪项不是礼仪的基本作用（　　）

    A. 沟通作用　　　　B. 教育作用　　　　C. 协调作用　　　　D. 维护作用

    E. 强制作用

10. 以下关于护理礼仪的培养方法，错误的是（　　）

    A. 树立正确的职业道德观念

    B. 拥有良好的心理素质和个性修为

    C. 注重护理礼仪的实践

    D. 掌握扎实的理论知识

    E. 护理礼仪与生俱来，无须培养

第二章　护士仪表礼仪

 本章概要

　　本章主要介绍护士在日常生活及工作中的仪表礼仪。重点是护理工作中仪表礼仪的要求和规范。难点是通过仪表礼仪的学习，根据自身特点，在学习、生活中选择符合自己身份和年龄等的仪表形象，在护理工作中始终保持护士的良好形象。通过本章的学习，学生能正确评价他人，审视自己的仪表，塑造自身良好的形象，从而提高自身素养、职业形象和医院形象。

　　仪表是指人的外表，包括了个人卫生、仪容、服饰、气质和风度等内容。心理学家研究发现，最初印象形成在见面的前15秒钟，人与人之间的沟通，首先是视觉的沟通。所以在人际交往的过程中，给予交往双方的第一印象就是从仪表开始的，它是个人礼仪的外部特征和重要门面，也是个人道德品质、文化素养、生活态度等的外在表现。仪表不仅体现个人的品位和高雅，也反映了一个组织、一个民族、一个国家的精神面貌、文明程度和社会风尚。护士得体、端庄、优雅的仪表有助于个人形象的塑造，更有助于护士职业形象的塑造和医院良好社会形象的树立。

导入情景

一纸镜铭，千古传颂

　　周恩来总理在南开中学读书时，在学校的大立镜上挂着一幅格言："面必净，发必理，衣必整、钮必扣。头容正，肩容平，胸容宽，背容直。气象：勿傲，勿暴，勿急。颜色：宜和，宜静，宜庄。"周总理的一生就是这样严格要求自己的，他独特的仪容和仪态，被称为"周恩来风格的体态美"。他光辉的一生中永远都保持着举世公认的优雅风度，给人留下了不可抗拒的魅力。

　　仪表礼仪主要是通过修饰和塑造形象达到目的，在进行修饰的时候应当注意几个原则：

　　1. 注重主体适应的原则　在进行仪表修饰的时候，要根据自身的特点和需求，找到适合自己的塑造方法，不要刻意去模仿和追随时尚，切勿"东施效颦"，适合自己的才是最佳、最得体的。

　　2. 注重整体效应的原则　仪表修饰要强调整体形象效果，如色彩搭配、饰物搭配等。忽略了这一原则，就算是再昂贵、再美丽的配饰或物品都起不到修饰的目的。

3. 注重内外统一的原则 仪表的修饰主要是外在的，在整个礼仪的修养、塑造中，不能"厚此薄彼"地重外在而轻内在，要做到内在美与外在美和谐统一，才能全面提高个人的素质修养。

第一节 个人卫生礼仪

个人卫生是仪表的基本。讲究个人卫生是保持自身良好形象的基础和前提，也是最起码的文明准则，是爱护自己、尊重交往对象和热爱生活的表现。在交往中，要获得别人的青睐，个人卫生是重要内容之一。

一、面部皮肤的保洁

面部皮肤主要受灰尘、太阳、辐射、汗水、化妆品等的影响，每天在外，毛孔会积压很多的垃圾，所以每天都需要清洁和护理。

1. 清洁方法

时间：清洁皮肤的最佳时间为每天清晨起床和回家之后。

次数：根据你的皮肤肤质，干性皮肤一天两次，油性皮肤一天三次。一天中洗脸的次数不能多，过多反而会伤害到皮肤。

方法：如果是化过妆的皮肤，要先用专门的卸妆产品将面部的妆容卸干净，再使用洁面乳，用37℃～42℃的温水洗脸，温水洗净之后，可以将冷水拍到脸上，使面部温度降低，毛孔收缩，以增强皮肤弹性。

用具：自己专用的洗脸工具、毛巾。洗完脸以后，将毛巾轻轻覆盖在脸上，吸去水分。

2. 护理方法 洗完脸以后，要涂抹护肤品作为日常的保养，涂抹的顺序是：爽肤水→精华→面霜，出门前要搽防晒霜。除此之外，还应定期去角质、使用面膜等强化护理。

护士由于职业的特殊性，如值夜班、生活不规律和劳累，在面部皮肤的护理上要更加注意。否则精神面貌不佳，影响形象。

二、头发的保洁

1. 清洁方法 洗发前先将头发梳通理顺，根据不同的发质选择适合自己的洗发产品，用手指指腹轻揉头发、按摩发根，水温在37℃～38℃为宜，片刻后用清水冲洗干净。洗发的次数根据自己的发质、环境和季节来决定，一周一般2～4次为宜。

2. 护理方法 使用护发素或是相关的产品护理头发，达到防损、防燥、顺滑的目的；切忌用手指甲抓挠头皮，经常按摩头皮和梳理头发，能促进血液循环和皮脂分泌，增进头发生长。

护士的头发一定要保持清洁，在护理工作中强调无菌，头发一定要束好，若头发脏或是掉下来，会降低患者的配合度，而影响到患者的康复。

三、口腔的保洁

1. 清洁方法 坚持用正确的方法每天早晚刷牙，每次3～5分钟，水温在30℃～

36℃较为适宜。遇到特殊情况不便刷牙，可用口香糖和口气清新剂来清洁口腔。

2. 护理方法 预防口臭，在交际场合和上岗之前，避免吃葱、蒜、韭菜等气味较大的食物；预防牙齿变黄，不吸烟不喝浓茶少喝咖啡；少吃过冰、过酸和过硬等刺激性强的食物。

护士经常接触患者，要保持口腔的清洁和清新。还要注意，不能随地吐痰，不当人面咳嗽、打喷嚏。

四、眼耳鼻的保洁

1. 清洁方法 保持眼耳鼻的清洁，不要让异物堵塞，及时的清除眼、耳、鼻的分泌物。但切勿当着别人的面清洁。

2. 护理方法 如戴眼镜，应随时揩拭和清洗眼镜；保护眼睛，经常做眼保健操；修剪鼻毛，鼻毛不能外露；尽量少使用耳机，音量不要太大。

五、手部的保洁

1. 清洁方法 勤洗手、勤剪指甲，特别是作为护理工作人员来说，手部的清洁尤为重要（图 2－1）。

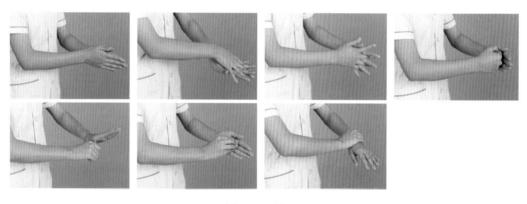

图 2－1 洗手

2. 护理方法 洗完手后，涂抹护手霜（特殊工作除外）；手部特殊护理，如温热水浸泡后按摩、手膜等方法；要经常处理腋毛，特别是女性，在夏季着装时腋毛不能外露。

护士手部是接触患者最多的部位，出于清洁、卫生、健康的考虑在以下几种情况下要及时地洗手：①直接接触患者前后。②无菌操作前后。③处理污染品，处理清洁无菌物品前后。④穿脱隔离衣前后，摘下手套后。⑤接触不同患者或从患者身体的污染部位移到清洁部位时。⑥接触患者后接触无菌物品。⑦接触患者血液、体液、分泌物、排泄物、黏膜皮肤或伤口敷料后。指甲容易藏污纳垢，对于护士这种特殊职业来说，一定不能留长指甲，更不能涂抹指甲油。

六、脚部的保洁

1. 清洁方法 勤洗脚，勤剪脚趾甲，勤换洗鞋袜。避免有异味，必须坚持每天认真地洗脚每天至少换一次袜子。

2. 护理方法 检视脚底，如发现有表皮特别粗糙的部位，应用专用工具来修整，以防长出茧子；洗完脚以后要用润肤霜涂抹和按摩；穿鞋一定要穿袜子，否则会导致皮肤溃烂或传染霉菌；选择合脚的鞋子。

护士鞋均为白色或是乳白色，若沾上污渍一定要及时地清理干净。护士着护士服时一定要穿袜子，不能把脚部和腿部裸露在外。

七、身体的保洁

1. 清洁方法 勤洗澡，夏季每天一次，冬季 2～3 天一次。勤换洗衣物，身体不能有异味。

2. 护理方法 洗完澡后，用润肤乳来涂抹全身；如有腋臭要使用除臭药水，以免令交往对象反感；恰当地使用香水，起到"相得益彰"的效果，但不能使用气味浓烈和质量差的香水。

八、服饰的保洁

1. 清洁方法 服饰要保持清洁，不能有污渍，衣领和袖口尤其要注意，要经常换洗。

2. 护理方法 服饰不能有开线的地方和破洞，否则要及时修补；衣服尽量用手洗，减少对衣物的损伤；鞋子要保持光亮清洁，经常打油或清洗。

护士服一般为浅色系，在工作中容易弄脏，有污渍，如医疗垃圾、患者的分泌物、排泄物、血渍等要及时换洗。要在工作时多备几套工作服，方便换洗。

第二节 仪容礼仪

仪容在个人整体形象中居于显著地位，能反映出一个人的精神面貌，是仪表礼仪中传达最直接、最生动的第一信息。

一、面部表情

面部表情是指在人的神经系统的控制下，通过眼部肌肉、颜面肌肉和口部肌肉的变化来表现各种情绪状态。它是人体语言最为丰富的部分，是内心情绪的反映，在人际沟通方面，表情起着重要的作用，现代心理学家总结出一个公式：感情的表达 = 言语（7%）+ 声音（38%）+ 表情（55%）。表情是一种无声的语言，更是一种世界性的语言。

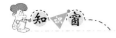

典籍关于"礼"的描述

法国著名作家雨果说过：有一种东西，比我们的面貌更像我们，那便是我们的表情；还有另外一种东西，比表情更像我们，那便是我们的微笑。想一想：如果您作为一名患者，在医院就医时，接待您的护士面无表情或是表情态度差，您还愿意接受这名护士为您提供护理服务吗？

（一）眼神

眼神又称目光、眼语。是在日常生活中借助眼睛所传递出来的信息。眼睛是人的感觉器官中最为敏感的器官，其感觉占人类总体感觉的70%左右，要和他人更好地交流沟通，就要了解眼神的含义，正确地使用眼神。眼神主要由注视的部位、时间、角度、方式和变化构成。

1. 注视的部位 指在人际交往中，注视目光所及之处。注视的位置不同，说明态度和双方的关系不同。

（1）公务型的注视 注视部位为额头，主要适用于正规的公务场合。

（2）关注型的注视 注视部位为眼睛，主要适用于交谈的场合，注视的时间不宜过长。

（3）社交型的注视 注视部位为整个面部，主要适用于各种社交场合。

（4）亲密型的注视 注视部位为上身和头部，主要适用于家人、朋友和爱人之间。

（5）远观型的注视 注视部位为全身，主要适用于距离较远的双方之间。

在具体运用时，要注意不要注视交往对象的胸部、裆部和腿部，或是盯着对方身体的某一部位看，这都是对交往对象不礼貌的表现。

当护士与患者在进行沟通、交流、问询、交代事宜等情况下可采用关注型的注视方式，注视对方的眼睛，但是时间不宜过长，以免双方感到尴尬。若是谈话时间较长，可用社交型的注视方式，以对方的整个面部作为注视区域，不能盯住面部某个部位看，以散点柔视为宜。当护士作为导诊或是接待护士，在站立服务时，看到患者走过来时，应以远观型注视为主。

2. 注视的时间 指在人际交往中，注视对方时间的长短。

（1）表示友好 注视对方的时间占全部相处时间的1/3左右。

（2）表示重视 注视对方的时间占全部相处时间的2/3左右。

（3）表示轻视 注视对方的时间占全部相处时间不足1/3。

（4）表示敌意或感兴趣 注视对方的时间占全部相处时间的2/3以上。

在人际交往过程中，不要因为害羞、胆怯不敢注视对方，这样会让对方产生被看轻、瞧不起的感觉。如果你看对方时间太长，又会给人以尴尬和窥视的感觉。恰到好处地控制好时间，是交往是否成功的关键之一。

护士在和患者交代重要事项或是问询患者情况时，为表示对患者的重视和关注，注视患者的时间应是整个相处时间的2/3左右。而当患者来问询、求助护士的时候，护士一定要看向患者，用表示友好的注视时间来为患者做解答或是帮助患者，否则就会给患者以不被尊重的感觉，而影响到护理效果。

3. 注视的角度 指在人际交往中，注视对方时，目光发散出去的方向。

（1）平视 视线呈水平方向，适用于身份地位平等的人之间。

（2）侧视　视线随着头部向左或右转动，将视线向转动的方向看出去。适用于交往对象位于一侧时。

（3）仰视　交往双方，一人处于低位，一人处于高位时，低位的人看高位的人的角度是仰视。一般适用于面对尊长时。

（4）俯视　交往双方，一人处于低位，一人处于高位时，高位的人看低位的人的角度是俯视。一般适用于面对晚辈时。

侧视、仰视和俯视在运用时，不能只是将眼珠向左或右，向上或向下转动，一定将整个头部转向、抬起或是向下。否则会给他人以不尊重、轻视和歧视的失礼感觉。

一般情况下，用平视比较多。护士在大多数护理操作时，患者都处于相对低的位置，护士注视的角度一般为俯视，目光应亲切温柔，特别是面对小儿患者，更应耐心柔和。当护士坐在椅子上，患者过来时，可采用仰视，最好是站立起来解答或是帮助患者。当侧面有人呼叫时，可用侧视，但是如果之后要长时间交流，就应将身体转向对方。

4. 注视的方式　指在人际交往中，注视他人的方法。主要有：直视、凝视、环视、盯视、虚视、扫视、睨视、眯视、他视。

直视、凝视和环视可根据不同的社交情况来采用。其他注视方式都会给对方以不礼貌的感觉，会被理解为挑衅、胆怯、打量、轻视、厌烦等，所以不宜采用。

当护士去查房或是和很多患者交流时，眼神的方式应采用环视。是指注视在场的所有人，注视的时间和部位大致相等。表示认真、重视和"一视同仁"。

5. 注视的变化　指在人际交往中，眼神的动态变化。

（1）眼皮的开合　如瞪眼，眼皮过快或过慢地眨动。

（2）瞳孔的大小　如欣喜、惊奇时放大，无聊、失意时缩小。

（3）眼球的转动　思考问题时的反复转动，向人暗示时悄然挤动。

一般在较为正式的场合，眼神的变化不要太大，否则给人一种不稳重的感觉，要有"处事不惊"的沉稳感。

（二）微笑

笑是一种感情沟通，是感情的一种传递方式。在生活中，最令人愉快的表情就是笑。它对每一个人都有宽慰作用、鞭策作用、鼓励作用和愉悦作用。但笑的方式和种类的不同，其内涵也各不相同。

1. 笑的种类　笑主要有含笑、微笑、轻笑、浅笑、大笑和狂笑等，笑的种类和方式不同，就有不同的含义。大多数笑容都是善意的，但也有失礼、失仪的。在这些笑容当中比较适宜得体、合乎礼仪规范的笑容是微笑。

2. 微笑的作用　微笑是人际交往的润滑剂，是一种"世界语言"，给人以如沐春风的感觉，令人轻松愉快。

在护理工作岗位中，微笑是一种高水准的服务，它的作用相对其他行业来说影响力更大、更有意义。从心理学角度来看，微笑给服务对象的精神需求得到最大限度的满足，能感染和调节情绪，给患者和他人带来温暖和希望，驱散烦恼和忧郁，创造和

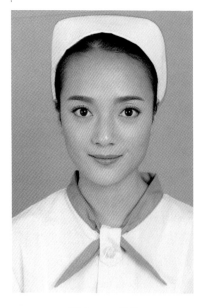

图 2－2　微笑

谐的气氛。从护患、医护关系来看，微笑能拉近护患和医护彼此之间的距离，消除彼此的隔阂，化干戈为玉帛，从而融洽护患关系和医护关系。从护理效果来看，微笑是人与人之间交往的"通行证"和"催化剂"，在护理服务过程中，微笑服务，能得到患者的认可和配合，从而达到很好的护理效果（图2－2）。

3.微笑的要领　微笑的5字要领：松、扬、齿、声、心。

（1）松　微笑时面部的肌肉要放松，面部各个部位要统一协调。

（2）扬　微笑时嘴角微微上扬。

（3）齿　微笑时不露牙齿。

（4）声　微笑时不要发出声音。

（5）心　微笑一定是发自内心地真情流露。

1. 面对镜子，先看自己不笑时候的面容，再看笑起来时的面容，对比一下，看哪种面容更美丽，更具有吸引力？

2. 同桌之间相互练习微笑，看看微笑的感染力有多大？

3. 面对镜子，用一张纸或是一本书，遮住眼睛以下的部位，然后观察自己与不笑时有没有区别？

思考：我们在戴着口罩进行护理服务时，是否应该微笑（图2－3和图2－4)？

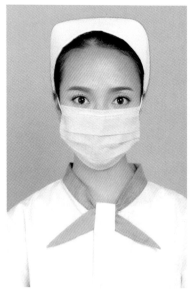

图 2－3　戴口罩不笑

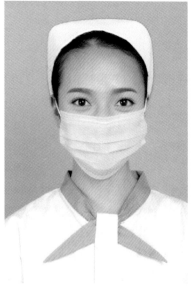

图 2－4　戴口罩微笑

4. 微笑的注意事项

（1）协调　微笑时面部的各个部位要协调，如嘴唇、眼睛、眉毛、仪态举止等要和谐统一，不能太内敛或是太张扬，不然会给他人勉强、做作的印象。

（2）场合　微笑能促进交往双方的情感交流，但一定要注意在适宜的场合微笑，否则就会适得其反。如护士向患者家属告知不幸消息的时候，患者处于痛苦和紧张状态时，看到患者难堪等场合中都不适宜面带微笑，因为这会让患者觉得护士幸灾乐祸或是看笑话。在护理患者时，我们的表情要根据情况的不同而变化，在一些重要、急救、手术时，都应全神贯注，神情专注于操作。

（3）禁忌　在日常生活和护理工作岗位上，不能出现如假笑、讥笑、嘲笑、媚笑、窃笑、狞笑、冷笑、奸笑、怪笑等。

（三）其他面部表情

1. 眉毛　除眼神和笑容外，眉毛形状的变化也蕴含不同的含义。皱眉，多表示困窘或不赞成、不愉快。耸眉，多表示恐惧、惊讶或欣喜。挑眉，眉毛上挑，多用于询问。动眉，眉毛上下快速动，多用于表示愉快。

2. 嘴巴　嘴巴主要以嘴唇的闭合、嘴角的动向来体现。张嘴，表示惊讶或恐惧。咬嘴，表示自省或自嘲。抿嘴，表示努力或坚持。噘嘴，表示鄙夷或轻视。

3. 耳朵　耳朵的变化相对来说要弱一些。侧耳，表示关注。耸耳，表示吃惊。捂耳，表示拒绝。摸耳，表示亲密。

4. 脸色　人的心理状态也可以从脸色看出端倪。如面色绯红，一般是害羞、兴奋或是激动；面红耳赤，一般是在激动、生气或是害羞；脸色铁青，一般是在生气和愤怒；脸色苍白，一般是紧张、恐惧或是身体不适。

二、面部化妆

面部化妆主要是通过化妆来美化人的容貌，遮盖瑕疵，显得精力充沛，维护自身形象，对于服务行业的工作人员来说，职业淡妆是工作和社交场合对别人的尊重及礼貌的表现。护士的职业妆容，要以患者为出发点，配合医院环境和护士服，以淡妆为主，切忌浓妆艳抹，妆容要干净、清透、自然、清新（图 2 - 5）。

（一）化妆的原则

1. 美观自然　化妆是一门艺术，也是一门技术，初学者需要长时间的练习才能达到美化容貌、扬长避短的目的，否则会起到相反的作用。

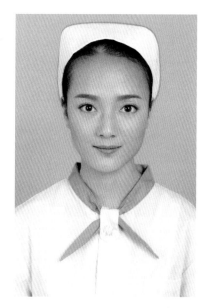

图 2 - 5　面部化妆

2. 适体协调　化妆要根据自己的面部特征来进行修饰，结合年龄、性格、职业、服装和气质来选择适合自己的化妆技法。

（二）化妆的步骤

化妆的步骤：洁面→打底→定妆→画眉→眼妆→腮红→唇妆。

1. 洁面　先将头发束好，将整个面部都露出来，洗完脸做好护肤的工作，还可涂抹隔离霜，起到保护皮肤的作用。

2. 打底　打底主要是遮盖瑕疵，均匀肤色，改善皮肤的质地。首先根据自身肤质选择粉底的颜色及类型（如粉底液、BB 霜、CC 霜、湿粉、粉饼）。用手指（或是海绵、刷子）以点、按、压、推的方式均匀涂抹于面部、颈部及露出的部位。

3. 定妆　主要是固定妆容，使妆面看起来干净不油，且不易脱妆，起到二次修饰的作用。用同色的蜜粉也叫散粉，用干粉扑或是粉刷，取适量蜜粉，把多余的粉末轻轻甩掉，均匀的按压或刷扫在肌肤上，不要遗漏眼角、鼻翼、嘴角 T 区油脂较多的部位。

4. 画眉　在化妆之前要先修眉，确定好眉头、眉峰、眉尾的位置，将多余的眉毛用眉刀和眉剪进行修整。画眉时，根据眉型用眉笔或是眉粉进行描画，掌握好力度由浅慢慢加深（图 2 – 6）。

5. 眼妆　包括眼线、眼影、睫毛膏三步。如果想要突出眼睛，强调眼线的话，就先画眼影再画眼线；如果想要表现得自然一些，那就先画眼线，等眼线干了之后再扫上眼影（图 2 – 6、图 2 – 7）。

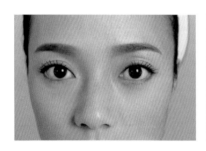
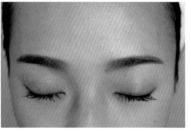
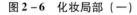

图 2 – 6　化妆局部（一）　　　　图 2 – 7　化妆局部（二）

（1）眼线　画眼线的工具有：眼线笔、眼线液、眼线膏。根据自己的眼睛形状和想要的效果画眼线的粗细、长短。方法是上眼线从内眼角沿着睫毛的根部向外画，下眼线从眼尾向前画，最后用较小的斜角刷将眼线自然晕开。

（2）眼影　涂抹眼影要先选好眼影的颜色，护士的职业妆容根据所穿的护士服颜色来搭配选色，一般可选择暖色系的提亮色，如浅粉色、浅蓝色、浅紫色等。先用较大的眼影刷蘸取白色或米色的眼影在上眼睑和下眼睑的位置打底，提亮眼周肤色，再用眼影刷蘸取适量眼影均匀涂抹在上眼睑的位置，边缘部分要用刷子晕淡，使眼影颜色和皮肤颜色过渡得不要太突兀。

（3）睫毛膏　先用睫毛夹从睫毛根部，慢慢向前夹，成自然卷翘。再用睫毛膏从上睫毛根部开始向前慢慢涂刷，可以反复几次。下睫毛也要进行涂抹，先横刷再纵刷。

6. 腮红　腮红的色系主要有两种，一种是皮肤偏白的适合粉色系腮红，一种是皮肤偏黄的适合橘色系的腮红。用腮红刷蘸取少量腮红，把多余的粉轻轻甩掉，从脸颊的中心处根据脸型的不同以画圈或是向斜上方进行刷扫。

7. 唇妆　唇部的颜色影响到整个人的精神状态。根据肤色选择唇膏的颜色，护士职业妆容可选择浅粉、浅橘、桃红等颜色。先用润唇膏涂抹滋润唇部，防止干燥。用遮瑕膏遮盖嘴唇颜色，用唇线笔勾画出唇形，然后涂抹唇膏，最后用透明唇彩再涂一层。

（三）注意事项

1. 及时卸妆　化妆品对皮肤都有一定程度的损伤，要用专门的卸妆品先将面部妆容清理，再用洁面乳清洁皮肤，使化妆品不滞留在毛孔中，堵塞毛孔。之后要做好面部的护理，来减少对皮肤的损害。

2. 及时补妆　如果长时间在外，难免会有脱妆的情况出现，要及时地补妆。可以到更衣室、卫生间、休息室补妆，不能当着众人的面或是在工作岗位上补妆。

3. 娴熟适宜　在工作岗位上不要化太个性或是新奇的妆容，用色也不要太夸张，技术要娴熟，恰到好处地展现护士职业形象即可。

三、头饰礼仪

（一）发型的选择

1. 与脸型搭配　脸型是选择发型时首要考虑的因素，人的脸型大致有椭圆脸型、圆脸型、方脸型、长脸形、三角脸型、倒三角脸型、菱形脸型。无论哪种脸型，在选择发型时，要扬长避短，修饰脸型，衬托出容貌的秀丽。例如，圆脸型特征是发际、下巴圆，面部比较丰满，在选择发型时，宜使头顶部头发蓬松显得脸长一些，面颊两侧垂直发遮住面颊较宽和丰满的部分，刘海侧分斜刘海。

2. 与体型搭配　人的体型有瘦高型、高大型、瘦小型、矮胖型。瘦高型不能盘高发髻，宜留中等长发，不能太贴头皮或是太过蓬松，适合有适当卷度造型的头发。高大型不宜留长头发，适合线条流畅的短发，简洁大方比较适宜。瘦小型可把长发束起来，或是做适当卷度的精致短发。矮胖型头发应将头发束起或是剪有层次的短发。总的来说，个高的要把颈部遮住，个小的要把颈部显露出来，显得身体有拉长的效果。较瘦的人不宜把头发太贴头皮或是太过蓬松，有适当卷度和造型，较胖的人发型宜简单，忌太蓬或过宽。

3. 与服装搭配　个人修饰的时候要注重整体的协调性，发型在选择时也要与服饰相协调。例如，着运动装时就要把头发盘起或是扎马尾，着时装时就要选择有造型的发型相配。

4. 与职业搭配 发型要考虑到与职业相关的因素，一般在岗位职业上就会有一些强制性的要求。例如，服务工作者一般就要将头发盘起，显得干练和专业。而学生就应把头发扎起来，显得青春活力，或是剪短以方便打理。

5. 与年龄搭配 发型随着年龄的变化也随之变化，体现出各个年龄段的品位和修养。例如，少年儿童可剪短发、娃娃头，长发采用造型可爱的发型，展现少年儿童的天真活泼。青年可留长发束起来或是短直发体现出朝气蓬勃、充满活力的特点。中年人可根据时代性、职业和体型来选择发型，以突出自己的风格。老年人较适合短发，长发应盘低发髻。

（二）护士工作的发型

在护理工作中，因为工作的特殊性，发型有严格的要求，既要讲究科学性，符合护理操作时无菌的要求，又要讲究艺术性，体现出护士的美感。

1. 女士 长发戴燕帽必须要将头发束好盘于脑后，发髻不要太高，否则会影响到护士帽的佩戴，刘海最好不要露出来，以免垂落遮挡视线和影响操作。多余的头发要用发胶固定，发式不能松散凌乱和脱落。戴圆帽时，同样要将头发盘起，用发卡或网罩固定住，并确保头发不会随意散落（图2-8）。

短发不能超过衣领，否则要盘起，两鬓的头发要置于耳后，刘海用发卡固定住。

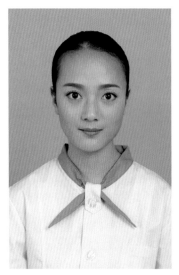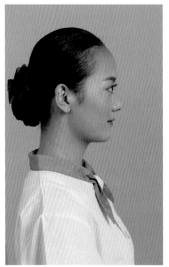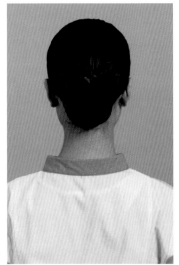

图2-8 女士发型

2. 男士 男护士不能留长发、扎小辫子、剃光头。标准发型见图2-9。

护士发型的总体要求是：前不遮眉、侧不过耳、后不及领。

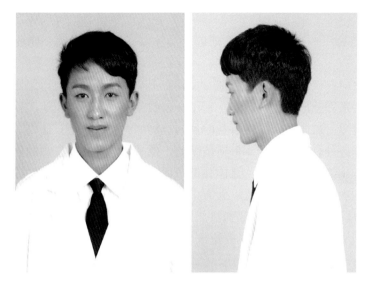

图 2 - 9 男士发型

第三节 服饰礼仪

服饰礼仪包括服装礼仪和饰品礼仪，服饰不仅能体现出人的外在美，也能体现出人的品位、修养和细节，更能体现出一个阶层、一个地区和一个国家的形象。服饰除基本的遮羞御寒功能，还能突显出人这一主体的性格、爱好及心理状态等多方面的信息。而作为交往对象，也可以从服饰进行职业的定位，方便识别。

一、生活中的服饰礼仪

（一）服装

1. 着装的原则

（1）TPO 的原则　　TPO 是三个英文单词的开头第一个字母，分别是"Time"：时间，"Place"：地点，"Occasion"：场合。是指着装要符合时间、地点及场合三个要素。

Time 时间：首先，着装要符合时间的变化，白天面对很多人，要穿得体、合身的衣物，晚上居家休闲，就可以穿得宽松、舒适、随意。一天早、中、晚时间段，有些地区温差较大，要适当添加或是减少衣服。其次，要符合四季变更。一年春、夏、秋、冬四季要穿符合季节性的服装。最后是要符合时代性，把握顺应时代的潮流和节奏，既不能太超前，也不能太滞后，根据不同的时代潮流，选择相适应的服装。

Place 地点：不同的国家、民族和地区，由于地理位置和环境、历史文化背景、风俗人情不同，对于服装上的要求和习惯就会有所不同。另外，在室内和室外、城市和农村等环境中，我们要根据所处环境的不同，着适合周围环境的服饰。

Occasion 场合：根据自己所处的公务场合、社交场合或是休闲场合，选择适宜得体的服饰。

（2）适体性的原则　适体性的原则包括与体型、年龄、肤色、职业、个性、整体六个方面相适应。

与体型相适应：人的体型千差万别，很难有十全十美，要学会运用比例、均衡、视觉、错觉等方法来弥补形体上的缺陷，利用服装的色彩、线条、质地、款式造型等去修饰体型，扬长避短，从而达到美化自身的目的。例如：①瘦高型：比较容易穿衣，适合穿长款衣服，和各种装饰的裙子，带横条纹的，或是胸前有装饰点缀的服装。但不宜穿全身紧绷的、竖条纹的深色套装。②体胖型：适合穿裤子略长，显瘦的深色服装，不宜穿紧身衣裤、连衣裙和带有横条纹、大方格花纹的服装。③肩臀宽度相近，腰部不明显的 H 型：较瘦的 H 型适宜加宽肩部和臀部的服装，较胖的 H 型适宜在加宽肩、臀部的同时有腰线设计的服装。不适宜穿较短或是紧身上衣。④上身和臀部丰满，腰部纤细的 X 型：较瘦的 X 型，各种类型的服装都比较适宜，较胖的 X 型，要注意穿着服装不要过于曝露和夸张，要适度。⑤肩窄臀大的 A 型：适宜将肩部加宽或装饰，收腰设计、衣长能遮住臀部的服装，不宜穿无袖上衣、有装饰的下装和紧身着装。⑥腰部宽于肩臀部的 O 型：适宜穿肩部较宽，如有垫肩的，腰部设计简洁，上下颜色一致的着装。不宜穿凸显腰部、腰部有花样设计、上衣下摆收紧、收进裙内或是裤子里的服装。⑦肩宽窄臀的 Y 型：适宜穿无肩缝的和有插肩、上身庞大的上衣，以及适当加宽臀部的服装。

与年龄相适应：不同年龄的人，人生阅历不一样，对着装要求不同。服装要与之相适应。①儿童。以舒适为主，体现孩童的天真、童趣，避免小孩大人化的着装。②青少年。要展现出少年的自然、活力和朝气蓬勃的青春美感，避免华丽和俗气。③中年人。体现出知性、成熟、高雅的气质，避免质感太差、款式浮夸的服装。④老年人。要显得庄重、大方、雍容、雅致的韵味，服装质地要讲究，避免色彩运用地不当和夸张。

与肤色相适应：人的皮肤会随着服装的色彩发生微妙的变化，所以选择正确的服装颜色能衬托出皮肤，起到相得益彰的效果。①肤色白皙，透明度高。服装色彩的选择度较高，明暗深浅的色彩都适合。如果是太白不要选择青色系，会显色脸色苍白无血色。②肤色偏黄。适合穿蓝色系的服装，还有粉色、米色等暖色系，能使肤色显得白皙。避免黄色、土黄、褐色、橘红、绿色、灰色等衣服，会使皮肤看上去更黄，甚至面色暗沉有"病容"。③肤色偏黑。适宜穿浅色系、暖色系和明亮的颜色，这样可以衬托出肤色的明亮感。不宜穿过深暗的服装，如深蓝色、深红色等灰暗的颜色。

与职业相适应：不同的职业有不同的服装要求，人们可以通过着装来进行职业定位，通过服装及相关的徽、章、标记、工作牌等配饰来识别其社会身份及地位。如军人、警察、医生、护士、服务人员等职业都可以从服装上来辨别。各个职业的服装都是根据其岗位需求来设计和修饰，体现出专业特征和职能。

与个性相适应：莎士比亚说过"一个人的衣着就是其自身修养的最形象的说明"，

服装能从外在的方式表现出人的思想观念、性格、爱好和心理状态等信息。在追求个性时，要既有个性又有共性，通过个性塑造给他人留下深刻而美好的印象。同时要注重其他的着装原则，不能一味追求个性，奇装异服或是衣冠不整。

与整体相适应：着装要从整体效果出发，各个细节和部分要注重整体性。搭配的衣物和配饰在款式、色彩和风格上要体现出整体之美。

（3）文明适度的原则　服装要符合礼仪常规、传统道德和礼仪习俗，在各类场合中要做到文明着装，不能穿过于裸露、透薄、紧身和肥大的服装。服装在修饰程度、数量和技巧等方面，要把握好分寸，自然适度，追求雕而无痕的效果。

2. 服装的种类　服装的质地、款式与文化背景、流行趋势、个人习惯等方面有关。服装的种类按照人在社交应酬中接触场合的不同，可以分为公务、社交、休闲三类。

（1）公务场合　处理公务的正式场合。对于服装款式的基本要求是正规、得体、庄重、传统。符合这一要求的服装有西装、套装、制服、工作服，等等。

（2）社交场合　人们参加正式或非正式的交际场合，如聚会、拜访、宴请、舞会等。对于服装的要求是典雅、时尚、个性。适用的服装有时装、礼服、民族服饰、突出个性的得体服装。

（3）休闲场合　属于非正式的场合，如居家、旅游、娱乐、逛街的等休闲活动的场合。服装的要求是舒适、方便、自然。适用的服装有家居服、运动服、牛仔服、休闲服等。

想一想

什么款式、质地、颜色的服装比较适合我们现在的学生身份？

（二）饰物礼仪

随着物质水平的提高，饰物不仅是财富的象征，更是文化素养、审美格调的表现。饰物的类型有很多，主要分为装饰性饰物和实用性饰物。装饰性的饰物包括戒指、项链、手镯手链、脚链、胸针等。实用性饰物包括鞋子、袜子、帽子、围巾、眼镜、手表、包袋等。饰物在人们着装时起到辅助、烘托、点缀、美化服装、突显个性的作用。在整个服饰中，属于细节之美，只有注重整体和细节的和谐统一，这样才显出服装的品位和个人审美水平。

1. 佩戴饰物的原则

（1）质量原则　在佩戴两件或是两件以上的饰物时，饰物的质地应相同。佩戴饰物数量不要太多，给人以炫耀和庸俗的感觉，反而没有美感。一般不要超过三件。

（2）色彩原则　佩戴饰物，特别是佩戴有色首饰时的色调应一致，协调统一。

（3）适宜原则　佩戴符合身份、性别、年龄、职业和工作环境的饰物；根据自身体型特点，服装的质地、色彩、款式，选择能"扬长避短"和烘托整体美感的饰物；与季节相吻合的饰物，一般金色、深色的首饰适合冷季佩戴，银色、浅色首饰适合暖季佩戴。

（4）习俗原则　要尊重和了解不同地区、民族、国家佩戴首饰的习俗和习惯。

2. 佩戴饰物的具体要点

（1）戒指　戒指是一种无声的语言，暗示佩戴者的婚姻和择偶状况，选择的戒指要根据自己手指的长、短、粗、细和肤色来选。尽管不同的国家和地区有地区差异性，但都有约定俗成的戴法：戒指一般都佩戴在左手上，大拇指上不佩戴戒指，佩戴在食指上表示单身、寻求恋爱或结婚对象。佩戴在中指上表示热恋中、已经有结婚对象。戴在无名指上表示已经结婚或是订婚。戴在小拇指上，表示自己是独身，不准备谈恋爱或是结婚。在正式场合中，要注意戒指的正确戴法。

（2）项链　项链是戴于颈部的环形首饰，项链的款式和质地较多，选择的时候要根据脖颈的粗细、出席的场合、服装的款式和颜色来选择项链。项链上的挂坠要考虑与项链搭配，在整体上要协调一致。

（3）耳环　耳环的款式也比较多，大致有环形、耳钉、耳坠、耳链几种。款式的选择可根据脸型、脖颈长短、服装款式。耳环的色彩选择要与项链相仿、与服装相协调。一般情况下，耳环仅为女性佩戴，并且讲究对称使用，不宜在一只耳朵上同时戴多只耳环。

（4）手镯手链　是佩戴在手腕上的饰物，手镯是环状，手链是链状。一般情况下，手镯仅适用于女性，可以只戴一只或是同时戴两只。手链男女适用，一只手上只佩戴一条手链。当佩戴一只手镯或是一条手链时，要佩戴在左手上。

二、护士工作中的服饰礼仪

护士的着装主要是护士服及与护士服搭配的一系列饰物。护士良好的服饰礼仪，不但有助于护士个人形象的塑造，还有利于护士职业形象和医院形象的塑造。护士服有很强的专业性和规范性，不仅方便患者识别身份，给予他人干净无菌的美好形象，也可以保护自己不受污染和伤害。

（一）护士服饰礼仪的原则

1. 干净整洁　护士服具有护士职业的专业特征，干净整洁的护士服是护士责任和自身素质的体现。要经常换洗护士服及相关配饰，在洗完后要熨烫平整，无褶皱。

2. 搭配协调　护士服饰主要有护士服、护士帽、鞋袜、口罩、工作牌等物品，在穿着和佩戴时要注意整体的协调性，颜色一致、大小适宜。

（二）护士服饰礼仪的具体要求

1. 护士服　护士服有很多的款式和颜色，主要是以裙装和浅色系为主，样式简洁、美观、适体，质地透气、易清洗和消毒（图 2 - 10，图 2 - 11，图 2 - 12，图 2 - 13）。着装的要求有：

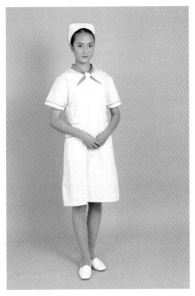

图 2 - 10 裙式护士服

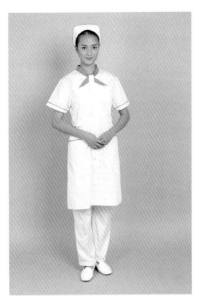

图 2 - 11 配裤护士服

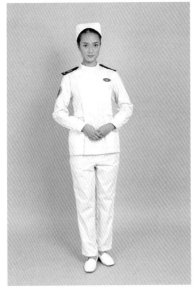

图 2 - 12 分体护士服

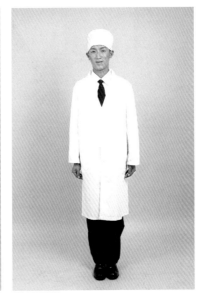

图 2 - 13 男士护士服

（1）大小适宜 选择护士服的长短要适宜，长袖护士服袖长刚好至腕部；裙长要过膝；腰部用腰带调整松紧，宽松适宜。

（2）内搭得体 护士服里面搭配上衣不能外露在护士服之上，比如带帽的衣服，或是短袖护士服里面穿长袖上衣等情况，要注意内搭衣不能外露。男士可穿白色衬衣，系领带，不宜穿高领衣物。内搭衣也不要穿太花哨的衣物，最好是和护士服同色系的衣物，如夏季质地较薄，会显露出来。

下装可根据不同的科室和工作环境搭配裤子，女士还可搭配短裙或是短裤。搭配的裤子，需与护士服颜色一致，男士可以穿深色的西装裤。裤子不能是七分或是九分裤，应是一般长裤的长度，但不能太长踩在脚下，宜在刚好盖过脚背的位置。女士的裙装和短裤，长度不能超过护士裙的长度，不能显露出来。

（3）干净整洁　护士服要保持干净，如有任何污渍，及时换洗。衣物容易褶皱，在洗干净后要熨烫平整。

（4）精简物品　护士服一般都配有口袋，口袋里尽量少放物品，可放口罩、签字笔及表等和护理工作有关的物品。

2. 护士帽　护士帽是护士职业的象征。主要有燕帽和圆帽两种。具体的要求是。

（1）燕帽　燕帽主要是门诊和病房护士佩戴。燕帽应挺立，轮廓清晰，干净无污渍无褶皱。在束好头发后，将燕帽轻轻扣于头顶，帽的前缘距发际线 4～5cm，前后适宜，戴正戴稳，用与燕帽同色的发夹，固定于帽后（图 2－14，图 2－15，图 2－16）。

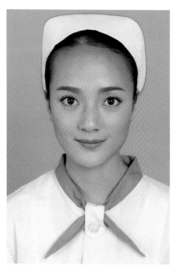　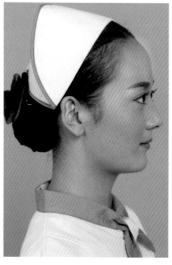　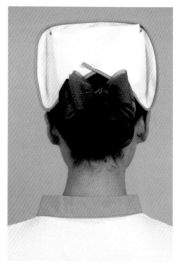

图 2－14　燕帽正面　　　　图 2－15　燕帽侧面　　　　图 2－16　燕帽后面

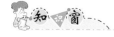　

护士燕帽上的蓝杠代表什么意思？在有 300 张以上床位的医院设有护理部，护理人员分为护理部主任、副主任、总护士长、科护士长和护士。在有 300 张以下床位的医院不设护理部，护理人员分为总护士长、科护士长和护士。三条蓝杠：护理部主任和副主任佩戴有三条蓝杠的护士帽（图 2－17）。两条蓝杠：总护士长佩戴有两蓝杠的护士帽（图 2－18）。一条蓝杠：科护士长佩戴一条蓝杠的护士帽（图 2－19）。一般护理人员，帽子上没有蓝杠。

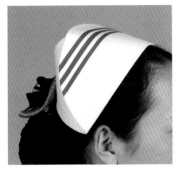
图 2-17　护理部主任

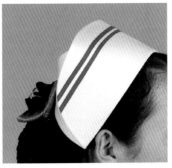
图 2-18　总护士长

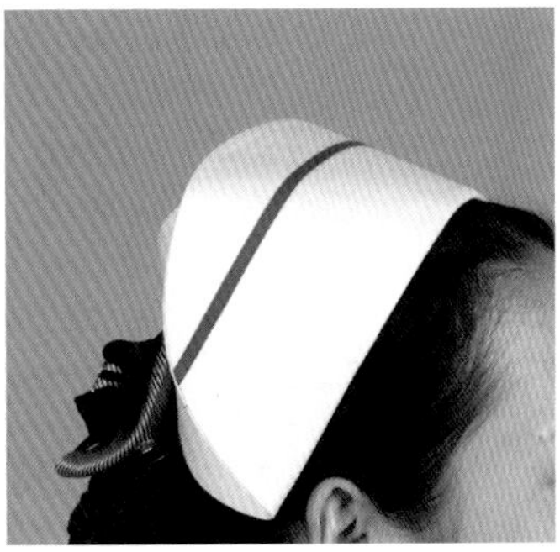

图 2-19　科护士长

（2）圆帽　戴圆帽是无菌操作和保护性隔离的需要，主要适用于手术室、传染科及一些特殊科室。圆帽要平整无褶皱，头发束好，将头发全部放在圆帽内，帽子的缝线要在头部正后方，边缘要平整，前不遮眉，后遮发际（图 2-20、图 2-21）。

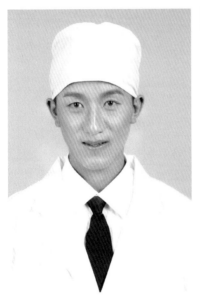

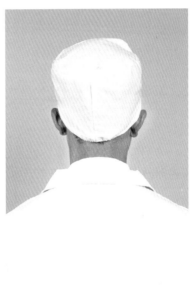

图 2-20　圆帽正面

图 2-21　圆帽后面

3. 护士鞋袜

（1）护士鞋　护士鞋主要以白色或乳白色，软底防滑为主，可以是平跟或是坡跟（图 2-22）。护士工作经常长时间站立，所以强调舒适感。男护士可穿深色皮鞋。鞋子要经常换洗，保持干净无污渍。

（2）袜子　女护士穿裙装要穿肉色高于护士裙摆的长筒丝袜或是连裤袜，不能直接将腿脚露出来（图 2-22）。由于丝袜容易破洞和抽丝，不能穿着已坏的丝袜，应在更衣室多备几双丝袜，以备不时之需。穿长裤时，要穿肉色或是浅色高于裤脚边的袜子，与白色护士鞋协调一致。男护士可穿深色袜子。

4. 口罩　护士在进行护理操作、无菌技术和预防传染时，必须要佩戴口罩。佩戴口罩的高度和松紧要适宜，完全遮住口鼻并戴至鼻翼处（图2-23）。佩戴口罩时要注意：在护理操作未结束前，不能摘下口罩。不能戴口罩与他人长时间的交谈，若是在与患者进行长时间谈话时，应将口罩摘下来，叠好放于护士服口袋中。口罩要保持干净，若是一次性口罩，要按医类垃圾分类处理，若是反复佩戴的口罩要经常换洗和消毒。

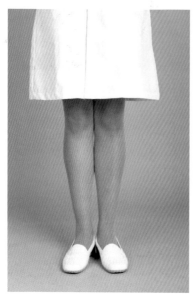

图2-22　护士鞋袜

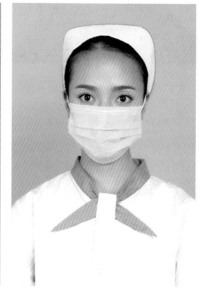

图2-23　口罩

5. 工作牌　护士工作牌有照片、姓名、职称、职务等护士的相关信息（图2-24）。一是方便患者识别护士的身份，利于患者咨询和监督。二是佩戴工作牌有职业责任感，可以促使护士更积极主动地为患者服务，约束自己的行为。

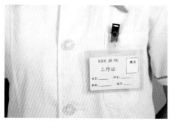

图2-24　工作牌

工作牌应佩戴在左胸前，若是挂绳式地应挂在脖子上，表面保持干净无遮挡。另外工作牌是本人身份的象征，工作牌不应随意地摆放。若是不戴，应收好以便上岗的时候佩戴。

6. 其他饰物　护士在工作岗位上是不能佩戴任何装饰性的饰物，只能佩戴手表、工作牌这类实用性的饰物。在佩戴手表时要注意不能影响到护理操作，可以佩戴护士专用的怀表，佩戴于胸前。

问一问

1. 每天到岗前照镜子了吗？

2. 每天到岗化淡妆了吗？

3. 注意修剪指甲了吗？

4. 头发梳理整齐吗？头花歪了没有？

5. 护士服有破损的地方吗？

6. 护士服清洁干净了吗？

7. 领子和袖口干净吗？

8. 扣子齐全吗？

9. 穿的鞋子、袜子干净吗？

10. 按规定佩戴胸卡了吗？

11. 穿的丝袜破了吗？

12. 见到他人时微笑了吗？

拓 展 阅 读

随着我国市场经济的发展及医疗体制的深入改革，社会公众对医疗服务的需求呈多元化、高品质的趋势；他们在关注医疗技术水平的同时，对医疗服务方面也提出了更高的要求。患者在选择医院时，将护理工作的优劣、服务态度等作为选择医院的标准之一。而作为实施整体护理的护士，除了要具有丰富的理论知识和娴熟的操作技能外，还应具有良好的医德修养、沟通技巧、心理护理能力以及由内而外的积极向上、自信大方、敬业爱岗的良好护理职业形象。这直接关系到医院的外在形象与生存发展，也是护理人员面临的新的挑战。因此，提高护理技术水平，塑造优良的（卓越的）护士群体新形象，营造高层次的服务理念和人文关怀，改善医院各项服务，全面提高护理质量和服务水平，是新形势下护理管理人员的奋斗目标。

1. 强化服务意识、树立"患者至上"的观念 医院是服务行业，离不开服务意识；患者是弱势群体，更加需要关爱。确立以患者为中心，树立"患者至上"的观念，首先，要明确护士和患者是双向对等的关系，患者尊重护士的劳动，护士应尊重患者的权利。其次，护士要站在社会和患者的立场上进行换位思考，确立以患者满意为中心的质量标准，制定出更符合医疗市场的服务标准，不断扩大服务项目，以满足患者不同层次和不同方面的需求，如导医服务、便民服务、绿色快捷通道、护理心理咨询、健康教育、护理慢性病特色服务，把以患者为中心的服务理念贯穿于整个护理实践中，为患者提供全面的、全程的、全员的一流服务。

2. 开展护理职业礼仪培训，提供规范化护理服务 我国是礼仪之邦，人际交往离不开礼仪。护理服务是护患之间双向沟通，离不开护理礼仪，护理礼仪是一种职业礼仪，是护士职业形象的集中体现，是护士素质、修养、行为、气质的综合反映。它由护士仪表、使用语言的艺术、人际沟通与沟通技巧，以及护士行为规范等组成。它是护士进行护理活动的行为规则，是护士规范化服务的标准，在市场经济环境下，礼仪化服务、标准化服务、优质化服务是增强市场竞争力的根本，是提升医院良好形象的根本。医院要定期举办礼仪培训班，通过聘请礼仪专家开展知识讲座、观看录像、示范表演、发放护士礼仪规范手册、开展护理文化建设活动、定期考评等方式，对护士进行规范化培训。提高护士礼仪修养和整体素质，塑造仪容整洁，文明优雅，积极乐观，热情开朗的新时代护士形象，展现给社会公众一个仪态端庄，大方得体，精神饱满，文明规范的优秀集体形象。

3. 提高护理技术水平，积极消除负面影响 熟练的专业知识和稳定、准、好、快的护理技术操作能力是高质量完成护理工作的根本。它会增加护士形象的正面提升；相反，如果发生护理差错、护理纠纷则会形成负面影响。因此，护理管理者须重视因护理技术及护理服务等质量低下而导致的负面危害。在护理管理中，首先，须强化质量管理，加大护理人员培训力度，全面提高护理技术，定期考核奖评；其次，要加强医疗安全教育，杜绝一切安全隐患，严防护理差错事故的发生。加强行风教育，强化职业道德培训，形成一个精益求精，作风优良，技术过硬，团结协作的优质一流团队。

4. 加大医德医风教育，自觉维护良好的护理形象　塑造良好的护理形象，要靠全体护理工作者的共同努力。要加强思想教育及医德教育，建设医院先进文化，树立热爱本职工作，无私奉献的主人翁精神。把为患者解除痛苦作为自己的神圣职责，以真心、真情为患者服务，调动护士的积极性，培养护士关心、体谅患者的情感，要积极宣扬各种先进事迹，倡导积极向上的精神追求，争当模范标兵，把塑造良好的护理形象作为共同的目标，提高护理服务质量。

总之，护理形象管理是一个系统化工程，它是医院管理水平及护理质量水平的反映，是医院的精神面貌、文化建设的集中体现。护士应该在以情、以理、以行为、以技术实施的整体护理服务中，提高社会公众对护理工作的认可度、满意度、美誉度，以良好的护理形象为医院赢得医疗市场竞争的胜利而发挥巨大的作用。

复习思考题

一、问答题

1. 作为一名护理工作者，在护理工作过程中，怎么运用面部的表情来对待不同的患者，请举例说明。

2. 在护理工作时，护士仪容、服饰的要求有哪些？

二、选择题

1. 护士手部是接触患者最多的部位，所以保持清洁与无菌尤为重要，以下洗手说法不正确的是（　　）

A. 直接接触患者前后要洗手。

B. 无菌操作前后要洗手。

C. 处理污染品，处理清洁无菌物品前后要洗手。

D. 穿脱隔离衣前后要洗手，摘下手套后不用洗手。

E. 接触不同患者或者从患者身体的污染部位移到清洁部位时。

2. 面部表情的核心是（　　）

A. 额头　　　　　B. 耳朵　　　　　C. 鼻子　　　　　D. 嘴唇

E. 目光

3. 若是谈话时间较长，可用社交型的注视方式，不能盯住面部某个部位看，以散点柔视为宜，注视区域为对方的（　　）

A. 额头　　　　　B. 眼睛　　　　　C. 整个面部　　　　　D. 全身

E. 上身

4. 护士在和患者交代重要事项或是问询患者情况等时候，为表示对患者的重视和关注，应注视患者的时间应是整个相处时间的（　　）

A. 1/3 以上　　　　B. 超过 2/3　　　　C. 不足 1/3　　　　D. 不足 2/3

E. 2/3 左右

5. 作为医院的导诊护士，在接待患者时应采用（　　　）

A. 微笑　　　　　　B. 暗笑　　　　　C. 大笑　　　　　D. 窃笑

E. 讥笑

6. 洗发时水温宜在（　　　）

A. 37℃～38℃　　B. 23℃～25℃　　C. 48℃～50℃　　D. 60℃～70℃

E. 冷水

7. 着装的基本原则不包括（　　　）

A. TPO 原则　　　B. 主体适应原则　　C. 文明适度原则　　D. 身份原则

E. 与整体相适应

8. 戴燕帽时下面不合理的是（　　　）

A. 将燕帽轻轻扣于头顶。　　　　　　B. 刘海可采用齐刘海，美观靓丽。

C. 帽的前缘距发际线 4～5cm。　　　 D. 用与燕帽同色的发夹，固定于帽后。

E. 前后适宜，戴正戴稳。

9. 护士帽级别区分正确的是（　　　）

A. 一条蓝杠是护理部主任或副主任。　B. 两条蓝杠是总护士长。

C. 三条蓝杠是科护士长。　　　　　　D. 没有蓝杠是特殊护理人员。

E. 以上都不正确

10. 与护士服搭配的其他服饰要求正确的有（　　　）

A. 戴圆帽时，头发要全部放在圆帽内，缝线可在后侧或旁侧。

B. 工作牌应佩戴在左胸前，若是挂绳式的应挂在脖子上，表面保持干净无遮挡。

C. 护士鞋以白色或乳白色为主，平跟或坡跟，软底防滑。

D. 在护理操作未结束前，不能摘下口罩。

E. 袜子长度要高过裙摆或裤脚边。搭配裙子时可选择肉色或黑色丝袜。

第三章　护士仪态礼仪

本章概要

　　本章主要介绍护士在日常生活及工作中的仪态礼仪。重点是掌握和学习日常生活中基本仪态礼仪以及工作中仪态礼仪的要求和规范。难点是通过学习，将所学仪态的知识应用到学习、生活和工作中，并持之以恒地使规范的仪态成为一种习惯。通过本章的学习，同学们能正确评价人们的仪态，审视自己的仪态，塑造自身良好的形象，从而提升自身素质、职业形象和医院形象。

　　仪态是指人的举止、动作、姿势等肢体语言。在人际交往的过程中，优雅得体的仪态是对交往对象的尊重及重视，也是自身素质修养高低的体现。仪态是一种无声的语言，通常能反映出一个人内在的素质修养，仪态是否得体，直接体现出交往对象品味的优雅或粗俗。

第一节　基本仪态礼仪

导入情景

　　如果你是一位患者，医院接待您，为您提供护理服务的是图3-1的这位护士，你觉得是否能获得满意的服务？

　　反之，如果是一位衣冠不整、头发凌乱、行为体态不得体的护士为您服务，您会愿意吗？

　　作为护士生来看，你觉得哪些方面是你需要学习和借鉴的？举例说明。

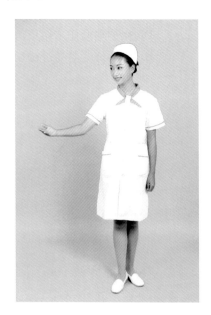

一、站姿

　　站姿即站立姿势，是双腿在直立静止的状态下呈现的姿态。站姿是其他体态姿势的基础和起点，优美、精神的身体姿态从站姿开始。

图3-1　导诊护士

（一）站姿的要求

1. 头部　头正颈直，双眼平视，下颌微收，目光柔和，面带微笑。

2. 躯干　双肩自然下沉，且向后展开，挺胸、立腰、收腹，臀部向内收。脊柱从尾椎开始向上拔高，一直延伸至头顶。

3. 双臂　上臂自然放松下垂。

站立时，女士可采用的手型有基本式、叠握式、相扣式、分放式四种。

（1）基本式　双臂自然垂放于身体两侧，双手大拇指稍稍分开，其余四指并拢，自然弯曲放于体侧（图3-2）。

（2）叠握式　双手右手在上，左手在下，右手四指并拢轻握住左手四指，左手指尖不能超出上手的外侧缘，大拇指向内向下收。双手叠握可置于身体中腹部（图3-3）和下腹部（图3-4），中腹部与肚脐齐平。

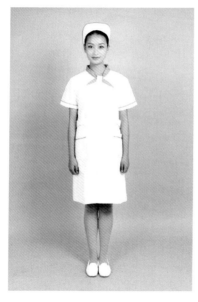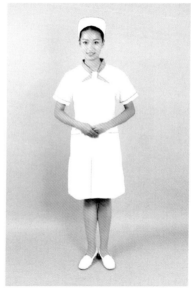

图3-2　女士站姿（一）　　　　图3-3　女士站姿（二）

（3）相扣式　双手四指并拢相扣，拇指自然弯曲，右手手背朝上，可置于身体中腹部（图3-5）。

（4）分放式　一手自然垂放身体一侧，另一手放松半握拳置于身体中腹部（图3-6）或身后臀部之上（图3-7）。

男士站立时可采用的手型有基本式和相握式两种。

（1）基本式　同女士，双手自然垂放身体两侧。

（2）相握式　右手握住左手腕，手指自然弯曲并拢，置于下腹部（图3-8）或身后臀部之上（图3-9）。

4. 双腿　大腿内侧肌肉收紧，双膝并拢。整个身体重心在两脚中间，双脚力量向下踩，其余部分向上拉长拔高。脚型有四种：

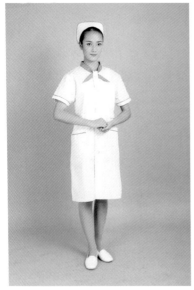

图 3 - 4 女士站姿（三）

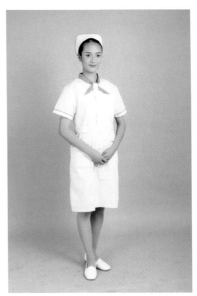

图 3 - 5 女士站姿（四）

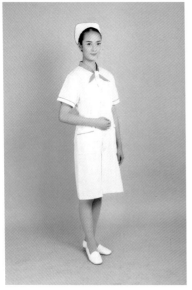

图 3 - 6 女士站姿（五）

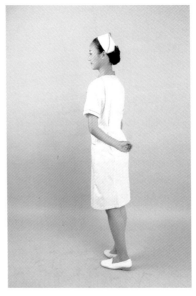

图 3 - 7 女士站姿（六）

（1）基本步 也称平行式。双脚并拢，脚尖平齐向前。男女适用（图 3 - 2）。

（2）"V"型步 双脚跟并拢，脚掌分开 45°～60°，约一拳宽。男女适用（图 3 - 3 和图 3 - 8）。

（3）女士丁字步 双脚一前一后，前脚跟在后脚心位置，两脚尖分开成 60°～90°（图 3 - 4 和图 3 - 5）。

（4）男士平行步 双脚分开，不超过肩宽（图 3 - 9）。

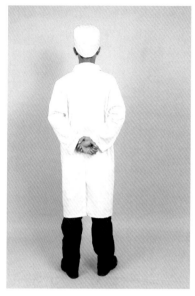
图 3 - 8　男士站姿（一）

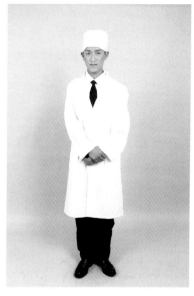
图 3 - 9　男士站姿（二）

根据老师的讲解和图片的示例，请学生上讲台练习站姿，每种站姿都练习，并谈谈感受。

（二）站姿的效果及变化

在站立姿态上，男女生有不同效果，男士应展现"站如松"的潇洒、挺拔、英姿飒爽的风采；女士有"亭亭玉立"典雅、恬静、端庄的韵味。总之，应给人以精神饱满、自然大方的良好印象，给患者稳重、值得信赖的感觉。

在学习、生活和工作中可根据不同的场合，采用不同的站姿，将不同的手型和脚型变化加以组合。例如，在较为正式的场合，可采用基本式的手型和脚型；在护士导诊服务中，可采用叠握式的手型和丁字步的脚型；护士接到医嘱时，可采用基本式的手型和"V"型步的脚型。如果是长时间的站立，可以变化不同的站姿，但是变化的动作幅度不能过大。并且无论怎么变化，对头和躯干的总体要求是不变。

（三）站姿的禁忌

1. 上身姿态不当　站立时，身体不能弓腰驼背、塌腰挺腹、头部歪斜、重心不稳、随意扭动、倚靠扶拉，显得人无精打采、颓废消沉。

2. 手型不当　很多人喜欢双手交叉抱于胸前或叉腰，这样会显得人骄傲自负、不可一世。还有一些不当手型，如将双手放在衣服口袋里面、抱在脑后、手托下巴，双手随意乱动，玩弄衣角和物品、抓耳挠腮、咬手指甲，这些行为都会给交往对象不好的印象，缺乏教养。

3. 脚位不当 站立时间过长时，可以变化脚位以缓解疲劳，但不能将脚抬起来随意摆动和抖动，或将双脚叉开过大。有人站立时习惯倚靠在墙壁和身旁的物品上，顺势把脚踩在上去，或是把脚抬起直接蹬上去，在生活工作中要避免这种不文明行为的发生。

二、行姿

行姿是人在行走过程中的姿态，也称为走姿和步态。它以站姿为基础，是站姿的延续和动态表现形式。优雅稳健的行姿给人以动态的美感，充满朝气的精神状态会对周围的人产生感染力。

（一）行姿的要求

1. 步态 行走时的身体姿态。以站姿为基础立腰收腹，头正肩平、下颌微收、目光平视并注意前方路面。手指并拢微弯，手心朝向身体，双肩平稳，行走时双臂以肩为轴，整个手臂前后自然地摆动，前摆30°，后摆约15°（图3-10）。

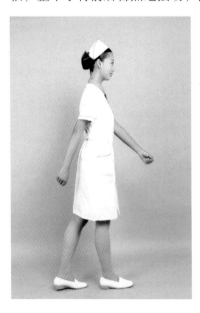

2. 重心 身体重心在起步时稍向前倾，放在反复交替移动的前脚掌上，并且身体重心随脚步移动不断由脚跟向脚掌、脚尖过渡。

3. 步位 走路时的落脚点。双脚内侧走在一条直线上。

4. 步幅 行走时两脚之间（前脚跟和后脚尖）的距离：应为一脚之长。不用刻意去量步幅的大小，只要是步幅适中，不过大过小、忽大忽小即可。

5. 步速 行走的速度男士为100～110步/分钟，女士为110～120步/分钟为宜，在实际应用时注意步速不要过快过慢或忽慢忽快即可。

6. 步韵 行走时的节奏、韵律、精神状态等。行走时，膝盖有弯有直并富有弹性，节奏轻盈平稳，精神饱满。

图3-10 行姿

行姿的总体要求是轻盈、优美、矫健、匀速、稳重、大方。

（二）护理工作中的快行步

在护士护理工作中，有时抢救患者、病房传出呼唤声等紧急情况时，护士严禁慌乱奔跑，一方面会给病区患者制造紧张气氛，另一方面会给他人以不成熟不稳重的印象，影响之后的护理效果。在遇到紧急情况时，护士应采用快行步来代替奔跑，步伐依然轻盈矫健，沉稳地将步速加快，约140步/分钟，充分体现以人为本、紧张有序、忙而不乱的工作作风，获得患者及其家属的信赖与支持。

（三）行姿的礼仪要求

1. 距离适当　在行走中，要注意与周围人之间的距离，对于不同的交往对象应该采用不同的空间距离。（具体内容详见第九章）

2. 靠右行走　在行走中、上下楼梯、进出电梯、上下公交车、通过走廊等场合时，应遵循"靠右行走"的原则，把左侧留出作为紧急通道和对向行进的人的通道。在有多人一同行走时不要并排走在一起，以免影响其他人通行。

3. 礼让自律　在公众场合行走时，要礼让行人，特别是老、弱、病、残、孕的行人，注意看前方的路，不违反交通规则。

（四）行姿的禁忌

1. 体态不正　在行走时，切记头歪颈斜、左顾右盼、耸肩夹臂、塌腰挺腹、臀部摆动过大、膝盖过直或一直弯曲，双手插在衣袋或背在身后，重心靠后。

2. 步态不当　行走时切忌呈现内八或外八字步态；没有走在一条直线上，上下蹦弹的步态，后脚向后踢或双脚拖在地板上走。

3. 声响太大　步伐沉重，双脚用力不均匀，行走的脚步声太大，影响到他人。

三、坐姿

坐姿，主要包括入座、坐定和离座三个方面，指人在就座前后，坐定身体所呈现的动、静相宜的姿态。端庄大方、高雅得体的坐姿给人留下良好气质和修养的印象。

（一）坐姿的要求

1. 入座

（1）入座方位　遵循"左进左出"的原则。在正式场合中，无论你立于座椅的哪一侧，都要从座椅的左侧进入到椅子的正前方，同样要从座椅的左侧离座。

（2）入座顺序　一是同时就座，若是与同事、朋友、平辈人之间一起入座可与对方同时就座；二是尊者优先，若有与长辈、上级、客人等，要让对方先行入座。

（3）入座方式　入座时应立于座椅的正前方，背对座椅，右脚后撤半步，以测量身体与座椅的远近，若小腿接触到座椅的边缘，上身微微前倾即可轻稳无声地坐下，切勿将臀部先抬起朝向后方入座（图3-11和图3-12）。

女士着裙装、护士着护士裙或医生着白大褂时应在入座时用双手抚平裙摆，以免起身时裙边褶皱太多，影响整体仪表。

（4）入座礼仪　在正式场合中，位置会分主次、尊卑，应把主位让给尊长，选择适当的位置就座。在室外不能在台阶、花台、地板等上面随处乱坐，要在有座椅的地方就座。

在公众场合，若要坐在别人旁边，要征得对方的同意才能入座。

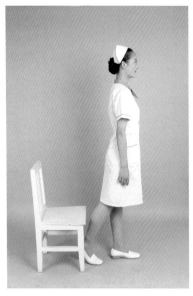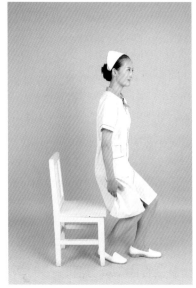

图 3 – 11　入座（一）　　　　　　图 3 – 12　入座（二）

2. 坐定

（1）要领 主要包括角度、深浅和舒展三个方面。

① 角度：指坐定后上身与大腿、大腿与小腿、小腿与地面所形成的角度。一般要求是 90°（图 3 – 11）。

② 深浅：指坐下后臀部与座椅所接触的面积。一般臀部占座椅面积的 2/3（图 3 – 12）。

③ 舒展：指入座后身体各部位的协调、活动程度，可以通过坐定后的手、脚的变化来协调。

（2）身体姿态 以站姿为基本，无论如何变化手脚的位置和形状，上身的要求同站姿，应保持直立。

（3）手位

① 分放式：也称基本式，将双手分别放于两大腿之上，大拇指稍稍分开，其余四指并拢。

② 叠握式：同站姿，可根据情况置于腹部、两大腿中间或一侧大腿之上。只适用于女士。

③ 扶手式：根据座位的特点，手心向下将双手放于扶手上，或双手叠握放于一侧扶手上。

④ 书写式：在学习工作的情况下，双手置于写字台上，上身保持挺直。

（4）腿脚位置

① 基本式：男女适用，正式场合采用。双脚平行并拢，上身与大腿、大腿与小腿、小腿与地面所形成的角度都为 90°。女士的双膝要并拢，双腿没有缝隙（图 3 – 13、图 3 – 14）；男士双膝可分开一拳宽，或分开不超过肩宽的距离。双手可采用分放式（图 3 – 15）。

②斜放式：适用于女士，座位位置较低时采用。双膝双脚并拢，双脚放于后方、斜后方的左侧或右侧位置。双手可采用叠握式置于腹部或大腿中间（图 3 – 16）。

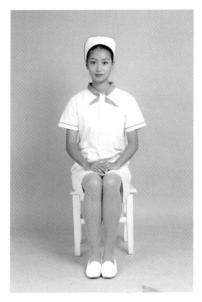

图 3 – 13　基本式正面

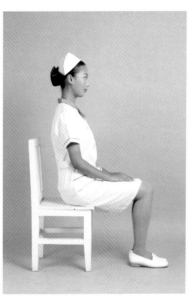

图 3 – 14　基本式侧面

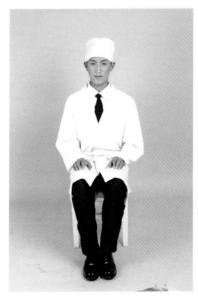

图 3 – 15　男士基本式

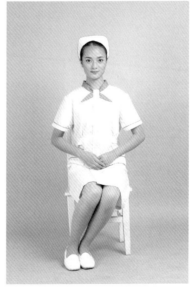

图 3 – 16　斜放式

③交叉式：适用于女士。双脚在脚踝处交叉，交叉可将双脚垂直地面，也可放于左或右斜后方。双手可采用叠握式置于腹部或大腿中间（图 3 – 17）。

④前后式：适用于女士。双腿并拢，一脚前伸，另一脚后屈，双脚着地且在一条直线上。当与周围人交谈时，出于礼貌要将身体转向你所交谈的对象，可采用前后式，若是转向右侧，则是右脚后屈、左脚前伸，左侧反之。双手可采用叠握式置于一侧大腿

之上（图3-18，图3-19）。

⑤叠放式：叠放式有两种，一种是男女通用。两大腿一上一下交叉叠放，支撑腿垂直地面，另一脚尖指向地板。双手可采用叠握式置于一侧大腿之上（图3-20）。

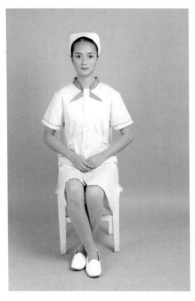

图3-17 交叉式

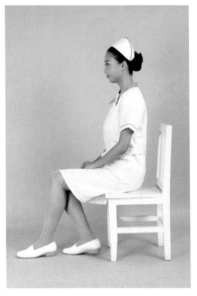

图3-18 前后式侧面

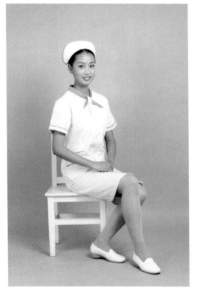

图3-19 前后式正面

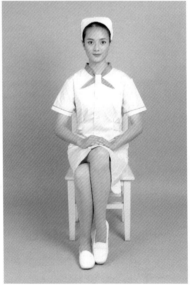

图3-20 叠放式（一）

另一种适用于穿短裙的女士。在第一种叠放式的基础上，将两小腿斜放与地面成45°角，两腿完全交叠在一起没有缝隙。双手可采用叠握式置于一侧大腿之上（图3-21）。

⑥ 打开式：适用于男士。双腿、双脚自然分开，但分开不要超过肩宽。角度都为90°。双手采用分放式（图3-22）。

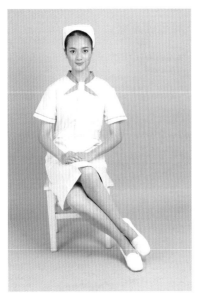 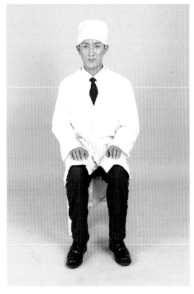

图3-21 叠放式（二）　　　　图3-22 打开式

腿脚位置主要有以上6种，无论采用哪种，上身的要求都应保持直立，女士在坐姿中，始终保持双膝双腿并拢，体现女士大方得体、温婉含蓄。而男士则在女士坐姿的基础上，更强调潇洒大方、刚毅洒脱，所以男士大腿和双膝都略微分开，以显示男士的阳刚之美。

3. 离座

（1）离座礼仪　离座前要先收拾好自己的物品，以免起身把东西碰倒，或是离座后又返回寻找物品；离座前要先和周围人示意后才可离座。

（2）离座方式　离座时，将右脚后撤半步，调整好重心，起身恢复基本站姿，待站稳后再遵循"左进左出"的原则安静地离座（图3-23）。

（3）离座顺序　离座时也和入座时一样，要遵循"尊者优先"和"同时离座"的要求。

（二）坐姿的禁忌

1. 上身不端　坐定后头靠椅背或垂头，东张西望，下颌前伸。身体东倒西歪，前倾后仰，躺在椅背上，趴在桌子上，腰未立直。

2. 手位不当　将手夹在两大腿中间或放在臀部下面；双手随意摆动或挠搔其他地方；手肘支在桌子

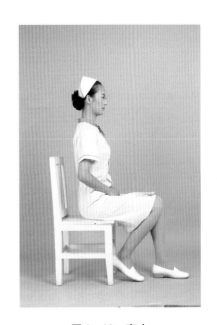

图3-23 离座

上；低头玩手机。

3. 腿脚不当 随意抖动；双腿伸直使脚底朝向他人；交叠式时腿抬起幅度较大，上面的脚脚尖朝前或翘起；将双脚放在桌椅上或是一些不恰当的位置；坐定后随意脱鞋、脱袜子；双腿分开太大，男士双腿分开不能超过肩宽；女士将双腿分开。

四、蹲姿

蹲姿是在拾捡物品、整理低位物品时采用的相对静态的姿势。护士在为患者调整床高、拾物等一些护理患者的过程中常常会用到蹲姿。正确优雅的蹲姿可以避免弯腰翘臀或穿短裙的女士一些不雅观的尴尬情况。

（一）蹲姿的要求

1. 身体姿态 以站立的姿势为基础，无论是下蹲还是起身，切忌不能先抬高臀部朝向后方，应调整重心下蹲或起身，臀部始终朝向地板。

2. 下蹲的方式 下蹲一般有高低式、交叠式、微蹲式、单跪式。无论采用哪种蹲姿，女士两腿并拢，男士双膝双腿可稍微分开。

（1）**高低式** 这是比较常用的蹲姿。双脚一前一后，下蹲时，重心在前脚，后脚尖前脚掌着地，女士着裙装或是护士着护士裙要先用双手将裙摆抚平再下蹲，上身微微前倾，臀部朝向地板。下蹲后，双膝一高一低（图3-24）。

（2）**交叠式** 只适用于着短裙的女士。双脚一前一后，下蹲时，重心在前脚，臀部朝下，后腿的膝盖从前小腿外侧穿出，使两大腿交叠在一起，前小腿垂直于地面（图3-25）。

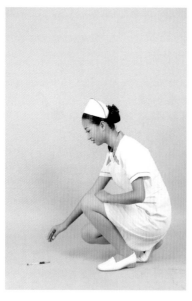 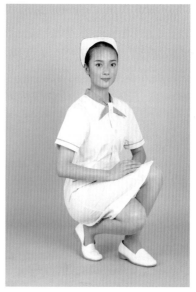

图3-24　高低式　　　　　图3-25　交叠式

（3）微蹲式　在为他人服务时，如护士在处理伤口、输液等护理工作时，常常用到这个姿势。双脚一前一后站立，但是不能分开太大，上身前倾的同时微屈双膝，目的是使臀部不要朝向后方（图3-26）。

（4）单跪式　当下蹲时间较长时可采用。在高低式的基础上，一条腿单膝着地，另一条腿小腿垂直于地面，臀部后坐于后脚跟之上。

（二）蹲姿的禁忌

1. 下蹲时不要面对、背对或靠近他人下蹲。

2. 不能将双脚叉开，平行下蹲，动作不雅、粗俗。特别在公众场合，不能随处下蹲，一定在适当的位置站立或就座。

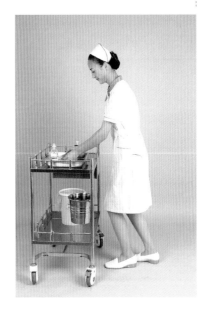

图3-26　微蹲式

五、其他仪态礼仪

仪态礼仪除了以上介绍的基础体态，还有一些在特定场合中会使用到的仪态礼仪，属于具体礼节的范畴。在交际应酬的社交、公众场合中，基础体态是基本的素养，为表示自己对他人的尊重、友好和敬意，以获得别人的认可和尊重，使用得体的仪态礼仪显得尤为重要，是良好的修养表现之一。比如鞠躬礼、握手礼、注目礼、手势语等这些礼节就像一把通往社交之门的钥匙，当我们能恰当地使用、行礼时，会使初次见面的生涩变得自然与顺畅。

虽然礼节受地域性和时代性的限制，人们使用的礼节往往有所差别，但是在礼仪国际化、社会化、多元化的趋势下，礼节不断调整以适应现代社会。这里我们主要介绍在护理工作中常用到的鞠躬礼、握手礼、指示手势、点头礼四个礼节。

（一）鞠躬礼

1. 适用场合　鞠躬礼主要适用于表示尊重、感谢、致意的社交或服务场合中。例如，初次见面的陌生人之间、上下级之间、主人与客人之间、晚辈与长辈之间表示尊重；演员、演讲人、运动员、领奖人上下台时表示感谢；上下课老师与学生相互致敬等。

2. 基本要求

（1）整体　以站姿为基础、端正直立、面带微笑，表情柔和，鞠躬前目光注视受礼者。

（2）手位脚型

① 女士：双手采用基本式、叠握式。双脚采用基本式、"V"型步、丁字步都可。

② 男士：双手采用基本式、相握式置于腹部。双脚采用基本式、平行步。

（3）鞠躬方式 以腰为轴，整个身体向前向下弯 15°～30°；眼睛跟随身体向下，看向前方地板 1～2m 的地方；停顿 2～3 秒钟（图 3-27、图 3-28）。

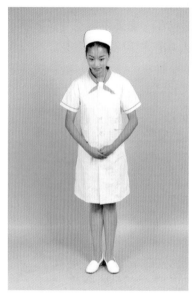 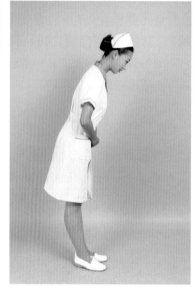

图 3-27 鞠躬礼正面　　　　　　　图 3-28 鞠躬礼侧面

3. 注意事项

（1）鞠躬的度数因受礼对象而不同，一般对初识者、平辈和同事鞠躬 15°；医务人员向患者鞠躬 15°～30°；对长辈、师长鞠躬 30°～45°；谢罪、致歉、悔过或追悼会鞠躬 90°。

（2）一般情况下，鞠躬次数为一次，在追悼会、婚礼及谢罪场合则采用三鞠躬。

（3）鞠躬前目光要注视受礼者，鞠躬时双眼不能一直盯着受礼者或看向其他地方，礼毕起身时眼神回到受礼者身上。

（4）鞠躬时，必须脱下帽子，但护士帽属于护理工作岗位的职业服饰，可以不脱。

（二）握手礼

1. 适用场合 主要适用于迎送、会面前后、道别、社交、恭贺、支持、鼓励、安慰等场合。

2. 基本要求

（1）整体 以站姿为基础，端正直立、面带微笑、表情柔和，目光注视受礼者（图 3-29）。可根据不同情况采用相应的语言寒暄致意。

（2）距离 两人相距 0.75～1m；上身微向前倾（图 3-30）。

（3）手式 有单手相握和双手相握两种，都要遵循"右手相握"的原则。

① 单手相握：也称标准式或平等式相握。伸出右手，四指自然并拢，拇指张开，手臂分开 30°～45°。适用于初识或礼貌性会晤场合（图 3-31）。

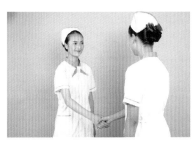

图 3 – 29　握手礼（一）

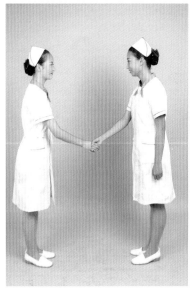

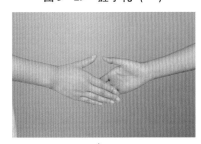

图 3 – 31　握手礼（三）　　　　图 3 – 30　握手礼（二）

② 双手相握：也称手套式相握。右手握住对方右手后，左手再握住对方右手。适用于较熟悉的交往关系。

（4）力度与时间　上下轻摇三下，持续 1~3 秒钟。

3. 注意事项

（1）伸手次序应遵循"尊者决定"的原则。双方握手时，由位尊者先行伸手，位卑者再伸手。

（2）当别人伸手与你相握时，一定要伸手与之相握，否则就是无礼的表现；握手时不要戴手套、帽子和墨镜；寒暄时感情要适度。

（三）指示手势

指示手势属于基本手势。手势包括垂放、背手、持物、鼓掌、夸奖、指示等。在护理工作中不仅要会使用手势语，还要看懂患者手势的含义，读懂比如伸手指、"OK"手型、"V"型手势等表示的含义，为患者更好地提供护理服务。这里主要介绍在待人接物时常用的指示手势。

1. 适用场合　适用于介绍他人、指引方向、服务接待的场合。

2. 方式　主要有横摆式、屈臂式、斜下式三种，无论使用哪种指示手势，都是以站姿为基础，面带微笑，伸出手的手指并拢，自然展开微弯，手肘微弯，大小臂和手掌在一条直线上，目光不仅要注视受礼者还要兼顾你所介绍的人、指引的方向等，整体动作要自然大方。

① 横摆式：用于介绍、指引方向的场合。方法是将一侧手臂向同侧方向横摆至斜前方，另一侧手臂可放于体侧、身后或腹前（图 3 – 32）。

② 屈臂式：用于介绍、指引方向的场合。方法是将一侧手臂向反方向伸出，大臂不要贴在身前，另一侧手臂可放于体侧、身后或腹前（图 3 – 33）。

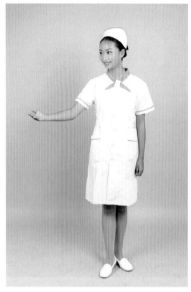
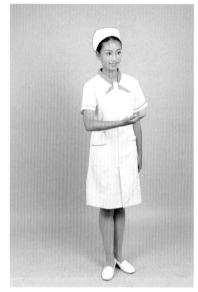

图 3 – 32　横摆式　　　　　　　图 3 – 33　屈臂式

③ 斜下式：用于服务接待的场合。方法是将一侧手臂伸出向正前、左前和右前下方的位置，指向你提供服务的事物（图 3 – 34）。

（四）点头礼

1. 适用场合　在不适宜或不便交谈的情况下，遇到认识的人，或是在同一场合多次见面，或是在一些比较随意的场合。

2. 基本要求　以站姿为基础，目光注视受礼者，头部向下轻点一下，速度不要太快，幅度不用太大，不能戴帽子、墨镜。除一些比较肃穆的场合，一般要面带微笑（图 3 – 35）。

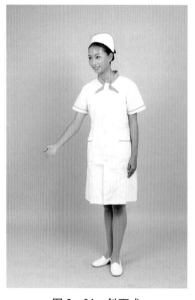
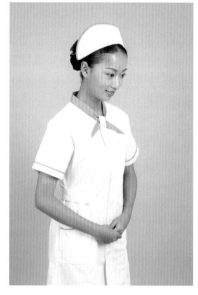

图 3 – 34　斜下式　　　　　　　图 3 – 35　点头礼

第二节　护理工作中的仪态礼仪

一、推治疗车

（一）基本要求

治疗车一般有三面护栏，护士立于无护栏的一面。推治疗车时，在站姿和行姿的基础上，双手扶住车缘两侧，双臂同时用力，控制方向，步伐均匀，匀速前进（图 3 – 36，图 3 – 37）。

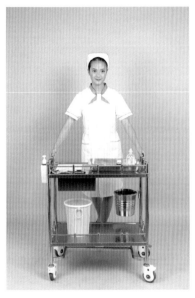
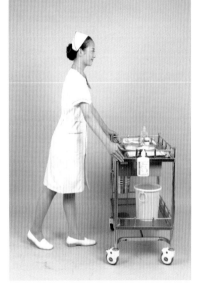

图 3 – 36　推治疗车正面　　　　图 3 – 37　推治疗车侧面

（二）注意事项

1. 保持平稳　推车时要保持治疗车的平稳，勿使车内物品发出声响或摔落到地上；停车时，要将车轮上的固定按钮用脚固定好，才能离开。

2. 礼让他人　推治疗车行走时，如遇到他人，特别是遇到患者时，一定要将车推到一侧，请他人先行。

3. 注重细节　推车时要双手扶稳，不能单手拽着推车，并要保持车在自己视线范围之内；进出房门时，将车停稳，用手轻敲门，再推门进入。

二、端治疗盘

（一）基本要求

双手四指自然分开，和手掌托住盘底，大拇指置于盘边缘两侧，在站姿和行姿的基础上，上臂贴近躯干，与小臂成90°夹角，盘缘距身体3～5cm，手臂用力均匀（图3-38，图3-39，图3-40）。

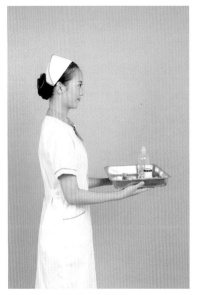

图3-38 端治疗盘侧面　　　图3-39 端治疗盘正面

（二）注意事项

1. 保持平稳　要保持治疗盘的平稳，双臂同时用力，不能单手托盘，盘内物品不发出声响或是摔落到地上。

2. 保持无菌　大拇指不能置于治疗盘内；护士服不能触及治疗盘的边缘。

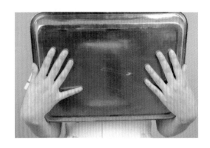

图3-40 端治疗盘手式

3. 注重细节　端治疗盘时，盘不能倾斜；遵循"礼让他人"的原则；进出房门时用肩、大臂或肘部轻轻地推开和关闭，不能用脚踢门。

三、持病历夹

（一）基本要求

持病历夹是在站姿和行姿的基础上，护士工作中的一种仪态。主要分两类，一类是在行走过程中的持夹方式，一类是双脚相对静止状态时，持病历夹书写和阅读的方式。

1. 斜面式　一手握夹中下部，将病历夹下侧缘置于侧胯骨上方，病历夹与身体呈45°夹角。另一手自然垂放身体一侧，在行走时，自然地前后摆动（图3-41）。

2. 侧腰式　一手握夹中部，夹的正面朝向身体，病历夹与水平面呈45°夹角。另一手自然垂放身体一侧，在行走时，自然地前后摆动（图3-42）。

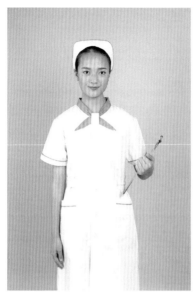 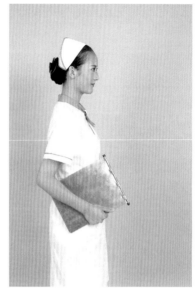

图 3 – 41　斜面式　　　　　　　　　　图 3 – 42　侧面式

3. 侧腹式　一手握夹中下部，夹的正面朝向身体，将病历夹下侧缘置于身体中腹部一侧，夹的上缘不要贴近身体，与身体呈 30°左右的夹角。另一手自然垂放于身体一侧，在行走时，自然地前后摆动（图 3 – 43）。

4. 书写式　左手握住夹上缘前 1/3 处，将夹置于左手小臂上保持平稳，并稍向外打开，大臂靠近身体，另一手可翻阅或书写（图 3 – 44）。

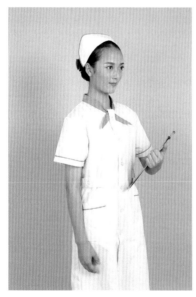 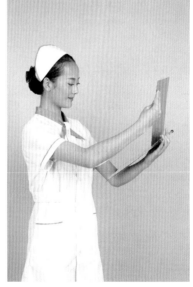

图 3 – 43　侧腹式　　　　　　　　　　图 3 – 44　书写式

（二）注意事项

病历夹内都是与患者有关的文件，属于患者的隐私，持夹时不应做与治疗无关的事情，不要随意乱放病历夹或携带病历夹离开工作场所。

四、搬放椅子

（一）基本要求

椅子是病房中每位患者配备的物品，搬放椅子是护士在整理床铺和进行某些治疗操作时，需要用到的姿势。护士侧立于椅子的后方，双脚一前一后稍稍分开，双膝微弯，臀部朝向地板，一手臂置于椅背，将椅背夹在手臂和身体之间，另一只手扶住椅背上缘，在搬放过程中保持行走的姿势（图3-45，图3-46）。

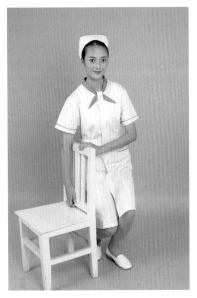
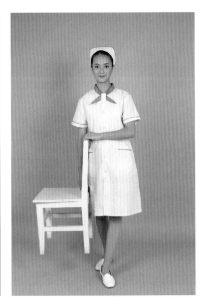

图3-45　搬放椅子（一）　　　　　图3-46　搬放椅子（二）

（二）注意事项

1. 征询意见　搬起或放下椅子，都要事先征得患者的同意。椅子上如有患者物品，需要问询患者意见后将物品放于他处。

2. 注重细节　无论椅子搬起、移动、放置时，都要控制好椅子和力度，保持轻巧地摆放，在搬放的过程中，不要碰到床等其他物品。

五、递接物品

（一）基本要求

递接文件时文件正面在上，朝向对方，双手递接（图3-47）。递接锐利的物品，如剪、刀等尖锐的一侧朝向自己，不能朝向对方；双手递接（图3-48）。

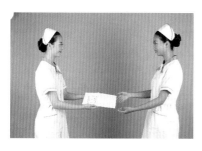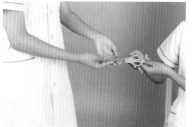

图3-47　递接文件　　　　图3-48　递接剪刀

（二）注意事项

1. 神态表情　应面带微笑，正视对方，礼貌递接。

2. 注重细节　根据情况需要配合礼貌用语，如"请您拿好"等；接物时，可点头示意，并道谢。

拓展阅读

手　势　语

　　手势和身姿也是举止行为礼仪的体现。适当用一些手势、身姿，可以增强谈话内容的有效信息，也使从业人员本人形象生动。如表示打招呼时，高抬手臂左右挥动；表示抱歉时，右手举起作行礼状；个别情况下，努努嘴、眨眨眼，可以完全代替语言而传达相关信息。手势是非语言符号体态行为中最有表现力的一种"语言"。人们在交谈时往往以手势配合谈话，达到表情的目的。但手势是一种动态语，要求人们运用恰当。男性的身姿手势动作力度大些，女性则轻柔些，但都要注意幅度不宜太大，更不能碰出任何声响，毕竟手势只不过是语言的辅助，而不是舞蹈演员的肢体语言。如果跟外国人打交道，除了注意身姿手势的文雅之外，还要注意各国各民族的不同习惯和禁忌。以下介绍几种常见的不同手势用法及其本身显示的礼仪内涵。

　　（一）OK手势

　　用大拇指和食指组成一个圆圈。这种手指在美国和某些西方国家广为流传，现已逐步遍及欧亚两洲。但这种手势在不同国家和地区表达了完全不同甚至相悖的意思，在美国表示"同意""了不起""顺利"或"赞扬"等意思；在日本、韩国还表示"金钱"的意思；在巴西则表示引诱女人，在突尼斯则表示"傻瓜""无用"。第26届奥运会开幕前，亚特兰大当局开设各种礼仪讲座，其中就提出手势名称用法，不要乱做手势，否则会在观众中造成误会。

　　（二）举大拇指的手势

　　在美国、英国、澳大利亚和新西兰，这种手势包含三种含义：搭便车；表示OK；如果将拇指用力挺直，会有骂人的意思。

　　（三）V手势

　　这种手势使用时手掌向外。现在人们普遍用来表示"胜利"（Victory）。这是第二次世界大战时英国首相温斯顿·丘吉尔首先使用的。但如使用时手掌向内，就变成侮辱人下贱的意思了。

（四）"右手握拳，伸直食指"手势

在中国表示"一"或"一次"，或是提醒对方"注意"之意。在日本、韩国、菲律宾等国，则表示"只有一次"；在法国是"请求""提出问题"的意思；在缅甸除了有"请求"意思外，还有"拜托"的意思；在澳大利亚则是示意"请再来一杯啤酒"的意思。

（五）其他手势身姿动作

表"5"以上，"10"以内的数，外国人不用一只手比画，当然也不明白我国用一只手表示的这些意思。我国年长者抚摩小孩头顶以表示喜爱，而在佛教国家则万万不可。双臂交叉置于胸前，许多地区认为既不雅观亦无含义，而斐济却以这一身姿表示对说话者的倾听和敬重。招呼饭店服务员，西班牙人吹口哨，非洲人敲打桌子。这在他们都是合乎礼仪的。阿拉伯人喜欢触摸对方，并闻对方的气味。我国以点头表同意，摇头表否定，但在阿尔巴尼亚、保加利亚、尼泊尔等国恰好相反，点头否定，摇头才是肯定。日本人点头不表同意，只表理解，而阿拉伯国家点头只是礼貌而已。

此外，在许多地方，人们认为左手是不干净的，因此必须以右手为尊，右手为贵。不能以左手收受礼物、递接东西，不能以左手吃饭。在印度、泰国、印尼、阿拉伯国家和一些非洲国家都如此。

因此，应注意不要在社交场合做一些不合礼仪的手势、动作，否则会给人造成蔑视对方、没有教养的印象，从而影响彼此的交流。

复习思考题

一、问答题

1. 作为所有仪态基础的站姿，其具体要求有哪些？
2. 护士在端治疗盘时的具体要求有哪些？

二、选择题

1. 走姿、行礼等姿态是以下列哪项为基础（　　　）
   A. 站姿　　　　　　B. 坐姿　　　　　　C. 跑姿　　　　　　D. 手姿
   E. 蹲姿
2. 以下哪项是符合礼仪标准的站姿（　　　）
   A. 双腿叉开过大　　　　　　　　　B. 双脚动作过多
   C. 身体扭来扭去　　　　　　　　　D. 倚靠在桌子上
   E. 双脚并拢，双手自然垂放身体两侧
3. 就座的方位原则（　　　）

A. 右进右出 　　　B. 右进左出 　　　C. 左进左出 　　　D. 左进右出

E. 任意方位

4. 就座时，正确的就座顺序是（ 　　 ）

A. 主人优先 　　　B. 男士优先 　　　C. 同辈优先 　　　D. 幼者优先

E. 尊者优先

5. 一般情况下，坐下时臀部与座位所接触面积应该为（ 　　 ）

A. 全部 　　　　　B. 2/3 　　　　　C. 1/3 　　　　　D. 3/4

E. 2/5

6. 以下坐姿中，适合男士的坐姿是（ 　　 ）

A. 叠放式 　　　　B. 斜放式 　　　　C. 打开式 　　　　D. 交叉式

E. 前后式

7. 在交往双方进行握手礼时，两人应相距（ 　　 ）

A. 50cm 　　　　 B. 75～100cm 　　 C. 150 出门 　　 D. 较远的距离

E. 任意距离

8. 在过道、上下楼梯等行走时，应遵循下列哪项原则（ 　　 ）

A. 靠右行走 　　　B. 靠左行走 　　　C. 居中行走 　　　D. 任意位置

E. 靠内行走

9. 护士在推治疗车时一般用（ 　　 ）

A. 单手 　　　　　B. 左手 　　　　　C. 右手 　　　　　D. 双手

E. 双脚

10. 端治疗盘时，大臂和小臂所形成的角度应为（ 　　 ）

A. 135° 　　　　　B. 120° 　　　　　C. 90° 　　　　　D. 60°

E. 45°

第四章　护士交际礼仪

本章概要

　　本章重点是护士人际交往礼仪，难点是护士在工作中与患者沟通时礼仪的运用。本章学习目标：首先要掌握社会交往中的介绍礼仪、面试礼仪及其要求与禁忌。其次要熟悉社会交往中称谓、通讯的礼仪要求及禁忌。

　　在人类社会中，人们之间会以不同的形式相互交往，即为人际交往，这种交往是人类活动不可缺少的重要组成部分。礼仪是人们行为的规范或模式，交往中的礼仪不仅可以展现一个人的风度与魅力，还体现一个人的气质与文化修养，是建立人际关系的重要基础，也是一个人融入社会的必修课程。在日常护理工作中，护士要与各种各样的人交往。如果能将交际礼仪的规范引入到护理工作当中，对于提高护理质量，建立良好的护患关系，促进医院的精神文明建设均具有重要意义。

导入情景

　　一名70岁的老人来医院探望住院的战友，其战友的病房是内科病房，由于他对医院环境不熟悉，走到了外一科，看见了一名实习护士，拦住就说："闺女，知道我战友在哪个病房吗？他叫万林。"护士正要为一名患者伤口换药，对老人的举动莫名其妙，态度淡漠地说："谁是你闺女，不知道！"老人顿时十分气愤，对着实习护士大声吵闹。

　　想一想：处理这样的场面，实习护士的问题出在哪里，应该怎样做？

第一节　称谓与介绍礼仪

　　称谓与介绍是人们见面时常用的礼节。恰当的称谓，得体的介绍，在人际交往中可起到积极的作用，并对成功交往有着重要的影响。

一、称谓礼仪

　　称谓，也叫称呼，属于道德范畴，是人们在交往应酬中，彼此之间所采用的、约定俗成的称呼语。使用称谓，应当谨慎，选择正确、亲切、恰当的称呼，既是对对方的尊重，又是自身文化素养的体现，是人际交往中不可缺少的礼仪因素。称谓礼仪同样也是护理礼仪的重要组成部分，护士恰当的称呼，会使患者从心理上得到安慰与满足。

（一）称谓的原则

每个人都希望被他人尊重，合乎礼仪的称谓正是表达对他人尊重和表现自己修养的一种方式。恰当的称谓应当合乎常规，要照顾被称呼者的个人爱好和风俗习惯，我们日常交往中称谓应当遵守以下原则。

1. 礼貌用语 是人际交往的基本原则之一。一个礼貌的称谓往往是交往成功的前奏，所以交际时要用尊称，如"您""您好""您早"等以表示对交往对象的尊敬。

2. 符合身份 当清楚对方身份时，既可以对方的职务相称，也可以对方的身份相称；当称呼年长者时，务必要恭敬，不应直呼其名，可敬呼"老张""老王"等；当尊称有身份的人时，可将"老"字与其姓相倒置，如"李老""王老"。当称呼年轻人时，可在其姓前加"小"字相称，如"小马""小李"，或直呼其姓名，但要注意谦和、慈爱，表达出对年轻人的喜爱和关心。

3. 讲究场合 在不同场合使用不同的称呼。依据交往对象、场合、身份、双方关系等选择恰当的称谓也是称谓礼仪的重要原则之一。如对工人可以称师傅，而对医生、教师应该以对方的职业、职称等给予恰当的称呼。在人多的场合，要注意亲疏远近及主次关系，一般先长后幼、先高后低、先女后男、先亲后疏等。

临床情景

陈强和李勇是一对关系密切的好朋友，由于能力和机遇不同，陈强后来晋升为副经理。由于两人的关系非同一般，李勇总是不分场合地与陈强称兄道弟，弄得陈强有时很没面子。后来陈强又晋升另一部门的总经理，领导准许他带走一名助手以便开展工作。

想一想：李勇会成为陈强的助手吗？为什么？

4. 遵守常规 称呼时要根据交往对象的民族、文化、传统和风俗习惯等选择恰当的称谓。如在我国，不论对何种职业、年龄、地位的人都可称为"同志"，但是港、澳、台地区的朋友见面时一般不用此称呼。对来自君主国家的贵宾，则可按其国内的习惯称呼，如国王、王子或亲王殿下、公主殿下等。

（二）称谓的方式

在日常生活中，称谓多种多样，合适的称谓语，是成功交往的前提，它能给人良好的第一印象，使人产生继续交往的愿望。因此，在人际交往中，有必要学会恰当的称谓，并掌握称谓的种类与方式。

1. 行政职务称谓 在护理工作中，称谓要与交往对象的行政职务相称，以示身份有别、敬意有加，这是一种最常见的称谓。例如："李院长""王护士长"等。

2. 专业职称称谓 对于有职称者，尤其是具有高级、中级职称者，称呼时可以只称职称、在职称前加上姓氏、在职称前加上姓名（适用于正式的场合）。例如，"张教授""刘工程师"等。

3. 行业称谓　在护理工作中，护士与人（同事、患者）交往时可按所从事行业称呼。对于从事某些特定行业的人，可直接称呼对方的职业，如老师、医生、会计、律师等，也可以在职业前加上姓氏、姓名。

4. 泛尊称　是对社会各界人士，在一般的较为广泛的社交中都可以使用的称呼。一般约定俗成地按性别的不同分别称呼"小姐""女士"（一般"小姐"是指未婚女性，"女士"是指已婚女性）。男子不论婚否，可统称为"先生"。

5. 姓名称谓　即一个人的姓氏和名字。一般地说，在人们的日常交往中，指名道姓地称呼对方是不礼貌的，甚至是粗鲁的。名字称谓，即省去姓氏，只呼其名字，这样称呼显得既礼貌又亲切，运用场合比较广泛。姓氏加修饰称谓，要在姓前加上"老""大""小"等前缀，一般限于同事、熟人之间使用。

6. 陌生者称谓　对不相识者，一般均可称"同志""老师"。在教育界、文艺界新相识的人都可敬称为"老师"。

（三）称谓的注意事项

在人际交往中，要真诚地与他人交往，更好地体现一个人的文化素质和修养，反映一个国家、民族的文明程度，使用称谓一定要注意以下几点：

1. 不要读错对方的名字　不管男女老少长幼尊卑，每个人都有一个姓名。这个识别符号在社会交往中起着重要作用。对于人的姓名应该读准，不能读错。

2. 称呼的态度要诚恳　在人际交往中，称呼的态度要诚恳，声音不必太高，只要对方能够听清即可。语气、语调应平和、沉稳，给人一种亲切、自然的感觉。

3. 使用文明用语　在社交中对长辈及平辈最常用的尊敬词语是"您"。现在，"您"成为礼仪中最通用的称谓。

二、介绍礼仪

介绍，是人际交往中与他人增进了解、进行沟通、建立联系的一种最基本、最常用的方式，是人与人交往的起点。通过适当的介绍，能缩短彼此之间的距离，通过介绍能扩大人们交往的范围，加快彼此之间的了解。因此，护理人员掌握介绍礼仪，不仅有利于与患者的沟通，而且也是建立良好护患关系的基础，良好的护患关系可为患者提供和谐的医疗环境，在一定程度上加快患者疾病的康复。

（一）介绍的礼仪要求

1. 当为别人做介绍时，不要用手指点对方，应该有礼貌地平举右手掌示意，目光要随手势投向被介绍者。

2. 在被别人介绍时，除长者、尊者可以就座微笑或略欠身致意外，一般都要起立、微笑致意，并配以"认识您很高兴"之类的话语。

3. 作为他人的介绍人，介绍时应熟悉被介绍双方的情况。万一遗忘，被介绍者要主动把自己的情况告诉对方，以免出现尴尬的场景。

（二）介绍的方式

在社交场合中，介绍的方式多种多样，常见的有自我介绍、他人介绍、名片介绍等。

1. 自我介绍　就是在必要场合，自行承担介绍的主角。将自己介绍给其他人，使对方认识自己。自我介绍的具体内容，要兼顾实际需要、所处场景，具有鲜明的针对性，不要"千篇一律"。

（1）自我介绍的形式　自我介绍有多种方式，最常见的为以下几种：①应酬式自我介绍：适用于某些公共场合和一般性的社交场合，如宴会厅里、舞场上等。它主要是针对一般的交往对象，因此介绍内容要少而精，往往只包括姓名一项即可，如"您好，我叫刘萍。②工作式自我介绍：主要用于工作场合。介绍内容包括本人姓名、供职的单位及部门、主要职务或从事的具体工作等。例如，护理人员在接诊新住院患者时，护理人员应首先进行自我介绍："您好，我叫王丽，您的责任护士。"③交流式自我介绍：适用于在社交活动中，刻意寻求与交往对象进一步交流与沟通，希望对方认识自己、了解自己、与自己建立联系的自我介绍。交流式自我介绍的内容包括介绍者的姓名、工作、籍贯、学历、兴趣，以及与交往对象的某些熟人关系。④礼仪式自我介绍：适用于讲座、报告、演出、庆典仪式等一些正规而隆重的场合。它是一种表示对交往对象友好、敬意的自我介绍。礼仪式自我介绍的内容，包括姓名、单位、职务等，还应多加一些适宜的谦辞、敬语，以示自己礼待交往对象。

（2）自我介绍的注意事项　自我介绍往往能够体现一个人的礼仪修养，应当注意以下几点：①讲究态度：自我介绍时态度要自然、友善、亲切、真实，不可自吹自擂、畏首畏尾、矫揉造作。②把握时间：自我介绍的时间以半分钟左右为佳，一般不超过1分钟。③掌握时机：应选择对方有兴趣、空闲、心情好、干扰少或对方有要求时，不宜选择对方休息、用餐或正忙于私事时。④主动招呼：自我介绍时，可主动打招呼说声"您好"引起对方的注意，然后说出自己的姓名、身份；也可一边伸手跟对方握手，一边做自我介绍。但如果有介绍人在场，自我介绍会被认为是不礼貌的。

2. 他人介绍　在通过第三者为相互不认识的双方引见，为他人做介绍时，要审时度势，熟悉双方的情况。作为介绍者对介绍的内容应当恰当谨慎，具体要把握以下几个方面：

（1）介绍的顺序　把年轻的介绍给年长的；把职务低的介绍给职务高的；把男士介绍给女士。如果介绍对象双方的年龄、职务相当，也可以由近及远地进行介绍。

（2）介绍的内容　根据实际需要不同，为他人介绍的内容也会有所不同，常见的有以下几种形式：①正规的介绍：适用于正式场合，内容以双方的姓名、单位、职务等为主。在护理工作中，护士将病区主任和护士长介绍给患者会采用这种介绍方法。例如："我来介绍一下，这位是呼吸内科主任李立医生，这位是呼吸内科护士长张佳女士。"②简介式介绍：适用于一般的社交场合，内容往往只有双方的姓名一项，也可只提到双方的姓氏。患者之间的介绍多采用这种形式，如"我来介绍两位认识一下，这位是老王，这位是小张"。③引见式介绍：适用于普通的社交场合，做这种介绍时，介绍者所要做的就是将被介绍者引导到一起，而不需要表达任何具有实质性的内容。如"两位以前不认识，其实大家都是同行，现在认识一下如何？请你们自报家门吧！"④推荐式介绍：适用于比较正规的场合，多是介绍者有备而来，有意将一方介绍给另一方。因此在介绍内容方面，通常会对前者的优点重点介绍。如"这是刘某某主任，刘主任是一位护理管理方面的专家，在整体护理方面有很深的造诣"。

（3）为他人介绍注意事项　自己作为介绍者，将对方介绍给第三者时，要注意以下几点：①在介绍之前，先征求被介绍双方的意见，以免让被介绍者感到措手不及。②作为介绍者，介绍时应该了解被介绍双方的姓名和工作等详细情况，否则是最大的失礼行为。③在为他人介绍结束后，通常作为介绍者不宜立即走开。应稍停片刻，以引导双方交谈后，再托词离开。④介绍者在介绍时语音要清晰，语言文雅得体，符合礼节，让对方能够清晰地听到。

第二节　通讯礼仪

现代社会是一个信息社会，在人们进行社会交往中，信息就是资源，信息就是财富。目前，多种多样的现代化通讯工具层出不穷，它们的出现，为各界人士获取信息、传递信息、利用信息，提供了越来越多的选择。

一、接打电话礼仪

现代社会，电话已经成为人们生活中必不可少的通信工具。它是一种传递信息、获取信息、保持联络的通讯工具，能真实地体现出个人的素质、待人接物的态度以及通话人所在单位的整体水平。因此，掌握正确的、礼貌待人的打电话方法显得尤为重要。

1. 打电话的礼仪　电话日益成为人们沟通的桥梁，打电话看起来很容易，对着话筒同对方交谈，觉得和当面交谈一样简单，其实不然，打电话大有讲究，可以说是一门学问、一门艺术。使用电话的语言很关键，电话一端的人通过电话能粗略判断对方的人品、性格等，它可能直接影响着个人甚至团体的声誉，因而掌握正确的、礼貌待人的打电话方法是非常必要的。

（1）选择合适时间　打电话的时间最好是双方预约的时间，或是对方方便的时间。不论与他人有多熟，最好不要在休息时间，如用餐时间、午休时间、早上七点之前。如果是公事，最好在工作时间，不要占用对方的私人时间；如果是私事，应避免在对方业务繁忙的时间打电话。每次通话的时间应有意识地控制在三分钟以内。

（2）谈话内容简洁　充分做好通话前的准备，最好把通话的内容做好备忘录，可以避免通话者在谈话时出现缺少条理的问题。讲话必须简洁明了，寒暄后应直奔主题。不要吞吞吐吐、含糊不清，力求遵守"三分钟原则"。一旦需要表达的内容说完后，应由发话人果断地终止通话。

（3）**表现文明** 首先，体现语言文明，打电话时必须使用"电话基本文明用语"。首先恭敬地问候一句"您好"，然后自报家门，以便对方明确发话人是谁。在终止通话前，要和对方说"再见"。其次，举止文明，打电话时（单位固话）举止要得体，不可以坐在桌角或椅背上，也不要斜靠或仰着，要站好或坐端正。用电话也要轻拿轻放。在与对方通话时，话筒与嘴都保持3cm的距离，声音不可过高，保持适中的音量。不管怎样的情况下，不可将话筒夹在脖子下，也不可以边打电话边吃东西，如果让对方觉察到，就会给自己带来不好的影响。最后，要做到态度文明，打电话时不要有厉声呵斥和态度粗暴，也不可有阿谀奉承、低三下四的表现。如果要找的人不在或需要他人代找或转接，要先文明礼貌的说声"谢谢""麻烦"等词语。如果不小心拨错了号码，就要对接听的人表示歉意，绝不能一言不发，悄悄挂断电话。

2. 接电话的礼仪 接电话时，一定要使自己的行为合乎礼仪，要注意以下五点。

（1）**及时接听** 电话铃响后，要及时去接，在电话礼仪中有"铃响不过三"的原则，即接听电话以铃响三次左右拿起最适宜。如果不能立即接听，接通后应向对方说明原因，以免引起误会。如果当时确实很忙，可表示歉意地说："对不起，请稍后再打过来，好吗？"时间过长接听电话是一种不礼貌的做法。

（2）**应对谦和** 接电话时，如果对方打错了电话，应当及时告之，口气要和善，不要冲撞，更不能表示出恼怒之意；接电话时应当认真听对方说话，应每隔10秒钟左右做一个呼应语气，如"是""对"等，让对方感到你在认真听。如果一边听一边同身边的人讲话，则是非常失礼的行为。

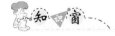

下面是一段电话对话，根据所学知识分析二人的对错，如果你遇到这种情况该如何处理呢？

甲："喂，王刚同志在吗？"

乙："王刚同志不在。"

甲：（急不择言）"怎么会不在？"

乙：（对方火了）"我怎么知道！"

甲：（语塞）"那……那……那就跟你说吧。"

乙："对不起，你待会儿再打吧！"

（3）**分清主次** 通话时，如果另一个电话打了进来，可先询问通话者是否介意自己去接另一个电话，应在对方同意后再接，并嘱其不要挂断电话，稍等片刻，然后立即去接另一个电话，分清两个电话的轻重缓急，然后再做处理。不能同时接听两个电话。

（4）**接电话的注意事项** 在办公室接电话声音不要太大，以免影响其他人工作；在为他人代接、代转电话的时候，要注意以礼相待，尊重隐私，记忆准确，传达及时，要询问清楚对方的姓名、电话、单位名称，以便在接转电话时为受话人提供便利；在不了解对方的动机、目的时，请不要随便说出指定受话人的行踪和其他个人信息，比如手机号等；在接电话时，对方所找的人不是自己，应友好地问："对不起，他不在，需要我转告什么吗？"代接电话时，不要询问对方与其所找人的关系，当对方有求于你，希望传达某事给某人时，要守口如瓶，千万不能随便扩散。别人通话时，不要旁听，更不要插嘴。代接电话时，对方要求传达的具体内容，要记录准确无误，免得误事。代人接电话，不要口出不快，应热情代接，首先弄清找谁，如果答应对方代为传话，要认真记录、尽快落实，不要轻易把自己转达的内容托他人转告，这样不仅容易使内容走样，而且有可能会耽误时间。当通话因故被中断时，通常中断电话的人应当再次打电话过去，说明情况。

二、电子信息礼仪

电子邮件，又称电子函件，电子信函或称"E-mail"。它是利用电子计算机组成的互联网络，向交往对象发出的一种电子信件。当前，它已经在商界得到了越来越广泛的使用。在使用电子邮件对外进行联络时，必须遵守礼仪规范。

1. 电子邮件应当认真撰写　向他人发送的电子邮件，一定要经过反复的构思，并认真撰写。不可随意书写，这样既是对对方的不尊重，也是对自己不尊重。

（1）主题要明确　一个电子邮件，大都只有一个主题，并且往往需要在前注明。撰写时要突出主题，让收件人对整个电子邮件一目了然。

（2）文字流畅　电子邮件为便于阅读，文字要流畅。尽量不写生僻字、异体字。引用数据、资料时，则最好标明出处，以便收件人核对。

（3）内容简洁　网上的时间极为宝贵，所以电子邮件的内容应当简明扼要，愈短愈好。

（4）用语文明　书写电子邮件，要注意礼貌，特别是称谓、祝词部分要使用相应的礼貌用语。

（5）格式完整　按照书信的格式撰写，"不要有头无尾"，或者"无头无尾"。

2. 避免滥用　在信息社会时间是很宝贵的。一般不要向他人乱发电子邮件，不要以电子邮件的方式与他人谈天说地，无事闲聊。收到他人重要的电子邮件后，及时回复是必不可少的。

3. 慎选功能　对于电子邮件的功能要慎重选择，重要的电子邮件不可过多的修饰，以避免给人华而不实的感觉。另外，还要注意编码的问题，编码问题是每一位电子邮件的使用者都应掌握的。由于各个国家、地区的中文编码系统不同，因此，向其他国家和地区的华人发送电子邮件时，要注明中文的编码系统，保证对方收到自己的邮件。

第三节　面试礼仪

美国职业学家罗尔斯曾经说过："求职成功是一门高深的学问。"求职是人生大事，它关系到求职者的事业发展、前途命运。如何在众多求职者中脱颖而出，获得理想的工作是每个求职者最关心的问题。而理想工作的获得，除了良好的专业技能外，首先要求遵循职场中面试的礼仪规范。

面试礼仪是求职者在求职过程中与招聘单位接待者接触时应具有的礼貌行为和仪表形态规范，是求职者整体素质的一个重要表现，它对能够实现求职者的意愿、能否被理想单位录用起着重要作用。

首先，面试礼仪体现了求职者自身的修养和素质。不同文化程度和内涵素质的人在日常生活中对礼仪的理解和执行程度有很大差异，招聘者往往能够从求职者所表现出的礼仪规范了解求职对象自身的素质修养，从而决定对求职者的取舍。

其次，面试礼仪是求职面试成功的重要因素。求职招聘中面试是其中一个非常关键的环节。如果一个求职者不懂得、不讲究礼仪，会使招聘者感到不被尊重，从而不会与之深入讨论求职者的能力、经验及知识等，而一个注重求职礼仪的人，既反映了他个人的文明修养，又使人乐意与之交谈，招聘者就会有兴趣和耐心进一步了解其各方面的情况，从而增加了求职成功的可能性。

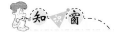

求职面试中常见的问题

1. 请你自我介绍一下。（考察应聘者的仪表、仪态、表达能力）

2. 你有什么业余爱好？（考察应聘者的性格、观念、心态）

3. 你为什么选择我们公司？（了解应聘者的求职动机、愿望及对工作的态度）

4. 怎样看待自己的专业？（说明应聘者的职业取向和业务水平）

5. 你认为自己最大的优点和缺点是什么？（考察应聘者的自我认识能力）

6. 如果我录用你，你将怎样开展工作？（考察应聘者对应聘职务的了解和工作态度）

7. 与上级意见不一时，你将怎么办？（考察应聘者的观念心态以及应对能力）

8. 你与同学、同事相处得如何？（考察应聘者的团队精神）

9. 你最喜欢和最不喜欢的人是谁？（考察应聘者的个人价值取向）

10. 你希望的薪水是多少？

一、面试前准备

中国有句古话："知己知彼，百战不殆。"面试就如同一场试探性的战斗，战斗的双方就是面试单位的主考官和参加面试的你自己。每个求职者都希望能够在面试中表现出自己优势的一面被主考官所看重，故面试礼仪是求职者成功的基石。

1. 了解求职单位，放松心情 在面试前应加强对求职单位的了解，并放松心情。许多求职者面试时会产生一种恐惧心理，从而导致思维紊乱，词不达意，出现差错，以至于痛失良机。面试时应控制自己的呼吸节奏，努力调节，尽量达到最佳状态后再面对招聘考官。

临床情景

张同学大学求职意向首选是国际四大会计师事务所，经过层层筛选，他如愿进入 A 和 B 两家的最后一轮面试，也就是要去见事务所的合伙人。能在数千大军中杀到见合伙人已经实属不易。然而，在见合伙人的时候，他特别紧张。在见 A 事务所的合伙人时，他叫错了合伙人的名字，并且临走时把包忘在了合伙人的办公室里；在见 B 事务所的合伙人时，由于是英文面试，他重复一个英文单词数遍，唯恐对方听不清楚，直至那位合伙人亲自打断并说明他已经明白了张同学的意思，他才明白该适可而止。结果是两家国际一流的会计公司都在最后面试时将他拒之门外。

点评：从上面的小插曲中可以看出张同学精神紧张，缺乏自信，倒在自己最想去的公司前。想在面试中脱颖而出，给招聘人员留下深刻的印象，就要克服紧张，建立自信。想自信，就必须知己知彼，对自己和用人单位都有客观的认识。求职应聘，要了解自己、了解用人单位，向用人单位展示自己的能力与素质。只有做好了充分的准备，能用特色和真才实学为自己铺就成功之路。

2. 个人简历　个人简历又称个人履历，是求职者将自己与所申请职位相关的个人信息经过分析整理并清晰简要地表述出来的书面求职资料。一份吸引人的简历，是获取面试机会的敲门砖。所以，怎样写一份"动人"的简历，成了求职者首要的工作。

简历的正文主要包括三个部分：

（1）**基本情况介绍**　如姓名、性别、年龄等。

（2）**学历情况概述**　学习历程、在校期间获奖情况、爱好和特长、参加过的社会实践活动、所任职务、承担的任务等。

（3）**工作经历**　介绍曾经工作过的单位名称、职位、个人工作绩、培训或深造情况、工作变动情况、职务升迁情况等。

在简历的书写中须避免过于复杂和啰唆，应文字通顺，内容简明扼要有条理。在简历中要凸显求职者的自信和工作能力，以情动人，以诚感人，争取面试机会。

二、面试时礼仪

面试往往是一次性的，要使这第一次见面不至于成为最后一次见面，求职者要精心策划一段介绍自己的经历、学历、特长和优势的文字。求职者还必须通过各种礼仪的恰当运用，在面试时收到理想的效果，展示出自己良好的个人形象。

1. 面试服饰礼仪　应聘者的外在形象，是给主考官的第一印象。外在形象的好坏在一定程度上会影响到能否被录用。面试时，一定要注意，恰当的着装能够弥补自身条件的某些不足，树立起自己的独特气质，使你脱颖而出。

男士应注意脸部的清洁，胡子一定要刮干净，头发梳理整齐。查看领口、袖口是否有脱线和污浊的痕迹。春、秋、冬季，男士面试最好穿正式的西装。夏天要穿长袖衬衫，系领带，不要穿短袖衬衫或休闲衬衫。

女士面试时的着装要简洁、大方、合体。职业套装是最简单，也是最合适的选择。裙子不宜太长，这样显得不利落，但是也不宜穿得太短。低胸、紧身的服装，过分时髦和暴露的服装都不适合面试时穿。春秋的套装可用花呢等较厚实的面料，夏季用真丝等轻薄的面料。衣服的质地不要太薄、太透，薄和透有不踏实、不庄重的感觉。色彩要表现出青春、典雅的格调。用颜色表现你的品位和气质。不宜穿抢眼的颜色。

2. 面试仪态礼仪　在求职时，在注重穿着之外，站、坐、行等方面亦是需要注意的关键。本书在第四章已经做了详细的描述，除了基本的站、坐、行的举止礼仪的要求外，应做到态度不卑不亢、举止大方、做到自信、沉稳。

面试时重要的是自信。这种自信可以通过你的步态表现出来。自信的步态应该是，身体重心稍微前倾，挺胸收腹，上身保持正直，双手自然前后摆动，脚步要轻而稳，两眼平视前方。步伐要稳健，步履自然，有节奏感。需要注意的是，如果同行的有公司的职员或接待人员，不要走在他们前面，应该走在他们的斜后方，距离一米左右。

俗话说"此时无声胜有声"。用你无声的、职业化的举止，向招聘者表明"我是最适合的人选"。

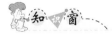

个人形象设计

进入面试单位，第一形象问题。

着装打扮，要围绕应聘的行业、职业和岗位特点，符合求职者的身份，给人以干净利落、有专业精神的印象。

得体的仪表、文雅的举止，是一个人基本素质的外在表现，不仅能赢得他人的信赖，给人留下良好的第一印象，还能增强人际吸引力。在现代生活中，越来越多的用人单位开始意识到求职者的仪表、举止与个人素质之间的联系。不注重举止得体，没有进行充分准备必然会影响求职择业。

同时，回答问题要做到态度从容，不卑不亢，抓住重点尽快组织语言，不要离题，不要啰唆。对任何问题必须诚实回答，不可编造谎言。说话时应注意声音不能太小，语速不能太快，音调不宜过高，更不可出现文明忌语。

1. 礼貌　面试场所时若办公室门关着，不可贸然闯入，应轻敲门得到许可方可进入；与主考官打招呼、接应握手；记住每位主考官的姓名和称谓；面试时应关闭手机等通信设备，面试结束时微笑起立、道谢、告别。一般无须主动伸手握别，慢关房门。

2. 姿势　站、坐、走，姿势都得注意，坐姿要笔直端正，切忌小动作。如果主考官准备的是一张软绵绵的沙发靠椅，应试者要尽量控制自己不要陷坐下去，更不要跷起二郎腿，要挺直腰杆；女性应试者最好双膝并拢，双手放在膝盖上。

3. 视线　应试者大部分时间应该看着提问的主考官，但不必目不转睛盯着对方，眼神可以停留在他人眉宇之间或者额头上，这样既可以保持平视，也会减少自己的怯意。

4. 聆听　主考官讲话必须留心听讲，把自己当作聆听者。碰到不明白的问题，最理想的办法是请对方略作解释，这样既可以赢得几分钟的考虑时间，也可以表现出自己的认真。

5. 发言 发言时语速不要太快，可以一边说一边想，给对方一种稳重可靠的感觉。面试回答问题，切忌只回答"是"或"不是"，一定要把自己的答话略作解释。避免俗语和口头禅。

6. 感情 面试过程中，应试者要保持平和的心态，避免一切较为激动的感情流露；要表现得友善，容易相处，保持诚恳的态度。

三、面试后礼仪

1. 写信感谢 为了加深招聘人员的印象，增加求职成功的可能性，面试后的两三天内，求职者最好给招聘人员写封信表示感谢。感谢信要简洁，最好不超过一页纸。感谢信的开头应提及自己的姓名及简单情况以及面试的时间，并对招聘人员表示感谢。感谢信的中间部分要重申对公司、应聘职位的兴趣，增加一些对求职成功有用的新内容。感谢信的结尾可以表示自己的信心，以及为公司的发展壮大做贡献的决心。

2. 不打听结果 在一般情况下，每次面试结束后，招聘主管人员都要进行讨论和投票，然后送人事部门汇总，最后确定录用人选，这个阶段可能需要三五天的时间。求职者在这段时间内一定要耐心等候消息，不要过早打听面试结果。

3. 收拾心情 如果同时向几家公司求职，一次面试结束后，则要注意调整自己的心情，全身心投入应对第二家单位的面试。因为，在接到聘用通知之前，面试结果还是个未知数，求职者不应该放弃任何其他机会。

4. 查询结果 一般来说，如果求职者在面试的两周后，或主考官许诺的时间到来时还没有收到对方的答复时，就应该写信或打电话给招聘单位，询问面试结果。

5. 做好再冲刺的准备 应聘中不可能个个都是成功者，万一在竞争中失败了，千万不要气馁，这一次失败了，还有下一次，就业机会不止一个，关键是必须总结经验教训，找出失败的原因，并针对这些不足重新做准备。

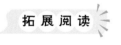

成功面试避免发生的十大错误

一、撒谎

撒谎是把不好的事情说成好的事情，在面试中极具诱惑力，但是却得不到好报。马克·吐温曾说："如果能讲实话就不用刻意去记那些事情。"仔细想想，他们最终还是会发现破绽的。

二、抨击你以前的公司或老板

你可以说是因为你以前的公司对你一点也不好，所以你对以前的工作非常厌倦而且义无反顾地离开。但是面试并不是伺机来寻找报复的，你要记住此时面试者正在观察你的一言一行并在考虑是否录用你。问问你自己，你是否愿意和那些经常批评别人的人一起工作呢？是不是让你觉得有些讨厌？而且，问题是此时面试者却想从你的答案里面得到更多的结论。因此，你对你老板或雇主的肆无忌惮的评论可能就被理解为你做事的风格了，你的抱怨会让你显得不光彩而并不是你以前的老板。

三、行为粗鲁

假如你偶尔的表现粗鲁，那么立即冷静且真诚的同他们道个歉，然后不要顾虑太多继续你的面试。表现好的话，你的面试将大受影响。通常，避免在谈到敏感话题时发笑和意识到要多对面试者友好一些，这些就是基本的礼貌和友善。毕竟，你跟他们不在同一条船上，保持专业性的同时也要记住见到的每个人都可能会参与选择的过程，因此不礼貌的对待侍卫或是趾高气扬地同老职工说话都会让你的工作成为泡影。

四、抱怨

也许你以前的经历对你来说如同一场梦魇，或许你想自己再也不会踏入这个行业，或者你总是没完没了地抱怨这抱怨那，但是你的面试者却并不想听这么多。

五、谈论工作中与你相处不好的人

在现在的很多面试中，公司意识到工作环境中人际关系的重要性，面试者常常会问是如何处理冲突的问题。如果他们问你遇到这些冲突时，你说是因为性格合不来或是因别人挑拨离间的话，你就大错特错了，因为这样回答对你一点好处都没有。不妨尝试突然转一话题，对这种情况说抱歉并阐明你的本意。

六、没准备

务必带上你被要求带的东西，如果能带上一个整洁的便签本和一支笔的话，就更好了。尤其当你随时有问题要问的时候，随身准备个笔记本也好。这些都能够显示你非常在乎这份工作，准备不足的求职者很难拿到工作岗位。

七、显得过于紧张或自信

如果你过于紧张，他们会认为你对这份工作信心不足。然而，显得过于自信又让他们觉得你跟这个团队格格不入。如果你面试紧张，从专业的职业指导老师那里寻求一些实际的帮助就很有必要了。

八、第一印象不深

很抱歉，不管你面试是多么努力，但是"不雇你"的决定却通常是在第一印象的接触时就决定了的。假如你给别人留下的第一印象非常深刻，面试者通常会忽略你的一些不怎么完美的答案。

九、对公司不了解

通常情况下，公司越是有名，面试者就越想你对公司了解透彻，对公司了解透彻意味着你对这份工作相当认真。

十、没有意识到自己得罪人

当然，你不可能想在这个时候得罪人。但是你完全没有发觉到，只是从别人的反映中断定，遇到这种问题该怎么办？简单地对他说声："对不起，我不是故意的。"这就需要你要关注面试者而并非只是谈自己的想法和感受。当道歉后，起身离开一会儿，做个深呼吸放松放松然后继续你的面试。

复习思考题

一、简答题

1. 称呼中的避讳有哪些？称呼使用中的注意事项有哪些？
2. 移动电话使用应注意哪些？

二、单项选择题

1. 下列称呼不属于一般性称呼的是（　　　）
   A. 先生　　　　　　B. 小姐　　　　　　C. 女士　　　　　　D. 工程师
   E. 夫人

2. 介绍顺序正确的是（　　　）
   A. 女士介绍给男士　　　　　　　B. 客人介绍给主人
   C. 长辈介绍给晚辈　　　　　　　D. 上级介绍给下级
   E. 晚到者介绍给早到者

3. 握手时间最适宜的长度是（　　　）
   A. 3～5 秒　　　　B. 6～9 秒　　　　C. 10～14 秒　　　　D. 15～20 秒
   E. 30 秒以上

4. 下列不属于致意礼仪的行为是（　　　）
   A. 点头　　　　　　B. 举手　　　　　　C. 打电话　　　　　　D. 欠身
   E. 脱帽

5. 适合打接电话的最佳时间是（　　　）
   A. 晚上 10 点以后　　　　　　　B. 早上 7 点以前
   C. 晚上 11 点以后　　　　　　　D. 早上 7 点以后至晚上 10 点以前
   E. 晚上 10 点以后至次日早上 7 点前

6. 一封完整的信应包括（　　　）
   A. 封文和瓤儿　　B. 封文和信封　　C. 信封和封皮　　D. 信封和瓤儿
   E. 封皮和瓤儿

7. 接受礼品注意事项哪项是正确的（　　　）
   A. 什么礼都可以收　　　　　　　B. 别人送的礼可以和其他人说
   C. 自己不喜欢的可以送给别人　　D. 接受礼品后应道谢
   E. 以上均不是

8. 关于交通法规，下列错误的是（　　　）
   A. 不疲劳驾车　　　　　　　　　B. 不酒后驾车
   C. 红灯停，绿灯行　　　　　　　D. 礼让行人
   E. 行驶中接打移动电话无妨

9. 接电话时，一般铃声响几声内接听（　　）

    A. 1   B. 2   C. 3   D. 4

    E. 5

10. 打电话时，一般不超过几分钟（　　）

    A. 1   B. 2   C. 3   D. 4

    E. 5

第五章　护士工作礼仪

 本章概要

　　护士工作礼仪是护士在日常工作、生活和交往中应遵循的行为规范和准则。本章主要介绍护士工作礼仪中所包含的往来礼仪、工作礼仪、护理操作礼仪等。学习重点是护理操作礼仪的要求、常用的护理操作礼仪。学完这一章，学生会知道如何迎来送往，如何在护理各岗位中做一个合格的护士，在具体护理操作中怎样体现礼仪风范。

　　护理工作是爱心与艺术的结合，护士则被誉为促进人类健康的"白衣天使"，人们来到医院，是为了寻求帮助，获得照顾、舒适、安全、治疗和康复。在日常工作中，良好的礼仪风范能反映出护士爱岗敬业、对工作的高度责任心和事业心。从某种意义上说，护理人员形象提升的同时也塑造了医院整体的形象，特别是在医院竞争日益激烈的今天，护理人员在与患者的交往过程中，要做到礼仪的遵守、自律、敬人、宽容、平等、从容、真诚、适度这八大原则，提高职业素养、技术水平、服务态度，这样既能充分展现医院良好的精神风貌，同时也赢得医疗市场竞争的巨大潜力。

 导入情景

　　1959 年春天，第二届人民代表大会在北京召开。一天，周总理去北京饭店参加小组的讨论，当他乘坐的汽车快到饭店门口时，饭店工作人员赶紧指挥前面的那辆车向前开，好给总理的车让路。周总理看见后立刻走下车来对饭店的那位工作人员说："你为什么让人家的车开到前面去，快去把人家请回来。人家是代表，我也只是人大代表，大家都是一样的！"说完后，周总理站到饭店门口等前面那位车上的代表下车后，主动迎上去同他握手，连连说："对不起，请原谅！"并坚持让那位代表先走进北京饭店的大门。

　　想一想：饭店工作人员的做法为什么不对？

第一节　往来礼仪

一、接待礼仪

接待礼仪是指现场接待工作的具体细则。接待工作繁杂且琐碎，稍有不慎将给单位造成不良的影响，乃至经济损失。美国的阿尔伯特·哈伯特曾说过："从待人以礼的角度出发，你付出多少，就会收获多少。"要做到心中有客人，活动为客人，接待好客人。因此，在接待过程中有必要讲究接待的艺术。

英国的切斯特菲尔德在《一生的忠告》中说过："所谓以礼待人，即用你喜欢别人对待你的方式对待别人。"做好接待工作，让远道而来的客人有"宾至如归"之感，接待工作就需要有一系列规范化的要求。

（一）准备工作

了解客人的基本情况。常言道："知己知彼，百战不殆"，搞好接待工作让对方满意，必须了解对方的具体情况，如来宾的整体计划、具体要求、个人情况、交通工具、抵达时间等要做详尽了解，倘若稍有不慎，就会产生连锁反应，给整个接待工作造成不好的后果。

（二）接待计划

接待计划是指接待中提前制定的有关接待工作的具体、可操作性的行动方案。计划一定要详尽具体，可有助于接待工作有条不紊地进行，避免疏漏。根据常规，接待计划包括迎送方式、交通工具、食宿安排、工作日程、文娱活动、游览会谈、礼品准备、经费开支、陪同人员等各项基本内容。

1. 接待方针　接待方针就是对接待工作中的原则性、方向性的要求。总体要求让客人感到满意、放心、舒心，感到接待方的真诚、热情友善、平等相待、一视同仁，还要感到主随客便，让客人乘兴而来、满意而归。

2. 接待规格　接待的标准因人而异。在接待不同身份的宾客时，侧重点要有所区别。具体确定接待规格时，可参照如下三种方法：

（1）对等法　即我方人员到对方处访问时被接待的方法。

（2）效仿法　即借鉴其他单位接待宾客的可行性做法。

（3）通行法　即采用当前通行的接待方式。

在制定接待规格时，接待人员需要对所接待的宾客进行分类，一般而言，接待的宾客可分为五种：

第一种：VVIP（Very very important people），即非常非常重要的宾客，指党和国家主要领导人、正式来访的国宾，给予最高荣誉、最高礼遇。

第二种：VIP（Very important people），即非常重要的宾客，指党和国家其他领导人、外国重要的客人（外方部长以上的官员），给予较高荣誉和礼遇。

第三种：IP（Important people），即重要客人。一般指本单位、本部门的上级负责人、合作伙伴、社会知名媒体工作人员等，接待此类客人时交流最重要，要及时沟通、热情周到，体现出对来宾的重视。

第四种：SP（Special people），即特殊客人，一般指外国友人、少数民族人士、重要客人的家人和身边工作人员。接待时在力所能及的范围内，给予对方适当的照顾。

第五种：CP（Common people），指普通客人。接待此类客人时，最重要的是平等相待、尊重、重视对方，不能因其"普通"而接待不周。

目前，接待程序从简是我国迎送来宾的一大趋势，在不失礼、不影响活动的前提下，对参加的人数、到场的领导的级别、参加陪同的人员及经费支出等，均应从简。

想一想

接待工作中日程的安排不包括以下哪项：

A. 宴请时间

B. 会老朋友的时间

C. 迎送时间

D. 参观学习时间

E. 会晤时间

3. 日程安排 接待工作要有周密的部署，包括迎送时间、宴请时间、会晤时间、参观学习时间等，日程安排要尽量详尽具体、全面准确，标明年、月、日，采用 24 小时制，时间应精确到分钟为计时单位。一般接待规格越高时间越精确、越具体。需要注意的是安排日程要松弛有度。必要时与对方确认相关时间，一旦确定，应即时向对方通报。

4. 具体安排 要做好接待工作，应有专人负责，一般安排接待办公室、外事办、港澳台办等，接待工作安排包括人员安排、经费开支、交通工具、饮食住宿、安全保卫和宣传等。接待工作安排要具体，具体到每一个人。一般情况下，每一位从事接待来宾的工作人员，都应熟悉既定程序，在执行既定程序时，必须坚持原则，又要灵活机动、随机应变，具有较强的应对突发事件的能力。

（三）待客礼仪

美国的沃伦·巴菲特说："树立良好的声誉需要 20 年的时间，而毁掉它，5 分钟就足够了"。在接待过程中，无论对方是官方人士、专业代表团，还是应邀前来的客人，或是民间团体、友好人士，接待是表达情感、体现素养的重要环节，是给对方留下良好印象的第一步。

1. 接站礼仪 热情相迎，让客人感受到"宾至如归"。

（1）接待人员着装要自然大方、整洁得体，符合礼仪要求。

（2）了解客人乘坐的交通工具、时间、地点等，同时为来宾准备好交通工具，为避免客人久等而失礼，要提前到达恭候客人。

（3）接待时为尽快与客人取得联系，可使用欢迎横幅、接站牌、身份胸卡等确认身份。

（4）客人抵达时，要热情相迎，主动与客人寒暄问候，如"欢迎您""一路辛苦了""欢迎光临指导工作""欢迎来访"等。

2. 引导礼仪 接待引导时，要体现对客人谦恭、尊敬的感情。

（1）引导客人时，一般走在客人的左侧前方几步远，为了安全，要尽量把靠墙一侧让给客人。主人要与客人并排同行，随行人员应走在客人和主人的后边。

（2）引导客人时，一般伸出右手，五指并拢，以肘部为轴，掌心向上，伸出手臂，以示诚恳和尊重客人。

（3）乘电梯时，如有专人服务，应请客人先进去，如无专人服务，接待人员应先进去，电梯到达时请客人先走。

（4）上下楼梯时，要求"安全第一，尊卑有序"，应靠右行走、居前引导、保持距离、避免交谈。

（5）进入房间时，如门朝外开，应请客人先进入，如门朝内开，则引导者应先进入，扶住房门，再请客人进入房间内。

3. 接待礼仪　通过座次、乘车、奉茶等礼仪来体现待客之道。

（1）座次　在较正式的接待场合，要讲究位置与身份的统一，注意座次。国际惯例是"以右为尊"，左次之，即主宾坐在主人的右边，以此类推，具体的规则是：以右为上，面向门为上，以前排为上。

（2）乘车礼仪　乘车时，接待人员要先将车门打开，以手示意车门上框，避免客人碰头，待客人坐稳后再关好车门启动车，车停稳后接待人员要先下车打开车门，同样以手示意车门上框，再请客人下车。

① 乘坐轿车：轿车是目前较常用的接待交通工具，专职司机驾车时，其座次由尊至卑依次是：后右→后左→后中→副驾驶座（图5-1），主人自己驾车，则副驾驶是首位，其座次由尊至卑依次是：副驾驶位→后右→后左→后中（图5-1）。上车时，正确的姿势应该是：先站在座位边，把身体降低，让臀部坐到位子上，再将双脚收到车内。女士坐车时双膝一定要合并，不可分开，否则不雅。另有双排六座（图5-2）、三排七座（图5-3）、三排九座（图5-4）轿车的座次。

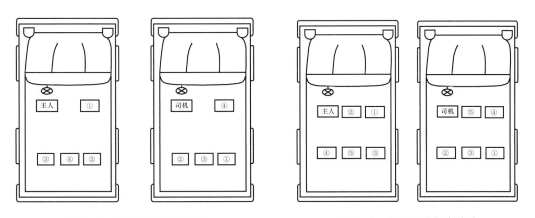

图5-1　双排五座轿车座次　　　　　图5-2　双排六座轿车座次

② 吉普车：吉普车无论是主人驾驶还是司机驾驶，都应以前排右座为尊，后排右侧次之，后排左侧为末席。上车时，后排位低者先上车，前排尊者后上。下车时前排客人先下，后排客人再下车。

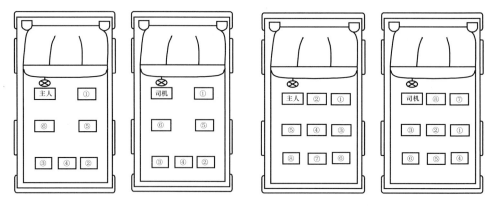

图5-3　三排七座轿车座次　　　图5-4　三排九座轿车座次

③ 多排多座轿车：多排多座车不管由谁开，具体座次依其距前门的远近而依次排列，以司机座后第一排即前排为尊，后排依次为小。其座位的尊卑，依每排右侧往左侧递减（图5-5）。

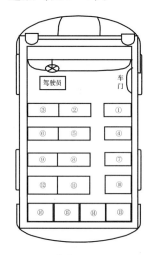

图5-5　多排多座轿车座次

（3）奉茶礼仪　以茶待客是最受中国人欢迎的待客方式。奉茶的顺序是：先客人后主人上茶，先尊者后卑者上茶，先女士后男士上茶，先长辈后晚辈上茶。茶倒七分满（一般只斟倒杯子的2/3满），意在安全。

在工作单位待客时，一般应由秘书、接待人员、专职人员为来宾上茶。接待重要的客人时，则应由本单位在场的职位最高者亲自为之上茶。上茶时右手在上，置于杯子中部，不可触及杯缘，左手在下并托着杯底，从客人左后侧为之上茶，意在不妨碍其工作或交谈。万一条件不允许时，至少也要从其右侧上茶，而尽量不要从其正前方上茶。上茶同时，可轻声对客人说："请慢用""请您用茶"等。两杯以上奉茶时要使用托盘端茶。

为客人斟好茶水后，要勤续水，一般在客人喝过几口茶水后，应为之续上，不可让杯中茶叶见底。

（四）礼宾次序

礼宾次序又称为序列，亦可称礼宾的排列顺序或位次安排。它所指的是在同一时间、同一地点、同一场合接待不同国家、不同地区、不同部门、不同单位、不同组织、不同级别的来宾时，接待人员要按照约定俗成的方式，或国际惯例进行排序，目前在我国礼宾次序有如下排列方式。

1. 按职务高低　在正式接待场合，尤其正式的官方交往时，均以其行政职务的高低来排列，如政务活动、学术活动、商务活动等。

2. 按国家名称字母排列　国际交往中，通常所说的字母是指拉丁字母顺序，并非某国法定文字字母顺序。在排列中，若名称的第一个字母相同，可根据名称第二个字母，如果第二个字母仍然相同，可根据第三个字母，以此类推。如体育比赛等。

3. 按抵达现场早晚排序 以来宾正式抵达活动现场具体时间的早晚顺序进行排列。适用于特定场合或非正式场合。亦称"先来后到"排序。

4. 按报名先后排序 根据来宾正式报名参加活动的先后顺序进行排列。

5. 不做排序 即没有必要或实在难以进行任何排序，是一种特殊的变通方式。如两位护理部主任到某病区查房，护理主任有正有副，此时你只要礼貌地说一声："二位主任好"或"二位好"即可。

二、送别礼仪

接待工作要有始有终，送别来宾是接待工作的最后一个环节，关系到来宾对接待方最后印象的好与坏。接待工作的圆满与否，在很大程度上也正是体现在送别来宾这一环节中。留给来宾一个良好的印象，对于双方今后的合作、交往都起到很大作用，否则，将影响到整个接待印象，使接待工作前功尽弃，功亏一篑。

（一）送别前充分准备

1. 确定时间 在整个接待过程中，始终掌握来宾的想法和要求；悉心以对，不能简单地根据来访前的计划行事，在了解对方的具体想法后，再制定出双方满意的时间，且时间上要留有余地，以防特殊情况的发生。

2. 交通工具的安排 根据来宾的要求和想法，充分体现主随客便的原则，安排好合适的交通工具。如及时预定返程车票、船票、机票等。

3. 送别地点的选择 送别和迎送的形式应当一致，接待方若是在机场、码头、火车站、汽车站等地方迎接来宾的，那么送别时，也应该把来宾送至启程的地点。即车站、码头、机场等。若来宾返程时将直接乘坐专门的交通工具，从自己临时下榻的宾馆启程，则亦可把来宾临时下榻的宾馆等作为送别的地点。

（二）送别时礼仪

1. 严格守时 一旦送别来宾的具体时间确定后，就必须严格守时，无条件执行，不允许擅自更改。要求接待人员要提前到场、最后离开。

2. 热情话别 来宾离别之时，接待方必须做好送别来宾的工作，当来宾起身告辞的时候，要婉言挽留，不能马上站起相送，否则有逐客的嫌疑。若来宾执意要走，也要等来宾起身后，自己再起身相送，前往送行的人员一定要与来宾一一握手道别，分手时再说一声如"欢迎下次再来""祝一路平安""一路顺风""多多保重"等。

送来宾到达车站、码头，要等车船起动消失后再走，若送到机场，则要等来宾通过安检后再走，因为安检易出现诸多问题经常需要帮助。

（三）送别形式

常见的送别形式有道别、话别、饯别、送行等。

1. 道别 通常指与交往对象分手，按照常规，道别应当由来宾率先提出来，假如主人首先与来宾道别，难免会给人以厌客、逐客的感觉，所以一般是不应该的。在道别时，来宾往往会说"就此告辞""后会有期"。而此刻主人则一般会讲"一路顺风""旅途平安"。有时，宾主双方还会向对方互道"再见"，叮嘱对方"多多保重"，或者委托对方代问其同事、家人安好。

2. 话别 亦临行话别，与来宾话别的时间，一要讲究主随客便，二要注意预先相告。最佳的话别地点是来宾的下榻之处，在接待方的会客室、贵宾室里，或是在为来宾饯行而专门举行的宴会上亦可与来宾话别。参加话别的主要人员，应为宾主双方身份、职位大致相似者、接待人员等。话别的主要内容包括：一是表达惜别之意，二是听取来宾的意见或建议，三是了解来宾有无需要帮忙代劳之事，四是向来宾赠送纪念性礼品。

3. 饯别 又称饯行，指的是在来宾离别之前，东道主一方专门为对方举行一次饯别宴会，以便郑重其事地为对方送别。不仅在形式上显得热烈而隆重，而且会让对方感到备受重视，进而加深宾主之间的相互了解。

4. 送行 指东道主在异地来访的重要客人离开本地时，特别委派专人前往来宾的启程地点，与客人亲切告别，并目送对方渐渐离去。在接待工作中需要为之安排送行的对象主要有正式来访的外国贵宾、远道而来的重要客人、重要合作单位的有关人员、年老体弱的来访人士，当来宾要求主人为之送行时，一般可以满足对方的请求。送别来宾时，千万不要心神不宁或频频看表，以免使来宾误解。

导入情景

有这样一位老太太，60多岁，来自很偏远的农村，衣着破旧，因心绞痛入院，当患者和家属办理完住院手续来到病区后，责任护士很不耐烦地将患者带到了病室，在住院的当天，患者家属找责任护士询问病情时，这位护士不但没有给家属耐心解释和说明，反而却说："有病住院听医生的，你问那么多干什么，医生让怎么治，我们就怎么治。"结果患者家属很生气地走了。后来几天的治疗中，患者和家属有抵触情绪，不愿配合治疗，使护理工作开展困难重重。

想一想：怎样才能得到患者和家属的支持和理解，使护理工作顺利开展？

第二节 工作礼仪

一、门诊护士工作礼仪

门诊是医院面向社会的窗口，也是患者到医院就诊的第一站，门诊护士的服务态度、礼仪修养，往往也就成了医院形象的代表。门诊护士端庄的仪表、真诚的笑容、和蔼可亲的态度、礼貌的语言，会缩短护患间的距离，获得患者的好感。因此，护士必须加强礼仪的学习、提高自身礼仪修养，更好地为患者提供优质的服务。

1. 仪表端庄　良好的仪表是护士内心世界的外在表现，也是自我情感的表露，能获得患者的信任和好感，给患者留下美好的第一印象，是建立良好护患关系的基础。

2. 热情接待　热情友善的态度会使患者产生亲切感和温暖感。患者到医院就诊，面对陌生的环境难免产生孤独感，很自然就加重了患者的依赖心理，希望得到护士的帮助和关心，而门诊护士主动热情、和蔼可亲，会增加患者的信任感和安全感。因此，门诊护士要热情真诚、一视同仁地接待好每一位前来就诊的患者，同时，护士要主动介绍自己和医院环境、专科特色、医生的专业特长等，引导患者准确就医。在引导患者就诊的过程中，如遇高热、剧烈疼痛、呼吸困难、急重症患者及临产妇或高龄患者等，应酌情给予提前就诊。如患者属老弱病残或行动不便者，门诊接待护士应说："请跟我来，我带您到某科就诊"等。

3. 语言规范　语言文明亲切、柔和规范，以"请"字开头，"您好"为先，"谢"字不离口。做到来有迎声、问有答声、走有送声、操作失误有道歉声、治疗时有称呼声、合作时有感谢声，让患者感到亲切舒适，消除患者的陌生、孤独和恐惧感，从而树立战胜疾病的信心和勇气。

4. 表情大方　表情主要指面部的神态。护士在与患者接触时表情自然大方亲切，面带微笑，会给患者以真诚相助之感，这样不仅融洽了护患关系，同时也利于护理工作的开展。倘若是一副冰冷的面孔，以责备、漠视的眼神对待患者，患者会对护士的工作失去信心，护士也将失去患者的尊重。

5. 举止文雅　护士在工作中保持优美的站姿、端庄的坐姿、轻盈的步态、协调的操作，能充分展示护士良好的职业素质和礼仪风范，而文雅、得体的举止，可得到患者的信任，利于护患沟通。

临床情景

一个冬日的夜晚，急诊室来了一位重症患者，医护人员正在紧张地开展抢救工作。病人家属和朋友非常着急，甚至急于进入急救室目睹现场抢救的过程，与护士发生了争吵。

想一想：假设你是急诊科当班护士，为了不影响抢救工作，又要获得家属的支持、配合与理解，你会如何做好家属的疏导工作？

二、急诊护士工作礼仪

急诊服务的对象是一个特殊的群体，当危重患者来到急诊室时，患者和家属把每一丝生的希望都倾注在医护人员的身上。急诊护士应针对不同的患者给予及时、快捷、有效的急救。尽快为抢救工作铺设绿色通道。随着医学的发展，对急诊护理工作的要求越来越高。因此，一名优秀的急诊护士，应具备高尚的职业道德、娴熟的护理技术、优良的礼仪修养，同时，这也是急诊护理工作是否顺利进行的重要保证。

1. 稳定情绪　急诊患者由于起病突然，患者和家属往往无任何思想准备，而出现情绪紧张、惊慌和恐惧不安等心理。护士在全力配合医生抢救的同时，还要善于抓住时机，给患者和家属必要的安慰和解释，陈述利害，稳定情绪，利于疾病的进一步处理。

2. 果断处理　对于急诊患者来说，时间就是生命，护士对病情有大致的了解后，要迅速果断对患者进行必要的救治处理，抢救方法要正确得当，充分体现护理人员处理问题的及时性和有效性，从而增强患者和家属对护理人员的信任度。

3. 急不失礼　急诊患者的接待虽是要求快速及时，但也不等于急中便可以不顾礼节，而是应当做到急而不乱、忙中守节。在救治患者的过程中，护士要始终保持清醒的头脑，步伐轻快、表情从容，言语温和礼貌，做到忙而有序，急不失礼。

4. 团结协作　急诊救治工作涉及医疗、护理、检验、影像、药房等各科室，各科室之间要团结协作，文明礼貌，互相理解，相互尊重，以大局为重，密切配合，全力抢救患者。

5. 做好疏导　急诊患者由于没有思想准备，表现紧张、焦虑等心理，又因护送的家属或朋友往往较多，家属想知道抢救的情况，甚至急于进入急救室目睹现场抢救的过程，为确保抢救工作快捷有序地进行，此时护士对患者家属要给予充分理解、耐心解答、劝说和疏导患者家属及护送人员，妥善处理好与两者之间的关系，以获得家属的理解和支持，也为患者赢得良好的抢救环境，利于抢救工作的顺利开展。

想一想

急诊护士在面对家属过激的语言时，最不妥的做法是

A. 冷静对待

B. 站在对方角度为其考虑

C. 完全不予理睬

D. 随时向他们交代病情的变化

E. 给患者和家属必要的安慰和解释

三、病房护士工作礼仪

病区是患者在医院接受治疗和休养的主要场所，在这个陌生的环境中，患者的孤独感和不安全感会油然而生，而护士一张真诚的笑脸，一声亲切的问候，一次周到耐心的入院介绍，都会让患者备感亲切，使新入院的患者有归属感，患者会感受到被重视，心里很踏实。

因此，护士要掌握好患者入院、住院和出院接待的基本礼仪，针对不同的患者和病区，做好护理服务工作。

（一）入院礼仪

护士是接待患者的第一人。所以患者入院以后，责任护士应该在第一时间内看望患者，安排患者的衣食住行，尽快地通知主治医生看望患者，同时做好自我介绍以及入院当天相关的检查治疗，以消除患者的陌生感、孤独感和不安全感。

1. 热情接待　病区护士接住院处通知后，要做好准备，如检查床位等。当患者来到护士站时，首先热情迎接，护士要起身、微笑相迎、亲切问候，同时安排患者就座，若有其他护士在场，也应起身抬头、点头微笑，以示欢迎。

2. 主动介绍　护士在引导患者进入病房的过程中，主动自我介绍："您好，我是您的责任护士王某，您叫我小王就行了，您住院期间有什么要求可随时找我，我会尽力帮您解决的，您的管床医生是李大夫，他有多年临床经验，希望您能积极配合治疗，早日康复"。同时告诉患者："医生马上就到，请稍等片刻。"引导患者进入病室的过程中，要介绍病区环境，同时介绍同病室的患者，协助患者躺下，测量生命体征，做好记录，然后介绍床旁呼叫器的使用方法及医院的有关制度。在介绍的过程中语气柔和、谦虚，举止得体，要尽量使用"请""谢谢"等礼貌性地语言，让患者在愉悦的心境中接受护士的介绍。

（二）住院礼仪

患者住院期间，护士与患者接触最密切、时间最长，护士礼仪在工作中尤为重要。护士的仪表、服饰、言谈、举止等会影响到护患关系以及患者的治疗和护理效果。这就要求护士在护理工作中必须遵守以下礼仪。

1. 端庄文明　护士工作时衣着应整洁、庄重、适体，仪容要自然大方，举止文明，姿态优美。要特别注意，走路时步履轻盈、进病室时要先敲门，患者行动不便时要主动帮助；在护理操作时应认真、细致、规范。在与患者交往中，护士不要面无表情、皱眉头，也不要表现出不耐烦和漫不经心；工作时不要穿响底鞋，更不要用脚开门等。

2. 技术娴熟　患者既要忍受疾病的折磨，承担精神压力，还要忍受各种治疗带来的痛苦。护士娴熟的技术、轻柔的动作会减轻患者的痛苦和思想负担，所以，护士在进行各项护理操作时要为患者着想，护理治疗中要做到"四轻"即关门轻、操作轻、说话轻、走路轻，给患者一个安全、舒适的休养环境。

3. 真诚服务　护理工作中一个微笑的眼神、一个不经意的手势、一句悦耳动听的话语，能充分反映护士的职业素养、技术水平、工作态度，以及对患者的尊重、体贴和关心。如为患者做暴露操作时要用屏风遮挡，保护患者隐私，对患者不愿说不想说的话不要追问，把微笑写在脸上，文明用语挂在嘴上，娴熟动作在手上，仪表整洁在身上，用我们的"四心"即细心、热心、爱心、耐心，真诚为患者服务。

4. 满足需要　住院期间，患者都会有不同的需求，护士要正确对待，千万不可以生、冷、硬、顶使患者不舒服，加重患者的病情，不利于疾病康复，在不违反医疗原则、院纪院规的基础上要尽量满足患者的需要。

（三）出院礼仪

1. 健康宣教　在患者出院的时候，护士应该主动协助办理出院手续，同时进行口头的健康宣教，或是发放健康宣教书面小册子。出院时要主动回答患者所咨询的问题，告诉患者要按时服药等。

2. 告知随访　告诉患者如有不适，要随时来院就诊，定期复查或者打电话咨询。也可请患者留下联系方式和家庭住址，便于医生进行定期的电话或者上门随访。

3. 礼貌道别　道别是对患者关爱的延续，责任护士可以协助患者整理用物，临别时送上美好的祝愿，如"刘先生，祝贺您康复出院，真为您高兴""感谢您住院期间对我们工作的理解和支持"，此时是增进护患关系的良好时机。在患者病愈出院的时候，护士要送出走廊、电梯口或车上，道一句"慢走，多保重""别忘了吃药"等，温馨的道别，可以使患者感受到对他的关爱还在延续。

四、手术室护士工作礼仪

手术室的工作性质有别于门诊和病区的护理工作，稍有疏忽就可能造成对患者的伤害，手术护理工作中一声亲切的问候，一次认真的查对，一个无菌的环境，一张安全的手术床，一次详细的宣教，都会增加围手术期患者的安全感。工作中护士必须严格要求自己，养成认真、细致、严谨的工作作风，以饱满的精神面貌、良好的礼仪修养、最佳的工作态度做好每一次手术的护理工作。

（一）术前工作礼仪

手术是一种对机体有创伤的治疗手段，对患者的心理会产生较严重的刺激，从而导致不良的心理问题，如紧张不安、恐惧、焦虑，甚至悲观等。这就要求护士不仅要配合好医生进行手术治疗，还要求护士具备高尚的职业素质、良好的礼仪修养，关心尊重患者，消除患者的紧张、恐惧和焦虑等心理，确保手术的顺利进行。

1. 术前疏导

（1）积极沟通　术前护士要与患者进行积极有效的交谈和沟通，充分了解患者的心理、生活习惯、病情、病史，主动向患者介绍自己："您是 3 床张师傅吗？我是配合您手术的护士，我叫李艳，很高兴认识您，您就叫我小李。"同时了解患者接受手术的态度和对手术的看法，有针对性地给予解释和说明，必要时可与病房护士一起进行心理疏导，安慰鼓励患者，帮助患者熟悉术前的各项准备和注意事项。

（2）语言礼貌　术前与患者交谈时要注意礼貌和用词的技巧，交谈内容要精练，语言应通俗易懂，时间不宜太长，以不引起患者疲劳感为宜，交谈中避免说"癌症""死亡"等引起患者不安的话语。通过交谈，让患者对手术治疗有充分心理准备，平静地接受手术治疗。

2. 接患者的礼仪

（1）仔细核对　手术护士到病房接患者时一定要认真仔细核对患者的科室、床号、姓名、诊断、手术名称等，杜绝接错患者造成医疗事故。核对时语言要礼貌，同时，还必须核对术前准备及术前用药情况。

（2）安慰鼓励　手术前虽然护士做了心理疏导和术前宣教，但患者仍有不同程度的紧张、恐惧、焦虑的心理，护士在接患者时一定要鼓励患者、赞美患者，如"您好！看来昨晚休息挺好，您今天精神不错"。说话时语言要亲切、态度要温和，让患者感受到护士的关心和体贴，以平静的心态接受手术。

（二）术中工作礼仪

（1）关心患者　在手术台上的患者最渴望护士的关怀，护士要关心患者，视患者如亲人，多与患者交流，用亲切、鼓励性的语言安慰患者，以缓解患者紧张的情绪。在为患者安置体位时，要主动向患者介绍正确的体位对手术、麻醉的作用和减少并发症的意义，同时要遮盖患者，切忌将患者赤裸地暴露在手术台上，这是对患者极大的不尊重。手术结束，患者进入麻醉苏醒期时，护士要亲切地呼唤患者的名字，同时询问患者的感受。

（2）言语谨慎　在手术台上医护人员的言行要谨慎，举止要从容。手术开始后医护人员应该尽量避免彼此之间的交流说笑，更不能议论一些加重患者负担的话，如"真没想到""糟了""错了""完了"等，因手术中处于清醒状态下的患者对医护人员的谈话尤其敏感，因此，医护人员更应该做到言语谨慎；一旦流露出无可奈何和惊讶的神情，都会给患者造成不良的后果和心理负担。所以手术过程中，医务人员一定要言行谨慎，举止得体。

（三）术后工作礼仪

（1）告知效果　患者一旦进入手术室后，在外等候的家属和朋友会十分焦急和紧张，关心手术中的情况，此时护士要给予理解，耐心解释和说明，安慰患者家属，一旦手术结束应主动向患者家属和朋友告知结果。

（2）认真交接　手术结束患者清醒后，手术护士将患者送回病房，此时手术护士要认真、全面、详细地向病房护士进行交接，如患者的手术情况、生命体征、目前用药、各种引流管道及注意事项等，另外，手术护士在离开时，要感谢患者在手术中的积极配合，使手术顺利完成，并祝患者早日恢复健康。

导入情景

一位护士在给患者输液时，一针没扎到血管，准备再扎一次。她拉过患者的另一只手说："这针没扎到，再扎一针。"结果遭到了患者的拒绝，让她非常难堪。第二天另一位护士来给这位患者输液时，第一针也没扎到血管，这位护士很内疚地说："阿姨，真对不起，弄疼您了，不好意思，还得重新扎一针。"这时，患者却说："不要紧，慢慢扎。"

想一想：为什么第一位护士会遭到患者的拒绝呢？

第三节　护理操作礼仪

护士操作中优美的站姿、端庄的坐姿、轻盈的步态、协调的操作及礼貌的语言，能充分展示护士良好的职业素质和礼仪修养，护理工作中的每一次健康指导、每一次轻微的触摸、每一句鼓励的话语都会给患者留下良好的印象，利于护患沟通，同时能打动患者，患者会感到被人尊重，使患者树立战胜疾病的信心和勇气，是顺利开展护理工作的重要保证。

一、护理操作礼仪要求

在日常护理操作过程中，轻盈机敏、柔美挺拔的姿态，自然优美、平稳安全的操作无一不体现出护士职业素养以及尽心尽力为患者早日康复做出的努力。

（一）操作前的礼仪

1. 举止得体　护士进入病房时，应轻声叩门以示对患者的尊重，走进病房时，向患者微笑点头，推治疗车或端治疗盘动作规范，同时亲切地致以问候，如"您好""早上好""晚上好"等。在做各种检查时，动作要轻柔、快速准确。护士举止要端庄大方，热情友好，在为患者做导尿、灌肠、会阴冲洗等操作前，护士要关心和尊重患者，如拉好窗帘，屏风遮挡等。操作前解释工作是否成功取决于护士言谈的礼貌程度，避免用命令式的口吻与患者交谈。

2. 认真核对　护士在为患者做各种护理操作前，要认真核对，耐心给患者做好解释、说明此次操作的目的、方法、操作中可能产生的不适感觉以及需要患者配合的地方，安慰患者以取得患者的合作，同时给患者安排好舒适的体位，为操作做好充分准备。

例如，一住院患者，第二天清晨需要抽血化验检查，其项目有肝功能、血脂和血糖检查，护士礼貌的操作前解释是：

护士："阿姨，您好！我叫王丽，是明天早班的护士，你叫我小王就可以了，请问您是16床的江明老师吗？"

患者："小王，你好！我是江明老师，有事吗？"

护士："是这样的，根据您病情的需要，医生为您开了化验单，明天清早在抽血前请您不要吃任何东西，也不要喝水，六点半我来为您抽血。您有什么不方便吗？"

患者："化验什么项目呀，要抽多少血？为什么不能吃东西？"

护士："化验项目有肝功能、血脂和血糖的检查，就抽5mL血，一般要空腹抽血，主要了解您肝功能情况，抽血对您的健康不会有任何影响，但对诊断您的病情，指导医生用药却很重要，请您不用紧张，我会很小心操作的，一定配合我们好吗？请您一定记住了，明天清早不要吃任何东西。"

患者："好的，我记住了。"

护士："谢谢！您早点休息，明天我再来看您。如果有什么需要请按床头的呼叫器，我会随时为您服务的。再见！"

（二）操作中的礼仪

1. 体贴患者　在进行护理操作时，对待患者态度和蔼、言语亲切，操作平稳安全，无不体现出护士的职业素养，希望患者早日康复做出的努力，让患者感到护士的责任心，增强患者的安全感，如为患者测量血压、心率和脉搏需要接触患者的身体时，要先将手搓热；在为患者做暴露操作时要用屏风遮挡；在护理操作时应认真、细致、规范，着力的轻重、范围大小要适当。护士在上班期间尤其在为患者进行护理操作过程中，如果带了手机，一定要把手机调到静音状态或关闭手机，以免手机鸣响时，影响护士的操作，造成患者不安的情绪。如果在操作过程中有同事通知护士接听电话，那就应该请同事转告对方等一会给他回电话，护士认真按照操作程序有条不紊地完成操作，让患者感到在护士工作中，他是最重要的。

2. 操作娴熟　护士过硬的基础知识、娴熟的操作技术是最基本的职业要求，护士操作时认真、准确、细致、规范是对患者的礼貌和尊重，进行护理操作时护士一边操作一边用亲切的话语与患者交谈，适时指导患者配合操作，使用鼓励性的语言安慰患者，增强患者的信心，这样既降低了操作中的难度，减轻了患者的痛苦，同时大大提高了护理的工作质量和效率。

例如，早班的护士在为患者抽血。

护士："江明老师，您好！昨晚睡得好吗？"

患者："睡得还好。"

护士："请您把手伸出来，（垫小枕、扎止血带、选择血管）您的血管很好，不用担心，我会一针扎上的。"

患者："我怕疼。"

护士："没事的，请您握紧拳头、放松……好啦。"

（三）操作后的礼仪

1. 诚恳致谢　在护理操作顺利完成后，向患者致谢是护士良好礼仪修养的体现。谢谢患者的积极配合、支持和理解，同时要让患者知道积极配合对身体的康复具有重要的意义。

2. 嘱咐安慰　操作完成后，护士应根据患者的病情给予亲切的嘱咐和安慰，这不仅是礼貌，也是护理操作中一项必要的程序。嘱咐是指操作后再次进行核对，了解患者的感受，是否达到了预期的效果，告诉患者相关的注意事项，而安慰则是对操作中给患者带来的不适给予亲切的抚慰和鼓励。

例如，护士在为患者静脉穿刺。

护士："疼吗？"

患者："就扎针时有一点儿疼，您技术真好！"

护士："请您按压针眼3～5分钟，以免出血形成血肿，谢谢您的配合。"

二、常用护理操作礼仪

护理操作中的良好礼仪修养，需要通过不断学习反复实践，方能逐步掌握，但不能千篇一律，应根据操作的具体要求和操作对象的不同灵活应用，要为每一个需要帮助的患者提供最优质的护理服务。下面介绍一些护理操作中的礼仪范例，供学习时参考。

（一）体温、脉搏、呼吸、血压的测量

患者杨某，女，43 岁，公务员，因泌尿系感染入院，护士为患者测量体温、脉搏、呼吸、血压。

1. 操作前解释

护士："阿姨，您好！我来为您测量一下体温、脉搏、呼吸和血压。这是入院的常规检查，也是为您的疾病提供诊断依据。半小时内您喝过热水吗？"

患者："没有，喝热水对体温有影响吗？"

护士："是的，喝热水会使体温升高，好，我先给您测体温。"

患者："这我会，我自己来吧。"

2. 操作中指导

护士："还是我来帮您吧，请您解开衣服，我要用纱布把腋下擦一下。"

患者："为什么要擦腋下呢？"

护士（微笑回答）："因为天热，腋下有汗水会影响测量的结果。"

患者："噢，明白了。"

护士："请您屈肘将体温表夹紧，测量 10 分钟后就可取出来看结果了。"

患者："原来测量体温还有讲究的，我在家里测量可没这么正规。哎呀，我没记时间。"

护士："您放心，我已看表计时了，请您不要动，我要给您数脉搏、呼吸，测血压。"

"您的脉搏、呼吸都正常，脉搏每分钟 76 次，呼吸每分钟 19 次。"

患者："听说测量血压得休息一会儿，是吗？"

护士："是的，您的血压正常，收缩压是 118mmHg，舒张压 70mmHg，"（看表）"时间到了请您把体温表给我。"

患者："我体温正常吗？"

护士："您的体温是 37.4℃，有点低热。

3. 操作后嘱咐

患者："要紧吗？"

护士："您别着急，天气热，再观察几次，您要多喝水，这样对您的病情有很大帮助。您先休息，我过一会儿来看您。"

患者："我知道了，谢谢你！"

护士："不客气，这是我应该做的，我还得谢谢您的积极配合呢，再见！"

（二）口腔护理

患者王某，男，68 岁，退休教师，因肠梗阻急诊入院，入院后禁食，行胃肠减压。

目前生活不能自理，每日口腔护理 2 次。

1. 操作前解释

护士："王老师您好！昨晚睡得怎样？肚子还胀气吗？"

患者："这几天都没有睡好，昨天插胃管后，肚子不那么胀了，晚上睡得还好。"

护士："那就好。您现在插着胃管，我今天要为您做口腔护理。"

患者："什么是口腔护理？"

护士："因为您现在身体比较虚弱，又插着胃管，起床刷牙不方便，我来为您漱漱口、洗洗牙。这样可以清除口腔里面的病菌，防止口臭，另外还可以预防口腔炎症的发生，您也会感到舒适清洁。"

患者："怎么做，是不是很麻烦？"

护士："不麻烦，就像您平时刷牙一样，但不是用牙刷刷，而是用止血钳夹生理盐水棉球擦洗，请您放心好了，我会很轻的。"

2. 操作中指导

护士："王老师，请您把头稍向我这边侧一点，张开口，我看一下口腔，您有假牙是吗？我给您取下来清洗干净后放在冷开水杯中，这两天您不能吃东西，可以不用戴它，等您肠胃功能恢复后，开始吃东西后再戴上。请张开口，我给您擦洗口腔……很好，不舒服请告诉我，您配合得真好。"

患者："这假牙是我半年前配的，为什么要把它放在冷开水杯中？"

护士："因为把它放在热开水杯中，会使假牙变形、老化，您再戴上时会不舒服，甚至会损伤口腔黏膜而发生口腔溃疡或口腔炎。"

患者："噢，原来这里面还有这么多学问，我记住了。"

3. 操作后嘱咐

护士："您现在感觉如何？"

患者："很舒服。"

护士："我下午再给您做一次好吗？"

患者："麻烦你了。"

护士："不麻烦，这是我应该做的，您休息，有事请按床头的呼叫器，我会随时为您服务的，再见！"

（三）灌肠术

患者张某，男，48 岁，干部，因排便困难、便秘入院，遵医嘱给予大量不保留灌肠术。

1. 操作前解释

护士："张先生您好！我是今天的当班护士王敏，您就叫我小王好了，听说您经常便秘，这次有几天未解大便了？"

患者："小王你好！我已有 3 天未解大便了，肚子很胀，也吃不下东西。"

护士："是这样的，我现在遵医嘱给您实施灌肠术。"

患者："为什么灌肠?"

护士："您这次不是有 3 天未解大便了吗,灌肠术的目的是为了刺激肠道蠕动,为您解除便秘,消除肚子胀气。让您感到舒适。"

患者："噢,明白了。插管疼吗?"

护士："不疼,就是插管时有一点儿胀,只要您配合我,一会儿就过去了,我的动作很轻,请您不要紧张。"

患者："好的。"

2. 操作中指导

护士:(关门窗,屏风遮挡)"请您左侧卧,尽量靠近床边,把裤子脱到膝部,膝关节弯曲。"

患者："真不好意思。"

护士："没什么的,现在您放松,很好,管子插好了,我开始灌液了,有什么不舒服请告诉我。"

患者："我现在有点想上卫生间。"

护士："深呼吸,很好。您能忍耐吗?"

患者："还可以。"

3. 操作后嘱咐

护士："好啦,您现在平卧,尽可能保留 5~10 分钟后再上厕所,您配合得真好。"

患者："为什么还要等 5~10 分钟后再上厕所?"

护士："这样有利于大便软化,粪便容易排出来。"

患者："我知道了,真不好意思,谢谢你小王。"

护士："不用谢,您有什么需要可找我,再见!"

(四) 皮肤过敏试验

患者赵某,女,38 岁,教师,因手部感染入院治疗,患者需要抗感染治疗,遵医嘱做青霉素过敏试验。

1. 操作前解释

护士："赵老师,您好! 遵医嘱给您做青霉素过敏试验。您用过青霉素吗?"

患者："没用过。"

护士："您对其他药物有过敏现象以及您的家人有过过敏吗?"

患者："都没有。"

护士："好的,我现在为您做青霉素过敏试验。"

患者："不用做了吧,听说皮试非常疼。"

护士："是这样的,为了您的安全,青霉素在使用前一定要做药物过敏试验。否则一旦出现过敏反应,就会危及您的生命。我注射时会很轻柔,不会很疼的。"

患者："噢,原来是这样。那就做吧。"

2. 操作中指导

护士: "请您把手臂伸过来，不要紧张，放松。好啦，疼吗?"

患者: "不疼，你的技术真好。"

3. 操作后嘱咐

护士: "是您配合得好，请您不要用手摸注射部位皮肤，20 分钟后观察试验结果。请您不要离开病室，以免发生意外。"

患者: "好的，我记住了，谢谢您!"

护士: "不用谢，有什么不适请按床头的呼叫器，我会随时过来看您的，再见!"

（五）静脉输液

患者王某，男，48 岁，驾驶员，支气管感染，输液治疗。

1. 操作前解释

护士: "王师傅，您好! 今天感觉怎么样? 看起来精神好多了，咳嗽好些了没有，今天还要继续输液，液体总量是 1000ml，您要不要先去方便一下?"

患者: "不用了。"

护士: "今天在哪个手上输液，我来看看血管。""就选这儿好吗?"

2. 操作中指导

护士: "王师傅，请您把手伸出来，（铺治疗巾、扎止血带、选择血管）您的血管很好，我会尽力的，请别害怕。"

患者: "没事的，我不害怕，请放心扎好了。"

护士"（消毒）进针时有点疼，请您握拳……好啦，疼吗?（穿刺、固定、调节输液速度。）"

患者: "不疼，您技术真好!"

3. 操作后嘱咐

护士: "好了，谢谢您的配合。我已把针头固定好，由于输液的时间比较长，您活动时要小心，避免针头穿破血管还得重新扎，增加您的痛苦。"

护士: "根据您的病情、体质、年龄和药物性质，我已把滴速调至每分钟 60 滴，请您不要随意调节。"

患者: "好的，我知道了。为什么要调到 60 滴，输液速度也有讲究吗?"

护士: "是的，输液速度是根据患者的心脏功能、年龄大小、药物性质的不同来调节的，一般情况下，成年人每分钟 40～60 滴，太快，会增加心脏负担，尤其是心脏病患者。按照您的情况，给您调到 60 滴，很合适。"

"在输液过程中，如果发现局部肿胀、疼痛，液体不滴，或有事请按呼叫器，我也会经常来看您的，并及时更换液体，您安心休息吧。

（六）氧气吸入（鼻塞法给氧）

患者高某，男，75 岁，退休工人，因支气管哮喘入院，患者呼吸困难，给予氧气吸入治疗。

1. 操作前解释

护士："高大爷，您好！我看您呼吸不畅，喘得厉害，我给您吸点氧气会感觉舒服些，好吗？"

患者："吸氧气插管太难受，胶布固定在鼻子上也不舒服，不用了。"

护士："您不用担心，现在吸氧很方便，用的是鼻塞法，不用胶布固定了，也就是后面有固定带，可调节松紧，只要套在头上就可以了，很方便的"（实物演示）。

患者："好吧。"

2. 操作中的指导

护士："您躺好，为了您氧气吸入顺畅，我先用湿棉签清洁您的鼻腔，氧气流量调节好了，我来帮您戴上鼻塞，松紧合适吗？"

患者："有点松。"

护士："好的，我再给您调整一下，您的头稍抬一下，现在可以了吗？"

患者："现在可以了。"

3. 操作后嘱咐

护士："谢谢您的配合，现在感觉如何，好些了吗？"

患者："现在感觉胸口不那么难受了，就是鼻子有东西不是那么舒服。"

护士："不要紧的，刚开始您还不适应，过会儿就好了，会舒服一些的，若还是不舒服，请按床头的呼叫器，我会随时过来看您的。"

患者："谢谢你！"

护士："不用谢，现在给您吸氧了，为了您的安全请家属不要在此吸烟，也不要扭动氧气开关，我会随时过来看您的，谢谢您的配合与理解，您安心休息，再见！"

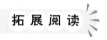

岗 位 礼 仪

岗位礼仪是一项实用性很强的礼仪，即岗位职员在日常工作中逐渐形成并得以公认、必须遵循的礼仪规范。

岗位礼仪具有以下三大作用。

1. 提高办事效率　在现代工作中，讲究礼仪就能使双方更快更顺利地进入交流的境界，迅速地增进对方的友谊，能够提高工作效率，为双方就某一问题达成共识提供方便，也为以后的友好发展铺平道路。

2. 传播沟通信息　如今的社会是一个信息广为传播的社会，你想要准确地向对方传递信息或准确地领悟对方发出的信息，必须要借助礼仪。除了口语、书面语交流传播信息外，人的身体语言（包括体态、姿势、动作、表情等）也能传情达意，而且人的体态语更能准确而真实地表现一个人的内心世界，不像其他言语媒介可以制造虚假的信息。因此，不少成功的人士懂得了在各种活动中去接收、破译对方的体态语、从中了解对方的内心想法和真实意图，或者自己使用规范的礼仪规则来向对方准确传递信息、沟通信息。

3. 塑造组织形象　岗位礼仪活动中人属于社会化的或组织化的个人，所以职员在工作中的待人接物、言行举止是代表组织的，是职员工作的内容和重要组成部分，他的职业角色、组织地位、工作性质决定了固定的意义规范，个人是无权选择和私下变更的。其完成工作任务时都有一套严格而完整、不可随意改换的礼仪规范和程序。

岗位礼仪包括以下三个方面。

1. 早安礼仪　早上一到公司要精神抖擞地向他人有礼貌地道"早上好"。并不是每一个人早上进入办公室，都会快活地向人道早上好。"道早安"是社会行动的第一步，是确定自己存在的积极行动。如果自己所发出的声音能够引起对方的反应，这不仅达到了"自我确认"目的，也是人与人接触的基本礼貌，社会关系也因此而产生。

2. 下班礼仪　结束了一天的工作之后到了下班的时间，这是上班族解除拘束回到自我的时刻。公司所付给你的薪水是到下班为止，即使是下班前一分钟也不容许你做自己的事。所以员工不能下班铃一响就离开办公室，尤其是如果手边的工作还没有告一段落。如果自己的工作已经结束，而上司还留在办公室时该怎么办？这个时候，不妨轻声地问一声："有没有需要我帮忙的地方？"或是说："对不起！我有事先走了。"千万不要一声不响地走掉，这是很不礼貌的。在先行离去时，除了说："对不起"之外，也可以说："您辛苦了！"这句话不只是可以用在对上司，即使是对同事或部属也很受用。

3. 用好"10 字"礼貌语　"您好""请""谢谢""对不起""再见"是全社会大力提倡的"10 字"礼貌用语，随着社会和文明程度的提高，这些最基本的礼貌用语，已在日常人际交往中被广泛运用。用好"10 字"礼貌用语既是礼貌用语的重要内容，也是语言礼仪、优质服务的基本要求。

复习参考题

一、简答题

1. 急诊护士工作礼仪有哪些？
2. 口腔护理操作中的护理礼仪是什么？

二、选择题

1. 急诊护士在面对患者家属过激的语言时，不应当采取的做法是（　　　）
   A. 反唇相讥　　　　　　　　　B. 冷静对待
   C. 充分理解　　　　　　　　　D. 站在对方角度为其考虑
   E. 随时向他们交代病情的变化
2. 接待的宾客可分为五个类型，IP 一般指的是（　　　）
   A. 党和国家主要领导人、正式来访的国宾

B. 普通客人

C. 外国友人、少数民族人士、重要客人的家人和身边工作人员

D. 本单位、本部门的上级负责人、合作伙伴、社会知名媒体工作人员

E. 指党和国家其他领导人、外国重要的客人（外方部长以上的官员）

3. 轿车是目前较常用的接待交通工具，当专职司机驾车时，其座次由尊至卑依次是（　　　）

    A. 副驾驶位→后右→后左→后中　　　　B. 后左→后右→后中→副驾驶座

    C. 后右→后左→后中→副驾驶座　　　　D. 后中→后右→后左→副驾驶座

    E. 后中→副驾驶位→后右→后左

4. 送别礼仪不妥的是（　　　）

    A. 来宾说走，马上起身相送　　　　B. 伸手在后，加以挽

    C. 严格守时留　　　　　　　　　　　D. 热情话别

    E. 提前到场、最后离开

5. 医院护理工作人员中，与患者见面的第一人是（　　　）

    A. 病区护士　　　B. 门诊护士　　　C. 内科护士　　　D. 外科护士

    E. 急诊护士

6. 门诊护理工作礼仪要求正确的是（　　　）

    A. 热情接待患者　　　　　　　　　　B. 言语礼貌规范

    C. 表情自然、举止大方　　　　　　　D. 仪表端庄

    E. 以上都是

7. 急诊护理工作礼仪不妥的是（　　　）

    A. 抓紧时机，果断处理　　　　　　　B. 忙而有序，急不失礼

    C. 团结协作，文明礼貌　　　　　　　D. 时间紧没有必要向患者和家属解释

    E. 以上均是

8. 接待新患者入院礼仪下列不妥的是（　　　）

    A. 举止得体，以引导的手姿介绍病区环境

    B. 护士往前走，患者在护士的身后

    C. 采用稍微朝向患者侧前行的姿势，让患者感到护士的关心和体贴

    D. 观察病情，决定是否需要继续详细的介绍情况

    E. 主动介绍、言语亲切

9. 护士良好的仪表礼仪应保持在下列哪种情况中（　　　）

    A. 接待患者时　　　B. 护理操作前　　　C. 护理操作中　　　D. 护理操作后

    E. 以上均是

10. 护士在为患者做各种护理操作前不需要说明的是（　　　）

    A. 操作的目的　　　　　　　　　　　B. 需要患者配合的地方

    C. 患者的病情　　　　　　　　　　　D. 操作的方法

    E. 操作中可能产生的不适

第六章　人际沟通概论

 本章概要

沟通无处不在。有了沟通，人的相知、相识才不会因距离、障碍而阻隔。

本章介绍人际沟通学习的要点及其在临床工作、社会生活中的重要地位。学习重点是人际沟通的概念、特征、作用，难点是对人际沟通影响因素的理解与运用。学完这一章您将知道什么是沟通、什么是人际沟通，了解人际沟通的特点，学会分析人际沟通的影响因素。

沟通是为了一个设定的目标，把信息、思想和情感在个人或群体间传递，并且达成共同协议的过程。沟通是各种技能中最富有人性化的一种技能，社会就是由人与人之间相互沟通所形成的网络。沟通是人类与生俱来的本能，沟通如阳光、空气一般不可或缺、无处不在，渗透于人们的一切活动之中。随着社会信息化进程越来越快，沟通变得越来越快捷，也越来越重要。

导入情景

英国小说家笛福的处女作《鲁滨孙漂流记》描述了主人公鲁滨孙漂流海岛，战胜困难，艰苦创业的传奇故事。小说写得真实自然，富有传奇色彩。主人公在孤岛上种庄稼、搭木屋，历经千辛万苦，生存下来。但渴望回人间心切，使他着迷般地想如何走出荒岛，最后终于在 1868 年回到阔别 28 年的英国。

想一想：鲁滨孙为什么回不了朝思暮想的家，一人漂流荒岛 28 年？

第一节　沟　　通

一、沟通的概念

沟通的本意是指通过开沟使两水相通。现代意义上的沟通指的是个人、组织、社会之间的信息传递、接收、分享和双向交流的过程。在信息社会里，人们每天都被信息包围着，沟通已成为人们生活中必不可少的重要组成部分。沟通意为"用任何方法，彼此交换信息"；"沟通是传达、传播、传递；被传播之事，如新闻、信息、消息"。多年来，不同领域的学者给沟通下了无数的定义。在此，我们把沟通定义为：沟通是指信息发送者遵循一系列共同规则凭借一定渠道，将信息发送给接受者，并寻求反馈以达到相互理解的过程。

二、沟通的构成要素

沟通由信息发送者、信息接收者、信息、传递途径、干扰因素、信息反馈、沟通背景因素等七个要素构成。

（一）信息发送者

指在沟通过程中发出信息的人。也称信息来源，是沟通交流中的主动因素。每个人对所要发出信息的理解、表达和使用能力受诸多因素的制约，包括沟通态度、知识水平、社会文化、沟通技巧等。作为信息发送者，在发出信息时，还要考虑对信息接收者沟通行为的影响，如进行沟通时所用的语言、行为动作要通俗易懂，能让接收者理解。

（二）信息接收者

指在沟通过程中接受信息的人，是信息传递的目标。信息传递是否成功与接收者的理解能力、文化层次和接收程度有很大关系。信息发送者和信息接受者随着沟通过程的变化可以相互转换。

（三）信息

指在沟通过程中，双方通过语言或非语言符号传达的思想和情感。在护患沟通中，护理专业性的事物是沟通的主要信息，如促进患者康复的健康教育内容等。

（四）传递途径

指沟通中信息传递的渠道，是信息传递的手段。在沟通中，要选择与传达信息相适应的传递途径。人们可以通过感觉（包括视觉、听觉、触觉、味觉、嗅觉）的功能来感知信息，也可以通过语言、文字、表情、目光、精神状态、行为动作等方式发出信息或反馈信息。

（五）干扰因素

指沟通过程中影响沟通效果的因素。信息在沟通过程中可能受某些因素的影响，或沟通系统本身存在问题而失真或误传。干扰有时来自沟通者本身，有时来自于周围环境。

（六）信息反馈

指信息由信息接收者返回信息发送者的过程，即信息接收者与信息发送者之间针对信息的相互反应。反馈是了解信息是否准确传递到信息接收者的过程，接收者在接收信息后，有责任给发出者提供一些反馈。

（七）沟通背景

指沟通发生的场所、环境和周围的各种条件，包括沟通时间、自然环境、心理因素、文化背景、经历等。在沟通中，这往往显得很重要，要了解一个信息所代表的意义，不能只看信息表面的意思还要考虑信息的背景因素，它关系到沟通是否能顺畅达成。

临床情景

新入院患者高阿姨次日早晨要抽血查电解质和肝功能。护士小李作为信息发送者，选择使用患者听得懂的语言，将"明天早晨空腹抽血"这一沟通信息发给高阿姨。如"明天早上6：30～7：00，早班护士会到您的床旁抽血，请您等候。抽血前不能吃食物，也不能喝水，以免影响检查结果。"小李通过高阿姨收到信息后发出的反馈信息即可判断沟通的效果。

想一想：情景中的沟通七要素分别是如何表现的？

三、沟通的过程

沟通是一个复杂的过程，核心是信息。如果从单向沟通的角度来看，对信息的传递和接收就构成了沟通的过程。但是从双向沟通的特点来看，信息被接受以后，还包括一个接受者主动反应和理解的阶段。事实上，沟通是一个互动、渐进的过程，也是一个循环往复的过程。

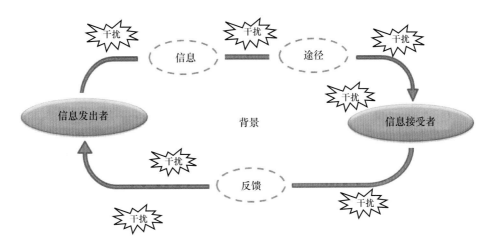

图6－1　沟通的过程

四、沟通的类型

根据沟通符号、沟通渠道或沟通目的的不同，沟通可分为不同类型。这里简要介绍几种常见的沟通类型。

（一）语言沟通与非语言沟通

1. 语言沟通 指以语言文字为媒介的一种简单、快捷、有效的沟通方式。包括口语和书面语的沟通。利用语言交流信息时，只要参与交流的各方对情境的理解高度一致，所交流信息的意义就损失最少。

2. 非语言沟通 指以非语言符号（面部表情、眼神、手势、语音语调等）为媒介的一种信息交流方式，是语言沟通的补充形式，也可单独使用。非语言沟通虽然在很多时候是对语言沟通的补充，但其沟通效果有时比单纯的语言沟通还要好。

（二）直接沟通与间接沟通

1. 直接沟通 指运用人类自身固有的手段，无须媒介做中间联系的沟通，如面对面的谈话、演讲、上课等，是沟通的常用方式。

2. 间接沟通 指依靠诸如信件、电话、电报、短信、邮件等为媒介的沟通。这类沟通方式日益增多，改变着社会的生产方式、人们的生活方式及人们的沟通方式，拓宽了沟通的范围，提升了沟通的效率。

（三）正式沟通与非正式沟通

1. 正式沟通 指在组织中依据规章制度明文规定的原则进行的沟通。如文件呈送或下传、召开会议、工作情况汇报、组织之间来往的公函、教师上课等。其优点是沟通渠道固定，信息权威性高，信息传递准确、规范。缺点是信息传递速度慢，互动不足。

2. 非正式沟通 指通过正式渠道以外的信息交流和传递。没有明确的规范和系统，不受时间、地点的限制，没有固定的传播渠道或媒介。如私下交换意见、传播小道消息、私人聚会等。其优点是形式灵活，速度快。缺点是信息不可靠，容易失真。

（四）单向沟通与双向沟通

1. 单向沟通 指信息单向流动的沟通。在沟通时，沟通双方的地位不变，信息的流动只由一方向另一方进行，另一方接收信息而不向对方发送信息。例如，做报告、演讲、发布命令、观看电影电视等。其优点是接受面广，速度快。缺点是不能及时地反馈信息。

2. 双向沟通 指信息双向流动的沟通。在沟通时，发送信息者与接收信息者之间的地位不断发生变换，信息沟通与信息反馈多次往复，如讨论、协商、谈判和交谈。其优点是双方的信息及时反馈校正，准确可靠。缺点是信息传递速度慢。沟通中的绝大多数都是双向沟通。

（五）上行沟通、下行沟通和平行沟通

1. 上行沟通 指自下而上的沟通，即下级向上级反映情况的沟通。例如，科室向

医院领导汇报工作，学生、教师向学校做教学反馈等。其功能在于组织决策层及时而准确地了解工作运行状况、成员的意见、意愿及建议，以便做出正确决策。

2. 下行沟通　指自上而下的沟通，即上级把政策、目标、制度、规则等向下级传达的沟通。例如，国家法律法规、文件、单位通知等。其功能在于安排工作、布置任务等。

3. 平行沟通　指组织或群体中的同级机构和成员之间的横向沟通。例如，朋友间的信件往来，医生之间的沟通，护士之间的沟通，同学之间的互动。其功能在于调整组织或群体及其成员之间的关系，减少摩擦和冲突，增进相互间的合作和友谊。

（六）同文化沟通和跨文化沟通

1. 同文化沟通　指相同文化背景的个人或群体之间的沟通。沟通主体的文化背景相同，人们的沟通渠道、语言文字、历史传统、思维方式、思想观念、生活环境、生活习惯、禁忌喜好、宗教信仰基本相似，沟通时更容易达成共识。

2. 跨文化沟通　指不同文化背景的个人或群体之间的沟通。随着经济全球化的发展，不同文化之间的沟通更为频繁和密切。由于不同国家和地区在地理状况、历史发展、语言文字、宗教信仰、伦理道德等文化背景方面存在差异使人们在沟通过程中对同一现象或表达方式在解读上产生明显差异，因而产生不同的沟通效果。

第二节　人际沟通

导入情景

作自我介绍。围绕我是谁、是怎样的人、来自哪里、是抱着什么样的心态来到这里、有什么愿望等向师生介绍自己，尽可能让老师、同学了解你、认识你。克服羞怯心理，初步体验人际沟通的内涵。

一、人际沟通的概念与层次

人际沟通是沟通的一个领域，是人与人之间的信息交流和传递。人际沟通是指人们为达到某种目的，应用语言和非语言符号系统进行信息交流，使彼此了解、相互信任并适应对方的一种活动过程。人际沟通自古就有，从"结绳记事""沙漏计时"到"烽火传令""鸿雁传书"；从"刻龟甲""书木简"发展到互联网，人类用自己的智慧创新着沟通、实践着沟通、享受着沟通。而人们在沟通过程中不仅仅是单纯的信息交换，也是思想、情感的相互渗透。正如萧伯纳说过："你有一个苹果，我有一个苹果，我们彼此交换，每人还是一个苹果；你有一种思想，我有一种思想，我们彼此交换，每人可拥有两种思想。"

随着人与人的信任程度的变化，人际沟通的层次也随之改变。一般而言，沟通层次越高获得的信息量越大。人际沟通的层次由低级到高级分为以下五个层次。

1. 一般交谈　是指日常应酬语。如"您好""有什么需要我帮助的吗""今天天气真好""伤口还疼吗""今天感觉好些了吗"等招呼语。这些语言有助于短时间内打开局面并建立友好关系，属于比较浅层的沟通。

2. 陈述事实　是指不参与任何个人意见地报告客观事实的沟通。这一层次的沟通用于护士与患者之间，主要是让患者陈述病情，护士不参与意见或诱导。

3. 交换意见　是指沟通双方建立了一定的信任，可以互相交换彼此的意见和看法的沟通。这一层次的沟通用于护患之间就患者病情或治疗措施展开讨论。

4. 交流感情　是指沟通双方彼此非常信任，互相表达对事物的想法或对事件的反应。这一层次人们有了安全感和信任感，可以做到坦诚、热情地交换思想、情感。

5. 共鸣沟通　也称沟通高峰，是指一种短暂的、完全一致的感觉，是人际沟通的最高境界。沟通双方很少能达到这一层次。共鸣沟通维持时间较短，只能偶尔自发地达到高峰。

二、人际沟通的特征

人际沟通具有无时无地不存在的特性，并不是只通过语言表达才存在，即使你一言不发，信息也可以透过你的服装、精神面貌、眼神、表情、动作等传递出去。

（一）目的性

人际沟通是以改变对方的态度或行为为目的，是沟通时一方对另一方的心理作用过程。人们进行人际沟通时有明确的目的性，都会对自己发出的信息产生何种反馈有所期许和判定。例如，患者突发腹痛与护士就疼痛原因进行沟通；与他人闲聊，即使是一些不重要的话，也因为满足了彼此互动的需求而感到愉快与惬意。

（二）持续性

人际沟通具有持续性，是因为它包含语言和非语言的成分。例如，在一次集体讨论会上，你虽然没有发言，但是别人却可以通过你的沉默对你的想法进行推论。沟通中你的情绪可以经面部表情、行为动作表现出来，成为推断你思想、情感、意见的依据。

（三）关系性

人际沟通的关系性指在任何的沟通中，人们不只是分享内容及意义，也显示彼此间的关系。在互动行为中涉及关系中的两个层面，一种是呈现于关系中的情感，另一种是相互关系的控制。关系中的情感表明双方关系的亲疏和远近。在相互关系的控制中有互补关系和对称关系两种。在互补关系中，两个人中谁的权力较大，谁的沟通信息就可能是支配性的，而另一人的沟通信息则是在接受支配。在对称关系中，人们不同意有谁能居于控制的地位，当一人表示要控制时，另一人将挑战他的控制权以确保自己的权力。互补关系比对称关系较少发生公然的冲突。

（四）情境性

人际沟通是在一定的交往情境下进行的，因此，沟通始终受情境因素的影响和制约。情境因素包括社会、心理、时间、空间等，这些因素会在某种程度上有利于沟通的进行，促进人际沟通的良好效果，也可能使沟通产生特殊的沟通障碍。

三、人际沟通的作用

人际沟通是人际交往的润滑剂，是社会生活中获得心理满足、建立良好人际关系不可或缺的活动。人际沟通在护理工作中具有至关重要的作用，无论是护患关系的建立，还是医护关系、护际关系的发展，均依赖于有效的人际沟通。人际沟通在护理工作中的主要作用包括连接作用、精神作用和调节作用。

（一）连接作用

沟通是人与人之间情感连接的主要桥梁，在建立和维持人际关系中具有重要作用。在护理工作中，沟通同样是护士与医务工作者、患者之间情感连接的主要纽带。

（二）精神作用

沟通可以加深积极的情感体验，减弱消极的情感体验。通过沟通，患者之间可以相互诉说各自的喜怒哀乐，从而增进彼此之间情感交流，增进亲密感；通过沟通，患者可以向医护人员倾诉，以保持心理平衡，促进身心健康。

（三）调节作用

通过提供信息，沟通可增进人们之间的理解，调控人们的行为。护理人员通过与服务对象有效沟通，可帮助护理对象掌握相关的健康知识，正确对待健康问题和疾病，建立健康的生活方式和遵医行为。

四、人际沟通的原则

在人际沟通中利用不同的沟通方式建立有效的沟通，达到沟通的目的，就必须遵循一定的沟通原则。

（一）换位思考

学会换位思考，就是要站在他人的立场上感受和理解他人的情绪、思想，站在他人的角度思考和处理问题。孔子说过："己所不欲，勿施于人"。沟通时若能设身处地、将心比心，了解并尊重他人的想法，不轻易否定对方，就比较容易找到解决问题的办法。

（二）正确运用非语言

非语言行为是伴随语言行为发生的，是生动的、持续的，可更直观形象地表达语言所不能表达的思想情感，比语言行为更接近事实。特定环境下的非语言行为具有特定的意义，它能够稳定对方的情绪，改善对方不良的心理状态，增强对方的信心，使交流的氛围更和谐，让其获得更多关爱、体贴、理解和同情。交流双方可通过观察对方的表情、动作、手势等了解彼此的心理需求和心理变化，满足对方的生理及心理的需求。由此可见，交流双方恰当地应用非言语行为，能弥补语言沟通的不足，促进双方沟通，提高交流质量。

（三）真诚交流

人是感情动物，人们期待充满爱的相处。爱能融化人内心的恐惧、忧虑，带给人们温暖和鼓励。只有在心理上相互容纳、相互理解、相互尊重，才会真诚交流达成共识。

（四）彼此满足

沟通是一个相互传递信息的过程。任何人思想的产生都有其内在的根源，只有真正满足双方内在的和外在的需要，保持虚心，不试图改变对方观点或强加自己的意图时，沟通才能顺利进行。

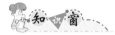

沟通的重要性

美国著名的普林斯顿大学对 10000 份人事档案进行分析。结果发现："智慧""专业技术""经验"只占成功的 25%，其余 75% 取决于良好的人际沟通。

哈佛大学就业指导小组 1995 年调查结果显示，在 500 名被解雇的男女中，因沟通不良而导致失去工作者占 82%。

第三节　人际沟通的影响因素

在人际沟通的过程中，沟通效果受多种因素的影响，而主要因素包括环境因素和个人因素。

一、环境因素

影响人际沟通的环境因素主要包括噪声、距离和隐秘性。

（一）噪声

嘈杂的环境将影响沟通的顺利进行。在沟通过程中，环境中的喧哗声、电话铃声、车辆声、谈笑声等与沟通无关的噪声均会分散沟通者的注意力、干扰沟通信息的传递。因此，安静的环境是保证沟通效果的重要条件之一。

（二）距离

沟通双方的距离不仅会影响沟通者的参与程度，还会影响沟通过程中的气氛。一般而言，沟通者之间较近的距离容易形成亲密、融洽、合作的气氛而较远的距离则易形成防御甚至敌对的气氛。

（三）隐秘性

当沟通内容涉及个人隐私时，若有其他无关人员在场，如同事、朋友、亲友等将会影响沟通的深度和效果。因此，沟通者应特别注意环境的隐秘性。有条件时，最好选择无其他人员在场的环境；无条件时，应注意减低声音，避免让他人听到。

二、个人因素

影响人际沟通的个人因素主要包括生理因素、心理因素、文化因素、语言因素。

（一）生理因素

沟通者的生理因素包括永久性生理缺陷和暂时性生理不适，均可影响沟通的有效性。

1. 永久性生理缺陷　永久性生理缺陷包括感官功能不健全，如听力、视力障碍；智力不健全，如弱智、痴呆等。永久性生理缺陷者的沟通能力将长期受到影响，需采用特殊沟通方式。

2. 暂时性生理不适　暂时性生理不适包括疼痛、饥饿、疲劳等暂时性生理不适因素。这些因素将暂时影响沟通的有效性，当生理因素得到控制或消失后，沟通可以正常进行。

（二）心理因素

在沟通过程中，其效果往往受到沟通者情绪、个性、态度等心理因素的影响。

1. 情绪　情绪是指一种具有感染力的心理因素，可直接影响沟通的有效性。一般而言，轻松、愉快的情绪可增强沟通者沟通的兴趣和能力；焦虑、烦躁的情绪将干扰沟通者传递、接受信息的能力。沟通者在特定的情绪状态时，常会导致对信息的误解，如当沟通者处于愤怒、激动状态时，对某些信息会出现过度的反应；当沟通者处于悲痛、伤感时，对某些信息会出现淡漠、迟钝的反应。

2. 个性　个性是指个人对现实的态度及其行为方式所表现出来的心理特征，是影响沟通的重要因素之一。一般情况下，热情、直爽、健谈、开朗、大方、善解人意的人容易与他人沟通；而冷漠、拘谨、内向、固执、孤僻、以自我为中心的人很难与他人沟通。

3. 态度　态度是指人对其接触客观事物所持有的相对稳定的心理倾向，并以各种不同的行为方式表现出来，它对人的行为具有指导作用。真心、诚恳的态度有助于沟通的顺利进行，而缺乏实事求是的态度可导致沟通障碍。

（三）文化因素

文化包括知识、信仰、习俗和价值观等，它规定和调节人的行为。不同的文化背景很容易使沟通双方产生误解，造成沟通障碍。

（四）语言因素

语言是极其复杂的沟通工具。沟通者的语音、语法、语义、措辞及语言的表达方式均会影响沟通的效果。

第四节　护理人际沟通

护理人际沟通是指在护理工作中，凡是与护理行为有关的人们之间的信息交流和传递过程。良好的人际沟通将有利于护理工作的顺利进行和护理质量的提高。

一、护理人际沟通发展趋势

随着社会的进步，经济飞速发展以及信息时代的到来，护理人际关系也凸显出自己的特征和新的发展趋势。

（一）个性化趋势

素质教育的不断加强使得社会成员知识结构、情感变化、兴趣爱好、个体差异越来越大，护士面对的服务对象个性差异越来越明显，这就要求护士采取的沟通方式也要更加灵活，更加个性化。

（二）网络化趋势

网络化时代的到来，人们足不出户就可以获取大量信息并找到沟通对象，达成沟通目的。护士与服务对象可以建立长期、方便快捷的咨询服务，这种方式给护患双方都带来了便利。

（三）法制化趋势

随着社会进步、法制化进程加快，人们的维权意识大大提高。护理工作者应增强法律意识，加强学习法律法规，依法行事，自觉维护自己和患者的合法权益。

（四）国际化趋势

经济发展趋于全球化，国际交往日渐频繁，使得护士有越来越多的机会面对不同肤色、不同种族、不同文化背景的患者，这就要求护士不断提高沟通能力和扩大交流范围，紧跟社会进步和时代发展的步伐。

二、护理人际沟通能力培养

人是社会化动物，其自我意识和各种智能都是社会化的产物，人只有置身于社会环境中，通过社会获得支持性的信息，才能够不断得以修正和发展。反之，如果剥夺其人际交往的机会，人的身心会受到极大的伤害，在社会生活中，合作是实现自我价值的最好途径，而人际交往又是合作的基础。

护士，作为一个与人类生命全过程打交道的职业，不仅需要扎实的护理知识和熟练的专业技术，还需要良好的职业礼仪和人际交往能力。随着护理模式从传统的"以疾病为中心"的功能模式，发展到现在的"以患者健康为中心"的整体护理模式，在临床护理工作中，护士承担着照顾、管理、教育、协调、示范、咨询、研究等多种角色功能，面对患者、患者家属、同事等多个群体，人们对护士角色的期望也越来越高。顺应时代发展，现代护士应具备高尚的职业道德，掌握精湛的业务知识及技能，拥有良好的人文素养和娴熟的沟通技巧。因此，强化学习护理礼仪和人际沟通知识，对于提高护士的职业素质、优化智能结构，增强社会适应能力、改善工作实践中的人际关系、建立良好的工作氛围、提高服务质量和工作效率，都将起到积极的促进作用。

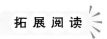

戴尔·卡耐基的经典语录

戴尔·卡耐基是美国著名的企业家、教育家和演讲口才艺术家，被誉为"成人教育之父"，也是 20 世纪最伟大的成功学大师。他一生致力于人性问题的研究，运用心理学和社会学知识，对人类共同的心理特点，进行探索和分析，开创并发展出一套独特的融演讲、推销、为人处世、智能开发于一体的成人教育方式。他的书出版之后，就立即风靡全球，先后被译成几十种文字，被誉为"人类出版史上的奇迹。"

1. 暂时忘记你自己，对别人感兴趣吧！每天都去做一件能带给别人欢笑的事。

2. 最重要的就是不要去看远方模糊的，而是要做手边清楚的事。

3. 生活的快乐与否，完全决定于个人对人、事、物的看法如何，因为，生活是由思想造成的。

4. 话多必伤人，智者是多思考而非多说话。

5. 成功者与失败者最大的差异，在于成功者会设法由失败中获益，再尝试别的方法。

6. 在必要的时候，我们能够忍受灾难与悲剧，并且战胜它们。我们常以为自己做不到，其实我们内心拥有强大的力量，只要懂得善加利用。因为，我们比自己想象的要强壮的多。

7. 人真奇怪，幸福在眼前时，我们很少能掌握，偏偏等到它消失了，才有所体会。

8. 试着养成微笑的习惯。

9. 赢取友谊与影响他人最有效的方法之一，是认真对待别人的想法，让他觉得他很重要。

10. 用赞扬来代替批评，当批评减少而多多鼓励和夸奖时，人所做的好事会增加，而比较不好的事会因受忽视而较少去做。

11. 赞美最细小的成绩，而且是赞扬每一次的进步。要诚恳地认同和慷慨地赞美，给他一个美名，让他去为此努力奋斗。

12. 顾全他人的面子使其乐于接受你的建议；给予高尚的"头衔"，使之发挥高度的责任感与荣誉。

13. 协调人际关系的绝招是，使一个人发挥最大能力的方法是赞赏和鼓励，真诚的赞扬可以收到效果，批评和耻笑却会把事情弄糟。

14. 能够利用语气来表达你自己的愿望，不要使人捉摸不定，有些人以为态度模棱两可是一种技巧，其实是相当笨拙的，真正懂得运用应酬技术的人，都会让本身的立场迅速公开。

15. 对事情要守密，一个人不能守秘密，会在任何事件上发现很多过失，不要说得太多，想办法让别人多说。

16. 放松自己，娱乐自己。不要把时间浪费在无益的烦恼上，可以以他人的快乐为自己快乐，关怀他人，忘掉自身的存在。每天行善以使周围的人因你的善行而充满欢笑。

17. 微笑着接受已发生的事，勇于面对无法改变的事实。

18. 不成熟的人随时可以把自己与众不同的地方看成是缺陷和障碍，然后期望自己能受到特别的待遇。成熟的人则不然。他们先认清自己的不同处，然后看是要接受它们，或是要加以改进。

19. 把信念化为行动，人不是因为没有信心而跌倒，而是我们不能把信念化成行动，并且不顾一切地坚持到底。

20. 寻找美丽的风景，想想快乐的事，心情也就自然而然变得愉快。

21. 事先不要预期回报：与其为了忘恩负义而苦恼不如事先就不要预期回报；获得幸福的惟一方法，不是期求人家感谢，而是施予的过程中即已获得喜悦；感谢之心是后天培养的，所以要孩子懂得感谢，便得教他们培养感恩的观念。

22. 改善不良的工作习惯及其事项：桌上仅放正在办理的文件；从重要的工作开始做；遇到问题，尽可能当时当地解决，尤其是在已掌握足够资讯时，更需马上采取行动；学会组织、授权与督导。

23. 沟通的各项能力中，最重要的莫过于聆听。高谈阔论的能力、强而有力的声音、精通多国语言甚至写作的才能都不比聆听来得重要。

24. 我的座右铭：第一是诚实，第二是勤勉，第三是专心工作。

25. 一个不注意小事情的人，永远不会成就大事业。

26. 在人生的道路上能谦让三分，即能天宽地阔，消除一切困难，解除一切纠葛。如果我们想交朋友，就要先为别人做些事——那些需要花时间、体力、体贴、奉献才能做到的事。

27. 一个人事业上的成功，只有15%是由于他的专业技术，另外的85%要依赖人际关系、处世技巧。软与硬是相对而言的。专业的技术是硬本领，善于处理人际关系的交际本领则是软本领。

28. 朝着一定目标走去是"志"，一鼓作气中途绝不停止是"气"，两者合起来就是

"志气"。一切事业的成败都取决于此。

29. 今天是如此珍贵，不值得为了苦涩的烦恼及悔恨而糟蹋它，抬高你的下巴，保持思想开朗，如同春阳下闪耀的水滴。紧紧把握住今天，因为它一去不复返。

30. 原谅敌人并将其抛诸脑后的最佳良方，是诉诸超越我们的一种思想。当我们执着于追求理想时，其他的一切屈辱都算不了什么。

31. 想结交朋友，先好好地记住他们吧！如果你记住我的姓名，等于是给我一个赞美，表示我在你心中留下了印象。你记住我的名字，让我觉得自己很重要。

32. 愿意承担责任的人，不论身处何地，都比别人容易脱颖而出。张开双臂，欢迎责任吧！小事负责，大事也负责，成功必将属于你。

复习思考题

一、简答题

1. 举例说明沟通的要素。
2. 理解课堂内容，说说影响人际沟通的因素有哪些？

二、选择题

1. 以下关于人际沟通概念的描述不正确的是（　　　）
   A. 沟通是双向、互动的过程
   B. 沟通是信息的传递、感情的交流
   C. 沟通的目的是达到准确理解彼此信息的含义
   D. 沟通的意义在于积极有效
   E. 沟通是双向理解的过程

2. 人际沟通的实现要借助于语言符号系统和非语言符号系统，下列中不属于非语言符号系统的是（　　　）
   A. 动作　　　　　　　B. 书信　　　　　　　C. 表情　　　　　　　D. 音乐
   E. 距离

3. 心理学观点认为，人际沟通（　　　）
   A. 无规律可言　　　　　　　　　　B. 只要有人就可以进行
   C. 有时也可以借助报刊来实现　　　D. 不一定有目的
   E. 只能用语言表达来实现

4. 根据社会心理学的观点，下列关于人际沟通作用的论述中，不正确的是（　　　）
   A. 人际沟通可以调节沟通者本人的行为
   B. 人际沟通一定能够协调组织内部关系
   C. 人际沟通有利于增强团结
   D. 人际沟通是保证个人心理健康成长所必需的

E. 人际沟通能满足彼此心里需要

5. 人际沟通有很多功能，其中协调作用是指（　　）

    A. 人际沟通可以协调人体各部分的机能

    B. 所有的人际沟通都可以协调组织内部的关系

    C. 人际沟通可以促进个人的社会化进程

    D. 人际沟通可以消除个体间的误会

    E. 人际沟通可以免除法律制裁

6. 某家的父亲很有生活情趣，经常会将一些自己的感受写纸上，分散于家中各处，与妻子、儿女分享，这属于（　　）

    A. 单向沟通　　　　B. 口头沟通　　　　C. 下行沟通　　　　D. 上行沟通

    E. 书面沟通

7. 沟通的要素不包括（　　）

    A. 信息发出者　　　　　　　　　B. 信息接收者

    C. 信息的好坏　　　　　　　　　D. 信息的途径和反馈

    E. 途径

8. 按沟通渠道有无组织系统，将人际沟通分为（　　）

    A. 有意沟通和无意沟通　　　　　B. 语言沟通和非语言沟通

    C. 正式沟通和非正式沟通　　　　D. 单项沟通和双向沟通

    E. 上行沟通和下行沟通

9. 按沟通的意识是否明确，将人际沟通分为（　　）

    A. 有意沟通和无意沟通　　　　　B. 语言沟通和非语言沟通

    C. 正式沟通和非正式沟通　　　　D. 单项沟通和双向沟通

    E. 上行沟通和下行沟通

10. 人际沟通的特征不包括

    A. 普遍性　　　　B. 目的性　　　　C. 多样性　　　　D. 制约性

    E. 情境性

第七章　人 际 关 系

本章概要

　　人际关系能够对人的情绪、生活、工作产生很大的影响，建立良好的人际关系可以增强沟通的效果，提高工作效率。

　　本章学习的重点是人际关系的概念、影响因素。难点是人际关系理论的理解与临床运用。学完这一章学生将知道什么是人际关系，人际关系的特征及影响因素有哪些，如何运用不同的人际关系理论帮助建立良好的护患关系。

导入情景

　　李丽是一名刚刚进入临床实习的护生，面对陌生的环境和周围的人她手足无措，非常不适应，当碰到患者和她说话、向她咨询问题时，她立即红着脸躲得远远的。过了一段时间，以往和李丽打过招呼的患者不再理她了，周围的护士也不再给予她更多的关注，自己的学习也受到了影响。

　　想一想：实习护生李丽为什么出现了这种情况？怎样才能改善目前的状况？

第一节　人际关系的概述

　　1924 年，美国哈佛大学的教授团在芝加哥某工厂做"如何提高生产率"的实验时，首次发现了人际关系是提高工作效率的关键所在，从而提出了"人际关系"一词。

一、人际关系的概念

　　人际关系是指人们在工作或生活活动过程中，通过人与人之间的相互认知、情感互动和交往行为所形成和发展起来的一种相互关系。人际关系的本质是人与人在相互交往的作用下所形成的直接的心理关系，反映了个体或群体满足其社会需要的心理状态，它属于社会心理学范畴。

　　人际关系是每个人职业生涯中最为重要的课题，良好的人际关系是舒心工作与安心生活的必要条件。作为一名合格的护士，在临床护理工作中除了掌握医学护理专业知识以外，还要储备人际关系的相关理论知识以及掌握改善人际关系的方法，以便提高护理工作效率，更好地为医疗护理对象提供优质的护理服务。

二、人际关系的特征

1. 社会性 人是生活在社会上的个体，人际关系是人与人之间在社会生活中的相互关系，其本质属性有社会性的特点。具有社会属性的个体——人，在社会发展和科学进步的历史长河里，其活动范围不断扩大，活动内容逐渐丰富，使得人际关系的社会属性也在逐渐增强。

2. 目的性 在人际关系的建立和发展过程中，交往双方根据各自在社会中所扮演的角色、社会地位或预期效果的不同，具有不同的目的性。在临床护理工作中，为患者解决专业问题，完成临床护理工作任务，是护士与患者建立人际关系的目的。反之，患者与护士建立人际关系，其目的就是寻求临床护理服务，使其身心获得健康。两者在认知、情感及交往的互动中，达到各自心理需求上的满足。

3. 渐进性 人际关系的发展，需通过一定的顺序或是流程，循序渐进地发展，直至稳固。违背了应有的顺序，急于求成，有时会适得其反。比如，在与新入院的患者交往初期，护理工作者直接向对方了解其个人生活隐私，会使对方反感，对护理人员产生不信任感，阻碍了良好护患关系的进一步建立。

4. 多重性 多重性是指人际关系具有多角色、多因素的特点。每个人在社会交往中扮演不同的角色，他（她）在父母面前是儿女的角色，在伴侣面前是丈夫或妻子的角色，在孩子面前是父亲或母亲的角色，在同学（同事）面前是朋友的角色，在患者面前是护理工作者的角色等。与此同时，存在于社会中的人，会受物质因素或精神因素的影响，使扮演的角色强化或减弱，进一步显示出人际关系的多重性。

5. 多变性 随着生命的自然发展规律和社会发展的进步，人的年龄、性格特征、文化背景、生活经历、个人需求，所处的社会环境、周围事物发生了改变，致使人际关系在此期间也不断地发展变化着。

6. 复杂性 在人际关系的互动过程中，由于人们交往的目的不同，致使交往的结果可能出现心理距离的拉近或疏远、情绪状态的积极或消极、交往过程的冲突或和谐、执行任务的合作或对抗、评价态度的满意或不满意等复杂现象。而人际关系的多重性和多变性，又显示出了其复杂性的特征。

护患关系是护士与患者在护理工作中建立的一种治疗性关系，它是以患者为中心，并在双方信任的基础上得以发展。除具有一般人际关系的特征，还具有帮助与被帮助、专业性互动、持续性指导的特点。建立和谐、平等、信任的护患关系，促进患者疾病的转归与康复，有效地防止护患纠纷的发生，是护士在护理工作中的重要任务。

三、人际关系的行为模式

美国社会心理学家舒茨（W. Schutz, 1958）在他的《人际行为三维理论》一书中认为，每一个人在人际交往的过程中，都有三种基本的需要，即包容需要、支配需要和情感需要，它们决定了个体在人际交往中所采取的行为以及描述、解释和预测他人的行为模式。

（一）三种基本的人际需要

1. 包容需要（I）　是指个体希望与他人接触、交往，与他人建立并维持的一种相互关系，以满足心理上的需要。个人的包容需要得到了满足，表现出寻求他人的注意，过分地热衷与他人接触和交流。包容需要没有得到满足，个人会与他人保持距离，甚至是拒绝参加群体活动，并产生焦虑情绪、排斥对方、孤立自己。只有进行有效、适当的交往，个人才会达到最理想的行为方式。

2. 支配需要（C）　是指个体支配他人的需要，即个人希望通过权力、威信，与他人建立或维持满意的人际关系的需要。有这种支配需要的人，在与他人的人际交往中表现为运用权力、威望、威信支配对方、控制对方、影响对方、领导对方，使得对方按照他的期望和要求行事。而对方则被支配、被控制以及追随于他。支配需要在社会和生活中都有存在，如上下级的领导与被领导的关系，家庭中的父母与儿女的关系等。

3. 情感需要（A）　是指个体爱或被爱的需要，是与他人在交往中建立与维持的亲密情感的需要。具有这种情感需要的个人表现出热情、亲密、友爱等，反之表现为冷漠、疏远、厌恶等。

（二）六种基本的交际关系类型

舒茨还提出，人们在交往中可以表现出主动（E）和被动（W）两种行为方式，结合以上三种基本的人际需要，他把个体分为以下六种基本的交际关系类型。

1. 主动包容型（EI）　主动与他人交往，积极参与社会活动。

2. 被动包容型（WI）　期待他人接纳自己，往往退缩、孤独、不合群。

3. 主动支配型（EC）　喜欢运用权力，支配、领导他人。

4. 被动支配型（WC）　期待被他人引导，愿意追随他人。

5. 主动感情型（EA）　对他人喜爱、友善、同情、亲密。

6. 被动感情型（WA）　对他人冷淡、疏远，期待他人对自己亲近、友好。

护理工作者在长期的临床护理工作中，需要主动与患者由浅入深、循序渐进地展开交往，逐渐引导患者积极配合护理治疗，适时恰当地对患者表示同情、关爱和友善，使患者的心理需要得到满足，继而对护理工作者产生信任、喜爱和尊重。

四、影响人际关系的因素

1. 仪容修饰　仪容修饰能够反映出一个人的精神状态和礼仪素养，可以通过化妆、修饰、着装等手段，弥补和掩盖如容貌、形体等方面的不足，使外部形象得以美化，尤其是在初次见面时，能给对方留下良好的印象。成功的仪表修饰要遵循仪容修饰与自身的性别、年龄、体态、个性、职业身份以及交往的地点、时间、场合等相协调的原则，避免弄巧成拙，适得其反。随着交往的进一步深入，仪容修饰的作用会随着后期个人的人格魅力、性格特点、处世之道等因素的外露而变得越来越弱。所以，在人际交往中，尽管仪容修饰能够打开与他人交往的"大门"，但是，内在品质显得更为重要，"以貌取人"并不完全可取。

2. 空间距离　在人际交往中，空间距离的范围大小、远近程度能够影响到人际交往双方的熟悉了解、信息传递以及关系的亲疏。比如，好朋友由于各自前途的发展被分隔两地，在交往上的空间距离被拉大，双方关系容易变得疏远；同事、同学由于长期在一起共事、学习，空间距离被缩小，了解熟悉的机会增多，双方容易形成密切关系。

3. 交往频率　人与人之间接触得越频繁、次数越多，越容易使双方的关系变得密切；反之，变得疏远。但如果只是局限于一般的交往与应酬，在态度上和情感上并不深入，交往的频率再高、次数再多，双方的人际关系也不会真正密切。

4. 相近相似性　人与人的年龄、性别、性格、爱好、态度及对事物的看法越相近、相似，就越容易互相吸引，更有利于人际关系的建立和亲密。而在这些相近、相似的因素中，态度和对事物的看法是最重要的因素。比如，交往双方有关世界观、人生观、价值观、宗教信仰等方面的看法和态度一致，彼此间的感情就会越来越融洽，随着交往时间的延长，吸引力也会越来越强。

5. 双方互补　交往双方在性格特点或是需求上的差异，往往能够形成互补关系，继而相互吸引。比如，性格外向与性格内向的两个人、依赖性强和支配他人欲望强烈的两个人，他们在交往中容易建立起性格互补、需求互利的人际关系。

6. 个性品质　一个人吸引他人的不仅仅是仪容修饰、举手投足、言语谈吐，抑或是兴趣爱好、处事态度，更重要的是其个性品质上的美吸引着交往的对方。优秀个性品质表现出的特点体现在诚恳、正直、善良、真实、机智、幽默、勇敢、助人，而与其相反的虚伪、邪恶、凶狠、愚笨、呆板、一味索取的个性品质会阻碍良好人际关系的建立。

7. 个人能力　个人能力有时也能影响到人际关系的建立。当一个人的能力才干出众、善于分享，周围的人就会被吸引，愿意与之交往，以求个人能力方面的提升，从中受益颇多；当一个人的能力不足，周围的人相对而言会减少对其的青睐；当一个人的能力太过于突出，甚至目中无人，会让周围的人感到高不可攀，甚至敬而远之。

第二节　人际关系理论

导入情景

新生入学的第一天，倩倩、莉莉和媛媛被分到同一间宿舍，莉莉发现来自农村的倩倩穿戴不时尚、说话有地方口音，就不愿和倩倩接触，而是和同是城市孩子的媛媛走得很近，甚至有时她们俩还对倩倩冷嘲热讽、做恶作剧。一晃两个多月过去了，有一天，莉莉感冒发烧，倩倩主动在她的周围嘘寒问暖、端水买饭，而往日的"好朋友"媛媛却并未给予莉莉过多的关心与帮助。回忆往日的点点滴滴，莉莉发觉，倩倩身上热爱学习、勤劳朴实、热心帮助他人的优点在媛媛的身上却并不多见，尤其是倩倩还不计前嫌悉心照料生病的自己，莉莉为以前错误对待倩倩的行为感到内疚。从此以后，莉莉和倩倩成了真正的好朋友。

想一想：莉莉以前对倩倩的认知是否全面？如果你是莉莉，在人际交往中将如何正确把握人际认知的应用原则？

一、人际认知理论

（一）人际认知的概念

认知是指人的认识活动，人际认知则是指个体推测与判断他人的心理状态、动机或意向的过程。人与人之间相互认知的准确性决定着成功的人际交往的建立。交往的主体不但要认知交往对象的性格、心态、思想，还要认知对方与他人的人际关系。通过认知，把收集到的信息予以归纳、分析、判断、推理之后做出正确的判断，以促进人与人之间的交往行之有效。

（二）认知效应

物质之间的相互作用称为效应。心理学家把人际认知方面具有一定规律性的互相作用称为人际认知效应。人际认知效应只是在特定条件下的人际认知结果，对认知对象的整体判断具有不确定性。

1. 首因效应　也称第一印象，是指在交往双方首次接触时，根据对方的仪容修饰、言语对话、举止行为等方面的观察对其所做出的综合性判断。

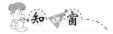

错失奇才

《三国演义》中凤雏庞统当初准备效力东吴，于是去面见孙权。孙权见到庞统相貌丑陋，心中先有几分不悦，又见他傲慢不羁，更觉不快。最后，这位广招人才的孙仲谋竟把与诸葛亮比肩齐名的奇才庞统拒之于门外，尽管鲁肃苦言相劝，也无济于事。

礼节、相貌虽与才华并无必然联系，但是礼贤下士的孙权也不能避免这种偏见，错失了一位助其兴国的谋士。由此可见，仅凭第一印象"以貌取人"，妄下判断，往往会带来不可弥补的错误，留下遗憾！

2. 近因效应　在人际交往中，人们往往会比较重视新的信息，而忽略相对陈旧的信息，甚至是会出现喜新厌旧的现象。也就是说，最近或最后获得的信息对交往双方的整体印象产生最大的影响效应。

3. 社会固定印象　也称刻板印象，是指某个社会文化环境对某一社会群体所形成的固定且概括的看法。人们对某类人或某类事物的印象或特征所产生固有的、必然的判断。

4. 晕轮效应 亦称月晕效应或光环效应，指在人际交往中凭借对一个人的某种人格特征形成的印象，以推测此人其他方面的特征，从而高估或者低估对方。晕轮效应如同太阳或是月亮的光环弥散到周围，影响到其他方面。

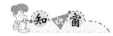

智慧与外貌

英国有一位美貌风流的女演员，曾写信向杰出的现实主义戏剧作家萧伯纳求婚，并表示她不嫌弃萧伯纳年迈丑陋。她在信中写道："咱们的后代有你的智慧和我的外貌，那一定是十全十美的了。"萧伯纳给她回了一封信，说："你的想象很美妙，可是，假如生下的孩子外貌像我，而智慧又像你，那该怎么办？"

5. 先礼效应 是指在人际交往的过程中，先用礼貌的语言行为作为开场或起始，以便向交往对方提出批评意见或某种要求，使对方易于接受，从而达到自己的目的。

6. 免疫效应 当一个人已经接受并相信某种观点时，对不同于这一观点的其他观点产生一定的抵抗力，即具有一定的"免疫力"。

（三）人际认知效应的应用原则

1. 初次接触，避免以貌取人 在交往过程中，首因效应虽然很重要，但并不能够全面反映出对方的实际情况，需要通过双方长期的交往和认知，客观正确地做出评价，防止以貌取人。

2. 谨慎判断，注重一贯表现 在认知一个人的特征时，需要结合以往的一贯表现，不能凭借当时表现出来的一个特征或特质就下结论。人在特定环境条件下，由于某种原因或动机，有可能表现出与以往不同的行为或态度，若立即对此人下定论，势必出现认知偏差。

3. 防止成见，了解个性差异 某类人的行为方式和态度所表现出的固有的特征，是有别于他人的，是有个体差异的，这种个体差异是客观存在的。忽视个体差异，以偏概全的认知是不合适的。

4. 注意观察，以求认知全面 注重观察交往对象的以往表现，也要注重观察其当前的表现；既看到对方的优点，又要接受对方的缺点。观察认知得越全面，越利于人际关系的建立。

二、人际吸引理论

（一）人际吸引的概念

人际吸引是人与人之间在交往过程中情感方面的相互接纳和喜欢，是建立人际关系的第一步。人际吸引理论，是由社会心理学家克劳尔和伯恩在 1974 年提出的，又称为强化理论。

（二）人际吸引形成和发展的过程

人际吸引形成和发展的过程包括注意、认同、接纳和交往四个环节。

1. 注意 是指人们在交往初期，交往一方感知到另一方的存在，对其动作、语言、表情等方面引起了兴趣，或是交往的另一方从人群中凸显出来，引起交往方的兴趣。

2. 认同 是指交往一方对选择出来的交往对象，由注意延伸到产生热情，继而对交往对象的认知进一步拓展，并对其给予积极的和正面的评价。在认同阶段，交往一方对另一方的一切信息倍加关注，经过一段时间的相互了解，如果认知的结论证明交往对象的情况与自己相似，交往一方便会对交往对象产生好感，进一步产生接近的意向。

3. 接纳 是指交往一方在情感上与对方相容，和对方的情感联系通常以关心、喜欢、好感等形式表达。交往双方在此阶段的谈话内容开始涉及个人的诸多方面，双方有安全感，情感得到发展，促进双方紧密联系、默契合作。若双方关系在此阶段出现裂痕，将会有碍情感的发展，影响交往的进行。

4. 交往 随着双方交往次数的增多和质量的提高，人与人之间的吸引力得到了巩固和发展，交往双方得以认同和接纳，基本确立了两人之间的人际吸引力，从而使交往的质量更有深度，有效地提升了双方的交往效果，最终发展到双方在心理上的相互依附，继而进入到人际交往良性发展的轨道。

（三）人际吸引的规律

在人际交往的过程中，了解不同需要、不同个性、不同反应方式的个体是怎样相互选择、相互吸引的，对于交往双方相互认识行为、预测行为、引导行为，提高各自的人际吸引力和交往能力是很有必要的。根据心理学家的研究和人际交往的经验，将人际吸引的规律归纳为接近吸引律、互惠吸引律、对等吸引律、诱发吸引律、互补吸引律和光环吸引律。

1. 接近吸引律 是指交往双方有着诸多接近点，能够缩小交往双方相互之间的时空距离和心理距离，使得双方彼此相互吸引成为知己。人际吸引的接近点主要包括：

（1）时空接近 交往双方生活的空间距离越小越容易接近，例如，同学、同事、邻居，由于双方所处环境相同，又有类似的经历、情感和长期连续相互作用的维系，极易相互吸引。俗话说"远亲不如近邻"，说明了空间上的接近点是形成良好交往的重要因素。同时，时间上的接近，如同期毕业、入伍、参加工作或同龄等，也为相互接近产生相互吸引提供了增进交往的感情基础。另外，通讯与互联网技术的发展，使人际空间距离被科学技术拉近，接近性吸引的形式也发生了变化。

（2）兴趣、态度接近 在人际交往中，如果双方兴趣爱好、性格特点、态度观点相似或价值观、世界观一致，就容易相互吸引。比如，惺惺相惜、物以类聚、英雄所见略同等词语，表达出了相似的人易结交成友的实际意义。

（3）背景、职业接近 与国籍、民族、经历、专业相似的人交往，因有共同话题，能够缩短彼此间的距离，容易使交往双方相互吸引。故在与他人初次交往时，应多谈些双方感兴趣的话题，努力寻找双方的接近点和共鸣点，以深化关系，促进交往。

2. 互惠吸引律 双方通过交流、认知，如果得到了收益、酬偿，彼此间吸引力提升的概率就会变大。这种收益和酬偿包括知识的、生理的、心理的、政治的等需要的满足。通常，估计获得收益、酬偿的概率越大，吸引力就越大，两者是成正比的。其最主要的表现形式有：

（1）感情互慰 是指交往双方以自己的表情、姿态和言语动作给对方带来愉快的感情体验，增加彼此间的相互吸引。如果一方真情实意，另一方胸有城府，使交往双方产生心理隔阂，无法心灵相通、传递真情实感。

（2）人格互尊 对每一个正常人来说，都有被他人尊重、信任、认可的需要。俗话说，"尊重他人也就是尊重自己"，说明只有首先尊重对方，对方才会以同样的态度和方式回报于你。切忌目中无人、待人傲慢而引起对方的反感，导致交往障碍。

（3）目标互促 在人际交往中，如果双方在志趣相投、志同道合的基础上一方帮助另一方进一步提升，助其双方相关目标的实现，使双方的吸引力增强，交往水平提高。因此，培养自身成为博学多才的人，会使与你交往的人有所受益。

（4）困境互助 "患难识知己，逆境见真情"体现出了人在危境时，最能看清"知己"的真伪。若对朋友的困难熟视无睹，或者怕麻烦不闻不问、推诿，必然使对方产生失望情绪，甚至是产生怨恨，进而终止交往。

（5）过失互谅 世间皆凡人。每个人都有做错事的时候，当说了伤害你的话或对你做了不该做的事时，应以宽宏大度的态度谅解对方，赢得他人的尊敬。同理，他人也会以同样的度量而容忍谅解你。

3. 对等吸引律 一般来说，人们都愿意被他人肯定、接纳和认可，都喜欢接纳自己的人。自信心强的人，不会因人们对其喜欢或排斥，使自我评价受到很大的影响；而自信心不足的人，会因人们对其的喜欢或厌恶，使自我评价受到干扰。同时，没有按照循序渐进的方式喜欢上对方，往往使人感到轻率、唐突；反之，使人感到成熟、可靠。

4. 诱发吸引律 在人际交往中，人们如果受到某种诱因的刺激，这种刺激又是投其所好，即会引起对方的注意和交往的兴趣，使相互之间产生吸引。诱发的因素和形式有：

（1）自然诱发 是指由人的仪容、气质、风度等自然因素而诱发的吸引力。初次交往时，第一印象的吸引力能够促使交往双方进一步接触，从而建立良好的人际关系。爱美是人的天性，良好的外貌、风度在异性之间更能引起相互吸引。

（2）蓄意诱发 是指有意识地创设一些刺激的因素，以引起对方的注意力和兴趣点，继而产生吸引力。蓄意设置诱发因素应注意：①要适度，诱发因素过量或不足都可能产生不良后果；②针对性，诱因刺激要进入到对方的接收范围内，过于分散会影响接收效果；③要自然，落落大方，不做作。比如，不失时机地帮助困难者、安慰失败者、祝贺成功者，以激发对方的情感，缩小双方的心理差距。

5. 互补吸引律　当交往双方的个性或需要及满足需要的途径刚好成为互补关系时，即会产生强烈的吸引力。互相补偿的范围包括能力特长、人格特征、需要利益、思想观点四个方面。比如，性格外向、武断、脾气暴躁的人与性格内向、谨慎、脾气随和的人配合工作时，能够相互取长补短，团结合作。互补吸引律，在上下级关系中的支配与服从、家庭关系中的夫唱妇随中体现得最为突出。

6. 光环吸引律　指一个人在能力、特长、品质等方面比较突出或社会知名度较高，这些积极的特征就像光环一样使人产生晕轮效应。

（1）**能力吸引**　人们一般都喜欢聪明能干的人，而讨厌愚蠢无知的人。比如英雄、伟人，稍有过失或不足，会让人觉得他不是高高在上，更加愿意亲近他、喜欢他；反之，一个能力很低的人如果犯错误，会让人不喜欢。与聪明能干的人交往，能力得到提升，受益匪浅。

（2）**性格、品质吸引**　吸引朋友的良好品质有信任、忠诚、热情、支持、帮助、幽默感、宽容等，其中忠诚是友谊的灵魂和核心。美国社会心理学家阿希等人的试验表明，"热情"是吸引他人的核心品质。在人际交往中，合理运用"热情"，能使人感到温暖、愉快，易受到他人的喜欢。另外，比如"追星族"这一社会现象，说明了社会地位和声望同样会产生光环吸引力，使人倾慕。

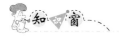

聪明的蚊子

　　著名作家马克·吐温交友广泛，其幽默机智的个人品质与名气、富有社会洞察力与剖析的作品成为深受众人喜爱的原因，堪称是美国最知名的人士之一。有一次，马克·吐温去某小城办事，临行前别人告诉他，那里的蚊子特别厉害。当他到达小城某个旅店的前台登记房间时，一只蚊子正好在马克·吐温的面前盘旋，身边站着的旅店职员为此面露窘态，慌忙驱赶蚊子。此时，马克·吐温并未表现出不快，而是幽默地说道："贵地的蚊子比传说中的不知要聪明多少倍，它竟会预先看好我的房间号码，以便夜晚光顾饱餐一顿。"在场的人们听了不禁哈哈大笑。结果这一夜，马克·吐温睡得十分香甜。原来，旅馆的职员们听了马克·吐温说的话，大家一齐出动，想方设法不让这位博得众人喜爱的著名作家受到"聪明蚊子"的叮咬。

　　马克·吐温表现出的品质和人格魅力不仅缓解了现场尴尬的气氛，促进了与他人的良好关系，并且进一步得到了大家的尊敬和喜爱。

　　正确地理解人际关系理论，有助于护士在临床护理工作中与患者、患者家属及其他医务工作者建立良好的人际关系，达到交往双方各自的心理需要，以便提升自身的人际吸引力，促进临床护理工作的顺利开展。

三、人际关系与人际沟通

（一）人际关系与人际沟通的辩证关系

人际关系是人们在工作或生活活动过程中，通过人与人之间的相互认知、情感互动和交往行为所形成和发展起来的一种相互关系。

人际沟通是人与人之间信息交流和传递的活动与过程，包括面对面和非面对面两种形式。

人际关系是在人际沟通这一人与人之间的交往过程中形成和发展起来的，人际关系的建立需要人际沟通，是人际沟通得以延续的载体。人际沟通是人际关系形成的前提，也是人际关系发展的根本途径。

交往双方所处地位接近、对待相同事物的观点和态度基本一致、采取的沟通方式恰当，在某种程度上能够接受对方的不足等，两者的人际关系就会向着和谐、有效、稳固的方向发展，甚至是加深、提升；反之，交往双方的人际关系就会向着紧张、无效、僵持的方向发展，甚至是破裂。

（二）人际关系的行为模式

在人际交往中，人际关系的发展状况是通过交往双方的行为活动表现出来的，特定的人际关系会表现出一定的行为模式。双方在交往中，一方行为方式的积极性能够刺激或带动另一方，产生积极的影响；反之，一方行为方式的消极性就会刺激或引起另一方产生情绪。

1. 交往双方人际关系的行为模式 美国社会心理学家总结出八种人际关系行为模式：①由管理、指挥、教育等行为，导致尊敬和服从的反应，即管理－服从型；②由帮助、同情、支持等行为，导致协助和接受的反应，即帮助－接受型；③由合作、同意、友好等行为，导致协助和温和的反应，即同意－温和型；④由信任、赞扬、请求等行为，导致帮助的反应，即求援－帮助型；⑤由害羞、礼貌、敏感等行为，导致骄傲、控制等行为，即害羞－控制型；⑥由反抗、怀疑、异样等行为，导致惩罚或拒绝的反应，即反抗－拒绝型；⑦由攻击、刑罚、不友好等行为，导致敌对和反抗等反应，即攻击－敌对型；⑧由激烈、拒绝、夸大、炫耀等行为，导致信任或自卑的反应，即炫耀－自卑型。

2. 团队人际关系的行为模式 美国社会心理学家霍尼对团体人际关系行为模式的分类为：①谦让型，其特征为遇事为他人着想，考虑问题全面细致，具有团结协作、友谊互助的关系；②进取型，其特征为遇事总想揣测对方力量的大小，期望胜过或压倒竞争对手；③分离型，其特征为总想躲避他人的影响与干扰，团队人际关系较为冷漠、疏离。与此同时，霍尼还根据这三种行为模式的类型特征与职业的相互关系分析得出，谦让型的人多从事医学、教育方面的工作；进取型的人多从事商业金融、法律方面的工作；分离型的人多从事艺术、科研方面的工作。

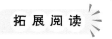

拓 展 阅 读

梅德韦杰夫与普京是怎样交往的
——两位政坛名人给我们的交际启示
丁玮峻

"季玛，别坐得那么远，离我再近些。"在一次媒体见面会上，普京高声召唤着远处的一个人。这个被普京以昵称称呼的人，就是现任俄罗斯总统、普京"钦定"的"接班人"——梅德韦杰夫。

在梅德韦杰夫和普京十几年的工作与交往中，他们相处融洽，相得益彰，互为补充，书写了一段政坛人物的交往佳话。那么，他们是如何交往的呢？

彼此尊重、倾力合作：在欣赏中相识

普京和梅德韦杰夫都毕业于苏联著名学府——彼得格勒大学，但两人入校时间相差了十几年，并不认识。1990 年，索布恰克决定参选彼得格勒市议员，梅德韦杰夫受邀加入竞选团队，承担争取选民的工作，是团队实际负责人。就在这年，普京回到老家圣彼得堡，接受了索布恰克老师的邀请，取代了梅德韦杰夫，成为团队负责人。

于是，几个和梅德韦杰夫关系要好的社团觉得普京夺了梅德韦杰夫的权，表示不愿与他合作，梅德韦杰夫便亲临火线与社团沟通，他说："普京的能力、资历、人脉、影响都远远超过我，由他担任负责人是最适合不过了，他处在这个位置上，我的工作也顺畅多了。"梅德韦杰夫的支持让社团负责人改变了态度，并逐渐接受和认识了普京。

对于自己"后来居上"，梅德韦杰夫非但不嫉妒，反而倾力合作，普京看到了这位学弟身上的谦逊、低调和干练的品质。他也放低姿态，在各项事情的开展中，总是虚心向梅德韦杰夫求教，听取他的意见和建议。在这场辅佐参选活动中，两人不计名利与身份，倾力合作，不但帮助索布恰克竞选成功，彼此也留下了好印象。

交际启示 面对普京的"后来居上"，梅德韦杰夫非但没有嫉妒和不满，还鼎力相助，与之倾力合作，这是因为他欣赏普京的能力，能正确地看待普京身上自己所没有的优势。同时，梅德韦杰夫不计私利，以大局为重的品质，也换来了普京对他的另眼相待，于是普京放低姿态，虚心向梅德韦杰夫请教，彼此的尊重和欣赏让两人在愉快中合作。生活中，在与人相处时，如果能正确看待自己的不足，真诚地欣赏别人的优点，不但会赢得他人的尊重，还会让你收获深深的情谊。

坦诚以待、竭力相挺：在信任中相知

在普京和梅德韦杰夫等人的帮助和支持下，索布恰克老师当选圣彼得堡市长。普京被任命为该市对外联络委员会主席，梅德韦杰夫则担任政府顾问，两人成为恩师索布恰克身边不可或缺的左右手。

不久，普京遭遇了一次险情——有人指控普京"私自发放有色金属原料出口许可证，以换取食品进口，从中谋取私利"。在危急时刻，梅德韦杰夫没有落井下石，谋求取而代之，而是真诚挺身，为普京出谋划策。面对身边这位"潜在对手"的帮助，普京深受感动，他丝毫不去怀疑梅德韦杰夫的动机与"威胁"，而是让他全权处理，不作任何防备。普京的这份坦诚也让梅德韦杰夫放下所有的包袱，并以律师特有的雄辩口才，帮普京成功地化解了险情。梅德韦杰夫的竭力帮助与普京的坦诚，加深了彼此的友谊和信任。

交际启示 普京遭遇险情，梅德韦杰夫真诚相挺，展示其真性情；普京对这位"潜在对手"的帮助，也没有丝毫的猜忌，让他全权处理，表现了十足的信任。彼此间坦诚相待加深了他们的友情，让两人走向心灵的相知。与人交往，真诚与信任是相知的基石。这会让他人看到你的坦荡和磊落，从而愿意和你进行更深的内心交流。以心换心，才能心心相印，为自己赢得知己。

惺惺相惜、相得益彰：在理解中相交

同乡、学弟及老战友的三重身份，使梅德韦杰夫成了普京最得力的助手。2000 年，身为联邦政府总理的普京决定参选总统，梅德韦杰夫担任竞选总指挥。为了让大众进一步了解普京，他编印了《来自第一号人物—与弗拉基米尔·普京的谈话》一书，让国内许多人开始第一次了解普京是何许人也，不过梅氏用的是竞选总部名义而非自己。竞选期间，梅德韦杰夫还一手策划普京驾驶苏 – 27 战斗机视察车臣首府格罗兹尼的经典"表演"，为普京赢得良好的形象与口碑，却很少有人知是他所为。

他不愿张扬自己，不愿因为自己而给普京带来麻烦。他以扎实细致的工作作风、低调沉着的处世风格，默默地辅佐普京。虽然是普京身边最亲近的人，可他从不会提出非分的要求；也不会在别人面前炫耀自己与普京关系的不同寻常。梅德韦杰夫的务实与低调并没有弱化他在普京心中的位置，相反普京对梅氏更是礼遇有加，并给了他更多的信任与机会，在普京的一手提携下，2005 年 11 月，梅德韦杰夫被任命为政府第一副总理，为他最后走进克里姆林宫奠定了坚实的基础。

交际启示 梅德韦杰夫理解普京，他位高权重，一举一动都在别人挑剔的目光中一遍又一遍被审视。于是他保持低调，只是尽心尽力地工作，不想因自己之失给普京带来麻烦；普京对梅德韦杰夫的默默支持也是点滴记在心头，他体会到梅德韦杰夫的沉稳和用心。两人惺惺相惜，心照不宣，在理解中互相支持。朋友真挚的友谊来自于彼此之间的理解，这种理解，既是不计名利的支持，也是细致入微的帮助，这种理解会让你和朋友的心紧紧贴在一起，并带走一切隔阂。

从梅德韦杰夫与普京的交往中，我们应认识到："欣赏""信任"与"理解"是我们与人建立起真诚友谊的重要法宝。要想赢得别人的尊重，获得别人的友谊，这三者缺一不可。

复习思考题

一、简答题

1. 人际关系的特征有哪些？
2. 如何将人际认知效应合理的应用到临床护理工作中？

二、选择题

1. 关于人际关系的描述错误的是（　　　）

    A. 人际关系是人与人之间通过相互认知、情感互动和相互交往中形成和发展起来的

    B. 人际关系具有社会性

    C. 人际关系反映了个体满足社会需要的生理状态

    D. 人与人在相互交往的作用下所形成的直接的心理关系

    E. 人际关系属于社会心理学范畴

2. 不属于人际关系特征的是（　　　）

    A. 复杂性　　　　　B. 渐进性　　　　　C. 目的性　　　　　D. 多变性

    E. 稳定性

3. 一名已婚并有孩子的护士，其在人际关系中的特征属于（　　　）

    A. 社会性　　　　　B. 渐进性　　　　　C. 复杂性　　　　　D. 多重性

    E. 目的性

4. 下列关于护患关系的理解不正确的是（　　　）

    A. 护患关系是一种帮助与被帮助的关系

    B. 护患关系是一种治疗关系

    C. 护患关系是以护士为中心的关系

    D. 护患关系是专业性互动关系

    E. 护患关系在护理活动中形成

5. 以下哪种不属于人际关系行为模式的交际关系类型（　　　）

    A. 主动包容型　　　B. 主动参与型　　　C. 主动支配型　　　D. 被动感情型

    E. 被动包容型

6. 以下哪项不属于影响人际关系的因素（　　　）

    A. 仪容修饰　　　　B. 交往频率　　　　C. 身高体重　　　　D. 个性品质

    E. 双方互补

7. 以下哪项不属于首因效应（　　　）

    A. 恶人先告状　　　　　　　　　　　B. 招聘现场的自我介绍

    C. 同学聚会　　　　　　　　　　　　D. 一见钟情

    E. 新官上任三把火

8. 在护患关系建立初期，其发展的主要任务是（　　　）

    A. 确定患者的健康问题　　　　　　　B. 对患者收集资料

    C. 为患者制订护理计划　　　　　　　D. 为患者解决健康问题

    E. 与患者建立信任关系

9. 下列哪项不属于晕轮效应（　　　）

    A. 你敬我一尺，我敬你一丈　　　　　B. 一好百好，一差百差

C. 情人眼里出西施　　　　　　　　　　D. 以偏概全

E. 明星丑闻

10. 下列哪项有关人际关系与人际沟通的辩证关系描述的不正确（　　　）

　　A. 人际沟通是人际关系形成的前提

　　B. 人际沟通是人际关系发展的根本途径

　　C. 人际关系的建立需要人际沟通

　　D. 人际关系是人际沟通得以延续的载体

　　E. 人际关系是人与人之间信息交流和传递的交流活动与过程

第八章　语言沟通

 本章概要

　　语言，是人们用于沟通交流的最主要工具，它是人与人之间交往的桥梁，是维系人际关系的良好纽带。语言在人际沟通中发挥着无与伦比的作用。

　　本章学习的重点是语言沟通的功能、交谈和演说的技巧、书面语言沟通的作用。难点是语言沟通在临床护理工作中的有效应用。学完这一章，学生将知道语言沟通的功能有哪些，在日常生活和护理工作中怎样灵活运用交谈和演说的技巧，如何将书面语言表达清晰明了。

导入情景

　　一名失恋的姑娘小雨，在服用安眠药后，被家人发现，经拨打急救电话120送到医院急诊科。因发现及时、服用安眠药剂量较少，小雨的意识尚清楚，但拒不配合抢救治疗。急诊科刘护士长晓之以理，动之以情，劝慰道："小雨，天涯何处无芳草！你这么年轻，将来一定能遇到一个真正喜欢你的人，你的爸爸妈妈以后还需要你的孝敬和照顾，你绝不能做这样的傻事，一定要好好地生活下去……"刘护士长一席感人肺腑的话，使小雨放弃了轻生的念头，并配合医生护士的治疗。

　　想一想：小雨为什么由不配合抢救转变为配合？刘护士长使用了哪种沟通方式？

第一节　语言沟通概述

　　被西方尊为"医学之父"的古希腊著名医生希波克拉底，早在公元前400多年前就说过："医学有两样东西可以治病，一是药物，一是语言。"由此可见，语言沟通在治病救人、防病治病、疾病康复中的作用不容小觑。

一、语言沟通的含义

　　语言沟通是以语言符号作为媒介和载体的信息交流，主要包括口头语言沟通、书面语言沟通和电子沟通。口头语言沟通，见于交谈、演讲、授课、会议、电话等；书面语言沟通，见于书信、报刊、书籍、文件、通知等；随着电子信息技术的发展，以计算机技术与电子通信技术组合而产生的信息交流技术为基础的电子沟通，在人际沟通中也占有一席之地，比如视频聊天、网络电视电话会议、传真、电子邮件等。

语言沟通分为表达和领会两个方面，是对语言符号的有效运用。在人与人的交往过程中，人们使用本国、本族语言或本地区方言或外国语言与交往对象进行沟通交流，主要以说话或写作等形式体现出来，继而完成沟通这一过程。

二、语言沟通的功能

（一）有助于优化人际关系

良好的语言沟通为建立和谐的人际关系提供保障，深化人与人之间的感情，稳固情感的沟通与交流，同时优化、促进和谐的人际关系向良性方向的进一步发展。

（二）有助于获取信息资料

在建立和谐人际关系的基础上，通过语言沟通，交流双方能够从对方获取有利于工作、学习、生活等方面的信息。另外，借助于媒介或载体，运用书面的语言沟通或电子沟通，也能够获得相关信息。以上这些信息可以是数据、新闻、图片、事实、评论、消息、资料、情报等。比如护士通过语言沟通收集患者的病情资料，用于制订护理计划；患者通过语言沟通向护士了解药物服用的方法。

（三）有助于参与社会活动

人具有社会的属性，生活在社会大环境中的人，避免不了要参与社会活动，只有通过语言沟通才能在诸多的社会活动中获得满足。比如上课听讲、知识辩论会、商品营销洽谈会、合作谈判等，都是运用语言沟通以达到人们预期的目的。

（四）有助于提高职业素养

语言沟通在职业素养方面的促进作用体现在职业思想道德素质的提升、专业知识水平的增强、技术能力水平的提高。语言沟通贯穿于整个临床护理工作始终，比如，从患者入院前的预检分诊、入院后的病区介绍、术前术后及实施各项护理技能操作的注意事项、出院时的健康教育、出院后的回访等，每一个环节都离不开语言沟通，护士在这些环节中凸显了专业知识，展示了人际沟通的能力，提高了整体的职业素养水平。

三、语言沟通的基本原则

在人际关系中，良好的语言沟通应遵循基本的、普遍的、共有的、以指导为目的的原则，否则，势必会影响良好人际关系的建立。在临床护理工作中，护士有的放矢地合理运用语言沟通，不仅使患者产生信任感、促进患者疾病转归和康复，对自身与服务对象、领导、同事的良好人际关系的发展也多有益处。

（一）目标性原则

任何的语言沟通都是在一定的条件下有意识的展开并进行的，它都不是空穴来风、漫无目的的。通常，当一方基于一定的目的运用语言向对方询问事件、提出需要或要求、讲明事实或解释误会，接收方通过分析听到的语言，经过进一步的理解、消化，遂即双方展开反馈、沟通与交流。比如，护士向新入院的患者收集病情资料，护士为手术患者消除担心手术不成功的焦虑等。

（二）情境性原则

适宜的物理环境、人文环境和恰当的时间段能够为语言沟通提供良好的沟通条件，并产生积极的效果。反之，则制约语言沟通的顺利进行。比如，护士选择在吃饭时间与患者谈话，话题又涉及患者的隐私，同时周围还有无关人员出入，这些情境因素势必会为此次谈话效果造成负面影响。总之，情境性原则就是要求语言的运用要与所处的语言环境相适应，以期语言沟通有效。

（三）尊重性原则

任何语言沟通都需要建立在互相尊重的基础上，因为尊重是语言沟通的首要原则。在交谈中不得将含有侮辱、诽谤、蔑视等贬义的词汇及感情色彩带入到语言沟通中，要把尊敬、友好等善意的语气渗透进语言沟通里。同时在称呼对方时要使用尊称，比如，比你年长者可以称呼对方为大爷、大娘、叔叔、阿姨、大姐等，有职务、职位者可以称呼为某老师、某经理、某局长等，切忌将对方的床号或住院号作为称呼，比如"23床"，以免对方产生反感情绪。

（四）规范性原则

语言沟通的规范性体现在用词恰当，语气合适，吐字清晰，发音准确，语言的组织要有逻辑性，意思表达清晰。护士在与患者的语言沟通中要借助普通话采用通俗易懂的语言与之交流，以防患者理解能力有限而发生误会，必要时掌握一些地方方言有助于和患者沟通，拉近双方的交往距离。但在与同事交流专业问题时，就要采用专业术语来交流，以防给对方造成专业知识匮乏的负面印象。

（五）情感性原则

人是富有感情的高级动物，具有喜、怒、哀、乐、悲、恐、惊的情绪表现，这些感情会在沟通时随着内容的表述自然而然地流露出来。护士与患者交往的过程中，要始终把"以患者为中心"的人文理念放在第一位，要富有爱心、耐心、同情心，要时时刻刻关心、爱护患者，并在沟通交流时保持态度温和、讲话亲切、表达到位，取得患者的信任、理解、支持与配合。

第二节 交 谈

导入情景

宋女士，33 岁，在一次体检时查出子宫肌瘤，经过妇科医生的进一步检查，结合该患者的综合情况，将对其择期实施宫腔镜手术治疗。一天早晨，责任护士小张巡视病房，看到宋女士愁眉不展，关心地问道："宋大姐，您哪里不舒服？""小张，宫腔镜手术疼吗？手术刀口大吗？"宋女士沮丧地问道。护士小张安慰她："宋大姐，我们医院已经做过很多例这样的手术，成功率很高，这个手术不需要开腹，而且痛苦小、出血少，再说您这么年轻，术后会恢复很快的。"宋女士听后，舒展了紧缩的眉头。

想一想：护士小张与宋女士的交谈对手术有何帮助？

一、交谈概述

（一）交谈的含义

交谈是指交往双方或多方通过语言符号，把所想要表达的思想、情感、信息、观点等，以对话方式进行沟通交流的活动过程。交谈是日常人际交往的一种重要形式，它可以通过面对面说话、拨打电话、网络对话（比如 QQ 视频和微信对话）等形式进行，是工作、学习及生活中最直接、最简便、最有效的沟通方式。

在临床护理工作中，交谈有利于护患、医护及护际关系的建立；有利于收集患者资料、制订实施护理计划、评价护理效果；有利于医护间的通力配合、学术交流、调查研究；有利于为患者和患者家属进行健康咨询活动；有利于进行临床护理实践教学。护士掌握并有效运用交谈的技巧，是助其出色完成护理工作所要具备的重要素质。

（二）交谈的特征

1. **广泛应用，沟通便捷** 交谈是语言沟通中应用较为广泛的一种沟通形式，可以通过面对面、电话、网络等形式进行。

2. **针对动机，目的明确** 交谈一方为了解决发现的问题，产生想要交谈的动机，根据想要获得的最终的效果，进一步明确预期目标。交谈的这一特征在护理程序中显而易见，护士为了达到患者康复的目的，通过交谈获取患者资料，做出护理诊断、制订护理计划并予以实施，最后评价护理效果。

3. **善用问答，话题多变** 双方在交谈过程中，恰到好处的一问一答是决定交谈获得成功的关键因素。掌握合理的提问和有效的回答问题，是护士与患者语言沟通的技巧之一，要真正做到善问、会说。交谈可以有一个或一个以上的话题，有时也可以变换话题，使交谈的内容更丰富，双方沟通得更全面。

4. 注意互动，听说兼顾　交谈中注重内容、情感、问答的交流、互动、反馈，交谈双方必须遵循有说有听、有问有答，互为信息的发送者和接收者，否则交谈可能会被终止，无法进行下去。

（三）交谈的基本类型

1. 以参与交谈的人数划分

（1）个别交谈　是交谈双方在特定的环境条件下所进行的信息交流与互动。个别交谈常见于一对一的形式，如父（母）子之间、师生之间、好友之间，在临床护理工作中也较为常见，如护士与患者、护士与医生、护士与护士等。

（2）小组交谈　小组交谈常见于三人或三人以上的信息交流，这种交谈在讨论课题、研究方案、完善计划、探究问题、集体备课中较为多见，属于正式交谈，但在小组交谈中要有一位主持者或组织者把握交谈的方向和大局，其他成员各抒己见，提出观点和看法。另外，小组交谈也可以是非正式的交谈，比如同学聚会、聊天等。

2. 以空间距离的远近划分

（1）面对面交谈　是交谈双方处于同一空间当面交谈，借助眼神、手势、表情等肢体语言，进一步将口头语言沟通有效、表达到位。

（2）非面对面交谈　交谈的双方不在同一空间，借助一定的媒介建立沟通，如电话、网络对话或视频的有声语言的沟通。

3. 以沟通的目的划分

（1）向心型交谈　是交谈双方朝着相同意见的协商式交谈，其特点是话题的聚焦性，语效利益的一致性，如课题小组的成员在一起研究讨论。

（2）离心型交谈　是交谈双方意见相左的对立式交谈，其特点为话题方向是背离的，语效利益是对立的，如知识辩论赛的正方与反方。

4. 以专业的特性划分

（1）一般性交谈　交谈内容和话题广泛，体现在家庭或个人的一般事情上。

（2）治疗性交谈　针对特定的交谈对象，以恢复交谈对象健康为目的，专业性强。

二、交谈过程及技巧

交谈的过程有启动、进入正题和结束三个阶段，这三个阶段在正式交谈中环环相扣，缺一不可。护士在了解患者社会经历和生活习惯、收集患者病史资料、实施护理计划、开展心理护理、进行健康教育和卫生宣教中的交谈属于正式交谈。在这些交谈中，为了更好地掌握患者情况、开展护理工作，需要在各个阶段有的放矢地运用各种交谈技巧，以求达到良好的交谈效果。

（一）启动阶段

启动阶段是关系到交谈顺利地延续下去的重要时期，注重和合理运用以下要点和技巧，能够帮助交谈者步入交谈的"大门"，以求缩短交谈成功的路程。

1. 准备充分　是修葺交谈启动阶段的"门前草坪"。其中，明确交谈目的、列举交谈提纲、了解对方性格等，是启动阶段的必备基础；着装得体、充满自信、态度诚恳、彬彬有礼等，是启动阶段交谈双方取得相互信任的前提；环境安静温馨、无无关人员打扰、避开治疗护理等，是创设良好交谈氛围的基本条件。在护患交谈中，还应注意患者的身心状况，如神志是否清楚、有无便意、有无情绪异常等。

2. 称呼恰当　是通往交谈启动阶段的"门前台阶"。恰当的称呼，减少了交谈双方的陌生感和尴尬，拉近了双方的距离。在护患交谈中需注重患者的社会地位或职业特点，如"张局长""李老师"；需注重患者的辈分和年龄特点，如"王大爷""孙大姐"，做到这些不仅温暖人心而且增进双方感情。

3. 开场白　是打开交谈启动阶段的"开门钥匙"。美国著名的人际关系学大师戴尔·卡耐基说过："开场白是讲话者向听众最先发送的信息，它如戏曲演出前的开场锣鼓，直接影响到听众的心态。"合理设计吸引交谈对方注意力和话题的开场白，是交谈启动阶段的制胜法宝。例如，①问候法："您昨晚睡得还好吗？"②赞扬法："瞧您今天的食欲真不错……"③言他法："您儿子可真孝顺啊！"

以上这些如能在启动阶段运用恰当，可以给对方留下深刻美好的"第一印象"，有利于交谈双方互相信任；可以掌握双方的基本情况，有利于增进了解便于沟通；可以调动双方的热情、兴趣，有利于进入交谈正题。

（二）进入正题

是交谈的主体阶段，也是交谈的关键期。在此阶段，护患交谈应"以患者为中心"，围绕患者的身心健康这一主题，运用交谈技巧达到预期目的。

1. 导入　交谈进入正题时，可以在开场白的基础上将事先设计好的、与交谈正题相似的一个简短事例作为交谈的契合点。此时，既要防止对方感觉导入突兀，不易接受，又要防止导入冗长。

2. 提问　是常用的交谈技巧，是获得信息资料和核实信息的手段和方法，它能使交谈者有意识地把对方的思路引导到交谈的主题上来。提问有以下两种方式：

（1）开放式提问　此类问题没有固定答案、不受限制，可以根据自己的想法、观点或感受做出回答，有自主权，易于表达情感。比如"您感觉哪里不舒服""午饭您想吃些什么"，但此提问方式易使回答的时间延长，偏离主题。

（2）闭合式提问　此类问题的答案直接、具体、明确，只能以"是"或"不是""有"或"无"等肯定或否定的答案予以体现，比如"您名叫某某某吗""您的药吃了吗"，此提问方式限制对方的回答结果。

提问时要注意以下四点：①不要逾越对方的接受能力，如深奥的专业知识；②不要涉及对方的隐私，如财产、夫妻感情；③不要偏离正题；④不要像机关枪似的连续发问，不给说者思考、表达的时间。

3. 倾听　倾听是交谈中最重要的技巧。倾听是指听者借助听觉、视觉器官接收说者发出的语言信息，通过分析、判定等思维活动，达到认知、理解的全过程。在护患交谈中，护士作为听者，要具有虚心、耐心、诚心，经过分析总结，为患者解决问题。

倾听时要注意以下四点：①注意力集中，不东张西望；②不随意打断对方的倾诉；③适时配合对方表达的意思回应相应的肢体语言，如点头或摇头、微笑或皱眉等；④不对对方的倾诉做出评判。

4. 核实　是指在倾听的过程中，为了验证自己所听到的或理解的内容是否正确而采用的一种沟通策略。

（1）重复　将对方的话再反问一次，以求确认。如：

患者："今天早上，我感觉头晕得厉害，还恶心……"

护士："您说您早上感到头晕、恶心，是吗？"

患者："是的……"

（2）澄清　是在倾听时，针对对方表达的模棱两可、不清楚或不确定的内容提出质疑，以便最终获得更准确、更翔实的信息。如：

护士："今天您有几次小便？"

患者："几次？呃……好像是五次？不不不，好像是四次？"

护士："您再想一想，究竟是几次呢？"

患者："呃……四次，对！是四次！"

5. 阐释　即阐述并解释，是交谈双方就各自表达的内容、观点、看法或思想、情感等予以说明、解释，使对方进一步理解交谈内容的交谈技巧。护士在临床护理工作中与患者的交谈，运用到阐释的技巧比较多见，如患者对将要进行的手术疑虑重重，甚至紧张、恐惧时，护士向患者说明、解释，帮助其正确认识手术风险、预后等，以缓解患者的不良情绪。此交谈技巧在非正式交谈中较为少见。

6. 鼓励　适时适当的鼓励，在交谈中有助于增强说者的自信心。此交谈技巧在护患交谈中较为常用，能够为患者提供心理支持，提高患者战胜疾病的信心。比如，鼓励癌症患者重拾生活的希望。鼓励的交谈技巧往往与安慰同时被运用，起到协同作用。

7. 共情　有多种中文译法，如投情、同感心、设身处地等。共情是感情进入的过程，是体验别人内心世界的能力。它不等同于同情，不是感知对方悲惨处境后与其一起难过、悲伤，而是通过倾听和提问获得对方的信息，设身处地地理解对方的感受，并换位思考。护患交谈中，需要护士合理科学地运用共情的交谈技巧，在充分理解患者感受的基础上，与其产生共鸣，使患者感受到被理解、被尊重，取得患者信任后，护士借助护理专业知识采取针对性的心理疏导，帮助患者走出心理困境。如：

患者："我得的这个病，自己难受也就算了，还害得家里人跑前跑后跟着一起受苦，我还不如不治了的好……"

护士："我非常能够理解您的痛苦和苦恼，现在医疗技术水平这么发达，会有适合您的治疗方案的，和您情况相似的有些患者现在经过治疗也都取得了较好的效果……"

8. 沉默　是指交谈过程中，听者适时地对说者的倾诉做出非语言回应的一种交谈技巧。恰到好处地运用沉默，能为说者提供回忆和倾诉的机会，也为听者提供观察和思考的时间，并向说者表达出默认、接受、关注、同情或不认同、否认、婉拒的意思。俗话说"沉默是金""此处无声胜有声"即是对沉默的最好诠释。护士应用沉默技巧与患者交谈，要把握短时间运用的原则，并使用面部表情、眼神，以及点头摇头等肢体语言来配合沉默做出回应，以促进双方互动交流。

结合以上内容，进入正题阶段的护患交谈特别要注意以下四点：①导入合情合理，概念不模糊，内容不冗长；②具有把握交谈方向的能力，不跑题、不偏题；③各种交谈技巧运用适时、适当、有效；④重点内容或亟待解决的问题应认真做好记录。

（三）结束阶段

好的交谈结尾可以巩固交谈成果，提升人际关系，创设再次交谈的机会。护士与患者的交谈结尾，同样需要讲究艺术性，给患者留下美好的回忆。

1. 适时中断，做好铺垫 当交谈的内容即将接近尾声时，要把握好时机，将谈话内容逐步引向结尾，为结束此次谈话做好铺垫，起到承上启下的作用，做到见好就收，不拖泥带水。

2. 重复主题，归纳总结 引向结尾的谈话内容，要注重言简意赅地把此次交谈的主题内容予以重复、总结，使得双方达成明确一致的共识，起到核实、强调的作用，以便更好地加强沟通，互通有无。

3. 结尾方式，合理有礼 简短结束语的巧妙运用要注重礼节，体现出关心、祝福，增进彼此间感情，为交谈画上圆满的句号。结束语可以采取以下方式：

（1）总结式 即把此次谈论的内容总结后重复给对方，约定下次交谈的时间和地点，如"今天我们谈论的内容我已经记录下来了，等明天和您的主治医生沟通后，我会及时来病房告知与您"。

（2）感谢式 运用道谢的相关词汇作为客气话结束交谈，要注重礼节，凸显出个人的素质水平，如"感谢您的理解与配合"。

（3）关照式 此类结束语是用来关照患者需要注意的某些问题，一般涉及护理专业知识，体现出护士的专业素养，如"以后您要合理地控制饮食，注意坚持监测血糖变化啊"。

（4）征求式 向交谈对方征求意见或建议，体现出周到、细致的态度，如"您这样躺还舒适吧"。

（5）歉意式 在交谈中，如发生紧急事件或因时间过久影响下面的工作和事情，需要提前结束此次交谈，应使用歉意式的结束语，如"不好意思，我现在必须要……实在抱歉，还请您谅解"。

（6）邀请式 向交谈对方发出邀请，以期待与对方再次展开新的交谈、谈话，通常一般会用到"有时间您常来玩儿啊"诸如此类的结束语，但这种措辞方式和语气在护士给患者交谈的结束语中并不适用，较为常见的有："您回去后，如还有不适，请及时来医院复诊啊"。

（7）祝福式 这类结束语具有很强的礼节性，凸显出美好的祝福和愿望，如"祝您一路顺风""愿您早日康复"。

在交谈结束时，还应注意以下三点：①避免对方谈兴正浓，戛然而止，有失礼节；②留意对方行为暗示，审时度势从容终止；③面对对方信任有加，展露微笑圆满结束。

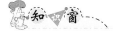

护患交谈结束时的"门口表现"

有学者提出，在结束护患交谈时要重视"门口表现"。所谓门口表现，是指患者在会谈最后的表现，也许是准备离开的时候，或是到门口时的表现。也就是在护士准备离开的最后一刻，患者突然提出一些新的想法和感受。这可能是因为患者受到巨大的压力，不敢将重要的问题告诉他人，直到谈话结束时才下决心说出来。护士应注意，患者在"门口"才说出的事情很可能是患者问题的核心，应予以高度重视。

第三节　演　　说

呼吸科的赵护士长从事护理工作 20 多年，积累了丰富的临床护理经验。在医院开展优质护理服务活动中，她根据该科护理工作的现状改进了现有的护理工作方法，经过反复论证，受到患者们的一致好评，得到了医院领导的肯定。赵护士长应护理部的邀请，准备通过演说的形式向广大护理姐妹们介绍她的工作经验。

想一想：你觉得演说与交谈一样吗？赵护士长演说需要做哪些准备？

一、演说概述

（一）演说的含义和类型

1. 演说的含义　演说称演讲或讲演，是指演说者在公众场所，以口头语言为主要形式，以肢体语言为辅助形式，针对某一具体问题，鲜明、完整地发表自己的见解和主张，阐明事理或抒发情感，感染、说服听众并影响其行为的一种语言沟通活动。

2. 演说的类型

（1）根据演说内容划分　有政治演说、生活演说、学术演说、法庭演说、外交演说和宗教演说等。

（2）根据演说形式划分　有命题演说、即兴演说和辩论演说等。

（3）根据演说目的划分　有说服性演说、鼓动性演说、传授性演说、娱乐性演说等。

（4）根据演说场合划分　有课堂演说、法庭演说、教堂演说、战地演说、广播演说和电视演说等。

（5）根据演说表达方式划分　有叙述式演说、议论式演说、说明式演说、抒情式演说等。

（6）根据演说的基调划分　有激昂型演说、深沉型演说、严谨型演说、活泼型演说等。

（二）演说的特点

1. 社会性　演说者对其他的社会成员通过口语进行社会宣传活动，它发生在社会个体与群体之间，具有鲜明的社会性。

2. 现实性　是演说者对客观事物现实存在的剖析与解答，并向听众说明自己的见解和看法。

3. 艺术性　通过感人至深的"说"和"演"，彰显出文学风采，表达出真情实感，烘托出演说的整体艺术性。要求演说者去除一般讲话中的杂乱、松散与平淡，要以集中、凝练、跌宕的面貌出现。

4. 逻辑性　演说的逻辑性体现在概念要清晰，思维要缜密，论点要鲜明，阐述要明确，层次要分明，语言有条理。

5. 针对性　即演说主题是众所周知的问题，注意演说内容要根据既定的目标展开，不偏题；注意听众的年龄、身份、文化程度。

6. 临场性　演说一般都是事先经过充分准备，并在一定时间、一定场合进行的，但演说并不是一成不变的，它还需要根据听众的反应和突发的现场情况，在原有准备的基础上，对演说内容、方式做出适当调整或更改，以求演说产生良好的效果，提高其感召力和宣传性。临场性考量的是演说者驾驭现场以及随机应变的能力，充分展示其临场发挥的个人素质水平。

7. 感染性　演说者要有鲜明的观点、独到的见解以及深刻的思想，要以理服人、有理有据，要以情感人、以情动人。善于用流畅生动、深刻风趣的语言和恰当的修辞将情感渲染出来、传递出去，以求打动现场听众、赢得观点立场上的支持。

8. 鼓动性　古人云："情动于衷方能有所行。"也就是说感动、激动后才能有所行动。通过演说，听众如产生欲行、欲动，即体现出鼓动性的效果。鼓动性是演说成功与否的标志之一，没有鼓动性，就不成为演说，尤其是在政治演说和学术演说中尤为重要。

（三）演说与交谈的异同点

见表8-1。

表8-1　演说与交谈的异同点

类 别		演 说	交 谈
不同点	主题	有理有据，主题鲜明感染对方	灵活多变，转换话题互动讨论
	对象	多，关系固定	少，关系不固定
	场合	大，公众场所	小，特定场所
	形式	单向信息传递	双向信息传递

类　别		演　说	交　谈
不同点	准备	有计划、详细	可随意、简单
	语言表达	正式，强调艺术	正式、非正式，强调信任
	听说关系	说者重要	互为说者和听者，且听重于说
	肢体语言	较多，如眼神、表情、手势等	较少，如眼神、点头等
相同点		属于口头语言沟通；具有社会性、情感性；沟通双方互相尊重	

二、演说的准备与技巧

演说的准备，包括演说的主题、演说稿和演说者，是演说这一口语沟通活动过程得以进行的三要素，缺一不可。

(一) 演说主题的准备与技巧

演说主题是整个演说的中心思想，是向听众表达演说者的主张、态度和观点。

1. 主题　①根据演说要求、演说者的兴趣、听众的关注点、社会现状以及某一专业领域的需求，有针对性地选择主题；②主题要明确，符合时代发展；③主题要富有深刻内涵，发人深省；④主题只能有一个，不能出现两个或两个以上，否则主题无法集中、突出，造成主题的概念不清；⑤主题要让听众喜爱，使其受到积极影响。

2. 题目　①题目要紧贴主题，以点概面、相互呼应；②题目要凸显艺术性，富有情感；③题目要富有新意，使人耳目一新；④题目要吸引听众，使其有好奇、一探究竟的渴望。

(二) 演说稿的准备

撰写演说稿对于演说来讲至关重要，它是演说能否走向成功的实力保障。符合时代要求、贴近社会生活、有感召力是激励性演说稿的特征；富有文化内涵、洋溢着感情色彩是抒情式演说稿的基调；论点论据有理有据、事实清楚、有科学的可行性是学术性演说的亮点等。

1. 演说稿资料的准备与技巧　俗话说"巧妇难为无米之炊。"演说稿的准备离不开充沛的资料，它是撰写演说稿的基石。资料要求：①在观点上，要符合主题；②在内容上，要符合事实；③在事例上，要典型具体；④在数据上，要准确翔实；⑤在情感上，要印象深刻。资料的整理包括归纳资料的主次、安排前后放置的次序、事例或数据的穿插等。

2. 演说稿的开头　"万事开头难"，演说稿的精彩开头是吸引听众注意力，营造演说良好氛围的一大法宝。它能起到画龙点睛地点明演讲主旨、自然顺畅地引领下文的作用。开头撰写的方式有：

(1) 直入式　即开门见山，直截了当地点明演说的主题，如《美丽的西双版纳》，其开头为"美丽的西双版纳，我向往的地方"。

（2）提问式　演说者一上台即向听众提出一个或几个问题，既可以引起听众的注意，促使他们思想集中思考答案，又可以把握现场，牵引听众思绪，引出下文。如《我的家在中国》，其开头："在座的各位，你的家在哪里？"这种开头方式围绕主题，饶有趣味，发人深省。

（3）解释式　简要地解释演说的题目，使听众能在短时间内大概了解此次演说的主题，以便吸引其继续往下听更为翔实的演说内容。

（4）名言警句式　诗词名句、名人名言、警示语等，具有思想深邃的特点，有的在广大群众中的影响力不容小觑。适当地运用名言或警句作为开头，产生的效果不同凡响。

（5）故事式　也称悬念式，是以一个精彩的小故事或一个触目惊心的事实作为开头，制造悬念，一下子抓住听众的心，使其关注故事的发展和人物的命运，促使听众听下去。

（6）即席式　演说者凭借演说场合（地、所）的人、物作为演说开头的资料，临场发挥，达到应时应景的效果；或是在特殊的情况下，采用随机应变、机智巧妙的方式开头，避免因特殊情况产生的不良效果，增强演说的感染力。此类方式有别于其他开头方式，没有做到提前准备，考量的是演说者临场应变的能力，具有临时性和不可操控的特点。

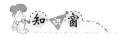

一路坎坷

在一次奥斯卡的颁奖典礼上，一位刚刚获奖的女演员准备上台发表获奖演说，也许是因为太兴奋、太激动了，被自己的晚礼服长裙绊了脚，摔倒在舞台边上，全场都静默了，因为还从来没有人在这样全球直播的盛大晚会上跌倒过。她迅速地起身，从主持人手中接过奖杯真挚而感慨地演说到："为了走到这个位置，实现我的梦想，这一路我走得艰辛坎坷，甚至有时跌跌撞撞。"机智、真诚的话语遮掩了她刚才摔倒的尴尬，赢回了自己的良好形象，使她成为那个晚上最耀眼的明星。

演说稿开头的形式还有其他方式，如采用肢体动作、幽默笑话作为开头。但无论是哪一种形式，应力求简明扼要，契合主题，成为演说主体的"引子"，引领听众产生浓厚的兴趣，跟随演说者精彩的演说一起听下去。

3. 演说稿的主体　演说稿的主体是演说稿的主要部分，所有要阐述、说明的观点和例证都要在这里体现出来。既要承接开头，又要围绕主题展开论述，还要做到层次有序、过渡自然和高潮的烘托。

（1）演说层次的架构　演说稿主体层次的安排要求：①通盘统筹，要有整体概念；②主次分明，要轻重有别；③思路清晰，要避免繁杂；④重点突出，要循序递进。

（2）演说高潮的构思　是演说主体的重中之重，起到锦上添花的作用。高潮部分可以构思为一个或几个，要体现出妙笔生花、跌宕起伏。需注意：①思想深刻明确，要与演说稿的主题契合，体现精华；②情感浓烈渲染，要有推波助澜的作用；③文笔字字珠玑，要动人心魄。

（3）过渡和照应　关系到演说内容上下衔接、通篇流畅。①过渡是演说开头与主体的衔接，阐述的内容从一个到下一个或是从总到分、分到总的递进，是高潮部分的呈现，是演说主体与结尾的转换。可以用"因此""故""所以"，也可以通过承上启下的一句话来表示；②照应就是要做到开头与结尾的点题，演说内容的前后呼应，论点与论据的照应，观点与案例的照应等。

4. 演说稿的结尾　结尾对演说而言是获得成功的最后一步。演说的结尾要通览全篇，使整篇演说稿浑然一体；要再次总结中心思想，点明主题；要促使听众加深认识，受到启发并随之付诸行动。好的结尾不能平淡无奇、缺乏激情，也不能草草收场、索然无味，更不能拖拖沓沓、没完没了。须做到戛然而止、激情奔放、干净利落。演说结尾的方式有：

（1）总结式　这种结尾的特点是用精练的语言，把演说的内容予以概括性的归纳总结，使得中心突出，主题强化。

（2）呼应式　此种结尾的特点是与开头呼应，形成前后对照、首尾呼应，使演说的整体结构完整、圆满。

（3）感召式　此种结尾的特点是发号召、提希望，具有鼓动性、鼓舞性，在演说者的感召下促使听众印象深刻并付诸行动。

（4）决心式　此种结尾的特点是演说者从"我""我们"的角色立场出发，以表决心、立誓言的形式作为结尾，使其感情丰富、态度鲜明、激情四射，坚定听众的信念。

（5）点题式　演说的题目是演说的重要组成部分，在演说的结尾，将题目重复一次，是为了加深听众对演说主题的印象，使听众产生强烈的共鸣。

（6）提问式　此种结尾是采取提问和对比的方法，以一个或多个问题连续性的提出，给听众留下思考的空间，浮想联翩，耐人回味。

（三）演说者的准备与技巧

演说者在演说前做好充分的准备，是继演说主题、演说稿的准备之后又一主观要素。演说者的准备包括演说前的准备、演说者的表达技巧。

1. 演说前的准备

（1）心理准备　良好的心理素质是取得演说成功的先决条件，可以通过以下方式提高心理素质，为演说做好心理准备。①增强自信，来源于演说稿撰写的精彩、对演讲稿的熟知于心、对演说技巧的掌握和经验的积累；②调整心态，放松心情；③鼓励自己，克服怯场。与此同时，根据演说当时可能出现的突发情况，提前做好心理准备及应对措施，以防演说现场"马失前蹄"。

（2）仪表准备　仪表是指人的外表，包括容貌、服饰、举止、风度等方面。演说者的仪表往往能给听众留下难以磨灭的"第一印象"，即首因效应，是吸引听众眼球的一大利器。良好仪表的准备，要做到美观、整洁、得体，给听众以健康自然、鲜明和谐、富有个性的深刻印象，体现一种认真的作风，一种自信、热情、向上的精神风貌。通常用仪表端庄、容貌俊秀、举止潇洒、风度翩翩来赞扬一个人的仪表美。①容貌虽然会给整个演说加少许的分，但并不是获得成功的决定性因素，要注意把握外在修饰的"度"，不可过于在意。天生的不足，可在符合自身五官特点的基础上通过化妆给予弥补；②着装要符合演说的内容和场合，要与自身职业特点、体态特征相契合。如护士为患者们做预防糖尿病的学术演说，着护士服最为妥当；为幼儿园小朋友宣扬卫生洗手，可以着卡通服装拉近彼此间的距离，活跃现场氛围；③举止优雅的站姿，配合到位的手势，伴随着感情的释放表现出的面部表情，顷刻间的一举手一投足，体现出演说者的行为素养；④风度不是一朝一夕练就的，是一个人内在实力的自然流露。演说者落落大方、不卑不亢的风度，通过演说这一口语沟通的活动过程，向听众展示演说者的内在实力及个人魅力，达到吸引听众、进一步感染到听众的目的。

（3）**熟悉环境**　环境因素是保证演说顺利进行的前提。演说者应提前到场了解演说环境的布置，上下场和演说台的位置，音响、灯光、投影设备的性能是否良好，到场人员及人数，演说道具是否到位。如果是演说竞赛，还应注意自己的上场序号等，做到心中有数。

2. 演说者的表达技巧　演说，是"说"和"演"的完美结合。"说"是口语沟通的表达形式，"演"是体态语言的表现手段；"说"是主要的，"演"是辅助的。缺少了"说"的"演"，就如同表演不到位的哑剧，令人摸不着头绪；缺少了"演"的"说"，就如同一盘菜没放盐，索然无味。

（1）**口语的表达技巧**　口语是演说的重要载体，需要在普通话的基础上通过语音、语速、重音、停顿、语调及吐字等技巧有的放矢地演绎、展示。

①语音：正确科学的用声、发声对于演说非常有必要，要在自如的音域和力度内，表达好演说的内容和情感，才能给听众以美感，并保护演说者的发声器官。

②语速：演说中的语速要求与平时说话的速度是不一样的，要根据演说的内容、情感的抒发，听众的反应等，把握语速的快慢节奏。做到有快有慢，快而不乱，慢而不断。

③重音：在演说中的重点词语、突出词语，需要通过咬字的音量和力度来表达，即重音的表达，它可以把要表达的词语的含义，经方法上的处理后发生微妙的变化，进一步体现情感、渲染感情。

④停顿：语音上的间歇称为停顿。一般可分为语法停顿、感情停顿、结构停顿。a. 语法停顿，是指句子中一般的间歇，反映句子的结构关系，常依据标点符号来停顿。b. 感情停顿，是为了强调某一事物，突出某个语意或某种感情，或为了加强语气，给听众以思考的空间，使其理解、遐想，增强演说的语言效果。c. 结构停顿，是为了表示演说稿的层次、段落等所做的停顿，通常放在段落或句子的末尾。

⑤语调：语调是有声语言所特有的，任何句子都带有一定的语调。演说中的语调是细致而复杂的，它可以用来表达各种丰富的情感。可分为平调、升调、降调、曲调四种。同样一个字，采用不同的语调可以回答不同的问题，例如：

你在食堂吗？——嗯。（平调，句尾稍抑）

帮我个忙呗！——嗯？（升调，句尾稍扬）

帮我买份饭吧？——嗯！（降调，快、低）

你请客啊！——嗯？！（曲调）

⑥吐字：要求演说者要语音准确、吐字清晰。只有发音准确无误，清晰、圆润，才能做到"字正腔圆""字字珠玑"。不可出现说错字、发错音、咬字不清晰，以防影响演说效果和自己的形象，失去听众的信任。

（2）体态的表达技巧　体态语言作为演说的辅助手段，在演说中发挥着如虎添翼的作用。

①表情：演说前，对着镜子根据演说内容起伏跌宕的变化反复揣摩、练习表情，同时要与口语表达协调一致。

②眼神："眼睛是心灵的窗口。"通过眼神的表达，听众能够体会到演说的真情实感，同时在运用眼神的技巧时，要注意对着听众演说，听众有目光接触。目光接触有虚视与凝视两种，虚视面对的是演说全场或某个区域的听众。凝视面对的是某个听众，如果注视时间过久，会引起对方的不自然或反感，故虚视与凝视要交替使用。

③姿势：包括站姿、走姿、坐姿三种。a. 站姿是演说的普遍姿势，要求挺胸收腹、两肩平行，身体略微前倾。男士可两脚稍稍开立与肩同宽，女士可采取"丁字步"即双脚呈垂直方向接触，一脚跟靠在另一脚窝处。b. 走姿多出现在上、下场，在场地较大、听众较多、需要与听众交流互动的时候也会用到，要保持步伐稳健、从容不迫，不可迟缓、迟疑、慌忙慌乱。c. 坐姿较少用到，要做到背部挺直，双脚叠放有规矩，不可倚靠在椅背或将身体趴伏在前方桌面上。

④手势：在演说中发挥的作用最有力度，它能带动听众、感染听众。自然的手势，能使演说者平静地阐明、叙述问题；强而有力的手势，能使演说感情升华；含蓄的手势，能使演说者表明心迹。演说的手势分为四类：一是指示手势，又分为实指和虚指两大类，实指是演说者用手势指在场的人、事或方向，听众均能看到，如"我"或"你们""这边"或"那边"等；虚指是演说者和听众看不到的，如"在那遥远的小村庄""在很久很久以前"；二是模拟手势，用手势描述形状物，比如用双手的食指和拇指比做成"心形"；三是抒情手势，在演说中运用较多，如立誓言时将右拳举在右侧头部；四是习惯手势，演说者自己的习惯性手势，手势表达的意义不明确。演说手势切忌做作、脱节、泛滥、死板。

第四节　书面语言沟通

导入情景

血液科的护士小林对患有血液疾病、通过血液透析治疗的患者，经过一年多有关的调查研究和分析，准备书写一篇有关这类患者心理护理方面的学术论文。

想一想：小林书写的学术论文属于护理书面语言沟通吗？其作用有哪些？

一、书面语言沟通概述

(一) 书面语言沟通的含义

书面语言沟通是通过语言符号——文字作为载体，以书面的形式将信息、观点、思想、感情等传递出去、分享给他人并互为交流的沟通方式。是将"可听性语言"（口语）延伸到"可视性语言"并进一步拓展。书面语言沟通主要包括阅读、写作两部分，其表现形式主要有报告、文件、书面合同、信件、论文、通知等。

(二) 书面语言沟通与口头语言沟通的区别

见表 8 - 2。

表 8 - 2　书面语言沟通与口头语言沟通的区别

类　别		书面语言沟通	口头语言沟通
区别点	形式	无声，间接，表现为报告、文件、书面合同、信件、论文	有声，直接，表现为交谈、演说、电话、开会、讲座、讨论
	可信度	有形有据、周密，可核对，信息准确性高	多层次传递后可信度失真，信息准确性低
	速度与反馈	缓慢，不能及时反馈	快速、简便，可及时反馈
	场合	不需要	需要
	时间	耗时	随意、可长可短
	肢体语言	无	有，加强沟通效果

二、护理书面语言沟通的作用

护理书面语言沟通是护士在临床护理工作中书写的各种文字信息资料，主要应用于临床护理工作的各个方面与环节，是重要的语言沟通方式。护理书面语言沟通主要以护理文书为表现形式，是用于记录各项护理活动及护理人员对患者病情观察情况的客观记录，具有客观性、科学性、专业性、准确性、规范性和严谨性的特点。主要包括护理记录单、病室报告、各种护理工作记录等。另外，护理学术论文和护理科研报告也是护理书面语言的表现形式。

(一) 有助于掌握患者病情

护士在临床护理工作中，为了更好地护理患者、掌握患者的病情、了解患者的基本信息、制订护理计划、记录患者各项治疗和护理措施的执行情况，需要通过书面语言体现出护理文书的科学性、严谨性、专业性。并将其作为交接班掌握患者情况的依据，有利于医疗护理工作得以进行的连续性和完整性。

(二) 有助于检验评价工作

俗话说："好记性不如烂笔头。"通过记录、书写的形式，将信息资料跃然于纸上，保证其准确性、客观性、可靠性，同时能够在查对、执行、核实时，及时发现问题，便于纠错，防止医疗护理纠纷或事故的发生，避免了口口相传的失真和疏漏。护理文书还可作为评价护理人员临床护理工作的依据，也是评价医院服务质量和管理的依据。

（三）有助于临床护理教育

护理文书等与护理工作息息相关的文字信息资料，可作为临床护理教育的参考资料及学习素材。临床护理工作离不开护理文书的广泛使用，初入临床护理实践的护生通过查阅学习护理文书，可以学习到护理文书正确的书写方法、格式要求等，促进理论与实践相结合，为护生们尽早进入护理工作岗位打下基础。

（四）有助于护理学术交流

护理学术论文和护理科研报告是护理工作者长期工作经验的积累，凝集了丰富的护理及护理管理方法，解决了护理工作中的难题，作为护理书面语言沟通的表现形式，对于学术交流、共同进步提供了文字资料，促进护理科学的进一步发展。同时，护理文书为护理学术论文和护理科研报告提供了科学、准确的研究依据。

（五）有助于提供司法凭据

把患者的病情、医嘱执行情况、护理治疗过程等通过护理文书予以保存，在医疗护理纠纷或事故中，一旦被确定成为正式文书，就会具有法律效力，是医疗事故鉴定的客观依据。故护理文书的书写必须规范、准确、真实、严谨。

三、护理书面语言在工作中的应用

常用的护理书面语言沟通的医疗护理文件有体温单、医嘱单、护理观察记录单、病室报告、护理学术论文等。

（一）体温单

是描记患者体温、脉搏、呼吸、血压、出入院、手术（分娩）、死亡、转院、尿量、液体出入量及个人基本信息的护理文书，是病历的重要组成部分。在填写描绘时，做到数据准确、信息完整、字迹清晰、页面整洁。

（二）医嘱单

医嘱单是医生为患者拟定医疗计划、展开治疗的书面嘱咐，与医生的关系较为紧密。一旦该计划予以实施，护士责无旁贷，故医嘱单需要医护的共同执行。由于医嘱单是患者治疗方案的记录，可作为呈堂证供，医护人员必须在书写时做到准确无误、科学严谨，并签署全名。

（三）护理观察记录单

是危重、大手术后、抢救、严密观察和特殊治疗的患者的护理过程的书面记录，由于所记录的内容、数据是原始资料，故应记录详细，有助于掌握以上患者的病情变化，方便制订更为有效的医疗护理计划，促进患者疾病的转归。

（四）病室报告

作为了解病室、患者 24 小时病情变化的最有力的资料，也是值班护士用于班次交接的文书材料。应从患者流动情况、重点患者病情及治疗护理的情况等方面记录，便于下个班次的护士掌握信息，并根据情况做出进一步处理。通常情况下，病室报告作为次日晨会向科室人员汇报的重要内容，在书写上要做到准确、规范、完整，语句通顺连贯，字迹清晰。

（五）护理学术论文

论文中论点、论据是最重要的两个要素。书写护理学术论文时，要做到论点突出、有创意，凸显出科学性、专业性，符合临床护理工作的客观事实；论据要准确、翔实、严谨，不掺假；思路要清晰，主题要明确，语句要通顺。另外，通过书写护理学术论文能够锻炼护士总结经验、调查研究的能力，提高论文写作水平。

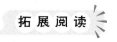

拓展阅读

你为什么还是打工仔？

李嘉诚

各位青年朋友们：

大家好！很多人都会认为打工是赚钱的，其实打工是最愚蠢的投资。人生最宝贵的是什么，除了我们的青春还有什么更宝贵？很多人都抱怨我穷，我没钱想做生意又找不到资金，多么的可笑，其实在你身上就有着一座金山，只是你不敢承认。

我们试想一下，有谁生下来上天就会送给他一大堆金钱的？有谁是准备非常齐全了、完美了再去创业成功的呢？计划赶不上变化，特别是在如今这个信息快速传播的年代。为什么你一直是打工仔？因为你安于现状，因为你没有勇气，你天生胆小怕事不敢另择他路，所以你是打工仔！因为你没有勇往直前，没有超越自我的精神，所以，你还是一个打工仔！你想过了改变你的生活，改变你穷困的命运，但是你没有做，因为你不敢做，你害怕输，你害怕输得一穷再穷，你最后不敢想，还是在打工，所以你是个打工仔！你努力了，你拼搏了，你抱着雄心大志，结果你没看到预想的成就，你放弃了，你只能还是一个打工仔。

为什么你一直是打工仔？因为你随波逐流，近墨者黑，不思上进，所以你一直是打工仔！因为你畏惧你父母，你听信你亲戚，你没有主张，你不敢一个人做决定，所以，你还是打工仔！你的观念传统，只想打工赚点钱结婚生子，然后生老病死，走你父母一模一样的路，所以你一直是打工仔！你天生脆弱、脑筋迟钝只想做按部就班的工作，你想做无本的生意，你想坐在家里等天上掉馅饼，所以你还是打工仔！你抱怨没有机遇，机遇来到你身边的时候你又抓不住，因为你不会抓，所以你一直是打工仔！因为你的贫穷，所以你自卑，你退缩了，你什么都不敢做，你只会给别人打工，所以你还是打工仔！你没有特别技能，你只有使蛮力，你和你父母一样，恶性循环，所以，你永远的是一个在打工的打工仔！

很多人想把握机会，要做一件事情时，但往往给自己找了很多理由，让自己一直处于矛盾之中，不断浪费时间，虚度时光。

第一，我没有口才。错：没有人天生就会说话，台上的演讲大师也不是一下子就能出口成章，骂人的时候很擅长，抱怨的时候也很擅长，这也是口才，只是没有任何营养罢了，那是没有价值的口才；看别人争论的时候，自己满嘴评头论足，却不反省自己，倘若你做得好，你今天是否还说自己没口才？

第二，我没有钱。错：不是没有钱，而是没有赚钱的脑袋，工作几年了没有钱么，有了，但是花掉了，花在没有回报的事情上面，吃喝玩乐，或存放贬值了，没有实现最大化，所以钱就这样入不敷出，这样月光光，这样被生活所需全部——使用，这样周而复始，每月做个月光族，没有远虑，当一天和尚敲一天钟，得过且过。

第三，我没有能力。错：不给自己机会去锻炼，又有谁一出生就有跑的能力？跳的能力？一毕业就是社会精英？一创业就马上成功？当别人很努力地学习，很努力地积累，努力地找方法，而他每天就做了很少一点就觉得乏味，学了一些就觉得没意思，看了一些就不想看，跟自己跟别人说没兴趣学，然后半辈子过去，一事无成，然后抱怨上天不给机会。能力是努力修来的，不努力想有能力，天才都会成蠢材，但努力，再笨的人也能成精英。

第四，我没有时间。错：时间很多，但浪费的也很多，别人很充实，他在看电视，别人在努力学习时，他在游戏消遣虚度，总之时间就是觉得很多余，他过得越来越无聊，别人赚钱了羡慕别人，但不去学别人好好把握时间创造价值，整天不学无术。

第五，我没有心情。错：心情好的时候去游玩；心情不好的时候在家喝闷酒，心情好的时候去逛街，心情不好的时候玩游戏，心情好的时候去享受，心情不好的时候就睡大觉，好坏心情都一样，反正就是不做正事。

第六，我没有兴趣。错：兴趣是什么，吃喝玩乐谁都有，没有成就哪里来的兴趣，出去旅游回来月光族，出去 K 歌回头钱包空空，出去大量购物回来惨兮兮。打工有没有兴趣，挤公车有没有兴趣？上班签到下班打卡有没有兴趣？家里急需要一大笔钱的时候借钱有没有兴趣？要还钱没钱还有没有兴趣？卖老鼠药的人对老鼠药有没有兴趣……？

第七，我考虑考虑。错：考虑做吧，有可能就成了，不做吧，好不甘心，整天上班也没有个头，还是做吧，明天开始，不过还是算了，再想想，这钱挣的也不容易，不不，就是打工挣钱也不容易，所以不能放弃机会，决定了，把握机会。哎呀！天都黑了，明天再说吧！然后第二天又因为以上 123456 点，因为左思右想，继续循环，最终不能决定，犹犹豫豫，还是一无所获。

有句话是，可怜之人必有可恨之处。这一生中不是没有机遇，而是没有争取与把握，借口太多，理由太多……争取之人必竭力争取，一分钱都没有也千方百计想办法，不争取之人给一百万也动不起来，发财不了，还有可能一败涂地，这就是行动上的欠缺，喜欢犹豫不决，喜欢拖延，喜欢半途而废，最后一辈子平庸，庸碌无为。还有的人，做事三分钟热度，一开始热情高涨，一会就继续懒散，这种人成功的帽子也不会在你的头上。

看看为什么别人身价几个亿，你自己还在为钱奔波，不要羡慕别人命好，别人很困难的时候是怎么坚挺过来的，怎么克服困难、突破自己、改变命运的，你只是没看到罢了。

各位青年朋友们，活着就是要追求价值呀。

谢谢大家！

复习思考题

一、简答题

1. 护士应掌握哪些语言沟通技巧？
2. 交谈与演说的异同点有哪些？

二、选择题

1. 护理工作中，护士观察患者病情的最佳方法是（　　　）
   A. 经常与家属交谈，了解患者需要　　B. 多倾听交班护士的汇报
   C. 经常与患者交谈，增加日常接触　　D. 经常查看护理记录
   E. 多加强医护间的沟通

2. 患者，男，65 岁。慢性肾功能不全尿毒症期患者，常抱怨家属照顾不周。今晨对护士小刘说："你们医院治来治去，怎么也治不好，我不治了！"护士的答复中，最合适的是（　　　）
   A. "您的心情我理解，我们也在努力，需要您的配合。"
   B. "您这样大喊大叫就不对了，扰乱了病房的秩序，还影响了我们工作。"
   C. "尿毒症是终末期疾病，治愈是不可能的。"
   D. "如果不治疗，您的病情会比现在还要严重！"
   E. "您觉得治疗效果不理想，那就找找别的治疗途径呗。"

3. 属于开放式提问的是（　　　）
   A. "您今天吃药了吗？"
   B. "您今天感觉怎么样？"
   C. "您是第一次住院吗？"
   D. "服药后，您还觉得头痛吗？"
   E. "昨天的检查结果是阴性，您知道了吗？"

4. 患儿 3 岁，因细菌性腹泻入院治疗。患儿哭闹不止，拒绝治疗，下列做法不恰

当的是（　　　）

    A. 允许患儿把喜爱的玩具留在医院　　B. 允许患儿用哭喊等方式发泄

    C. 多对患儿进行正面评价　　　　　　D. 对患儿拒绝治疗的行为进行批评

    E. 多与患儿进行互动交流

5. 下列哪项不是语言沟通的功能（　　　）

    A. 有助于优化人际关系　　　　　　　B. 有助于获取信息资料

    C. 有助于提高职业素养　　　　　　　D. 有助于参与社会活动

    E. 有助于护理学术交流

6. 哪项不是语言沟通的基本原则（　　　）

    A. 规范性原则　　　B. 专业性原则　　　C. 情境性原则　　　D. 尊重性原则

    E. 目标性原则

7. 下列除了哪项都是交谈的特征（　　　）

    A. 广泛应用，沟通便捷　　　　　　　B. 善用问答，话题多变

    C. 准备充分，称呼恰当　　　　　　　D. 注意互动，听说兼顾

    E. 针对动机，目的明确

8. 下列哪项不是演说的特点（　　　）

    A. 科学性　　　　　B. 现实性　　　　　C. 社会性　　　　　D. 艺术性

    E. 感染性

9. 有关演说题目的叙述哪项不对（　　　）

    A. 紧贴主题，以点概面相互呼应　　　B. 重点突出，要循序递进

    C. 凸显艺术性，富有情感　　　　　　D. 吸引听众，使其好奇

    E. 富有新意，使人耳目一新

10. 下列不属于护理书面语言沟通的医疗护理文件是（　　　）

    A. 体温单　　　　　　　　　　　　　B. 护理观察记录单

    C. 病室报告　　　　　　　　　　　　D. 护理排班本

    E. 医嘱单

第九章　非语言沟通

 本章概要

> 本章介绍非语言沟通学习的特点及其在临床工作、社会生活中的重要地位。学习重点是非语言沟通的概念、特征、作用。难点是非语言沟通的理解与运用。学完这一章，学生将理解非语言沟通的特点，学会分析非语言行为，恰当使用非语言沟通的技巧。

人际交往谈话时，谈话的内容固然很重要，然而在谈话时注意表示出对对方的关心，也是促进感情交流的方法之一。据研究，高达93%的沟通是非语言的，其中55%是通过面部表情、形体姿态和手势传递的，38%通过音调传递。

导　入　情　景

一个漂亮的少女在商店购买东西时，看到一个招人喜欢的小伙子迎面走来。当走近时，两人的目光接触了两秒钟后移开，少女微笑而略显羞涩地走过。当他们擦肩而过后，少女转过头，以确定小伙子是否在注视她，而此时，小伙子也恰好回头，于是他停下来与她交谈。在他们交谈之前他们没有说一个字，显然，目光沟通起到了作用，他们交谈之前进行的是非语言沟通。

第一节　非语言沟通概述

一、非语言沟通的含义

非语言沟通是指通过非语言文字信号进行信息交流的一种方式，人们利用身体动作、面部表情、空间距离、触摸行为、声音暗示、穿着打扮、实物标志、色彩、绘画、音乐、舞蹈、图像和装饰来表达思想、情感、态度和意向。在日常交往中，有时候非语言沟通可以起到语言文字不能替代的作用，一个人的手势、表情、眼神、笑声都可以说话或传情。所以，非语言不仅是对利用语言进行信息交流的一种补充，而且是人与人之间的心理沟通，是人的情绪和情感、态度和兴趣的相互交流和相互感应。

二、非语言沟通的特点

（一）广泛性

非语言沟通的运用是极为广泛的，即使是在语言差异很大的情境中，人们也可以通过非语言信息了解对方的想法和感觉，实现有效的沟通。

（二）真实性

非语言行为比语言行为更能够传递信息的真实含义。一个人的非语言行为更多的是一种对外界刺激的直接反应，往往是无意识的，不像语言沟通中词语的选择可以有意识地控制。正如弗洛伊德所说："没有人可以隐藏秘密，假如他的嘴唇不说话，则他会用指尖说话。"如某人说他毫不畏惧的时候，他的手却在发抖，那么我们更相信他是在害怕。英国心理学家阿盖依尔等人的研究表明：当语言信息和非语言信息传递出不同的甚至矛盾的信息时，通常非语言信息更能准确地表达说话者的真实感情，人们相信的是非语言所代表的意义。

（三）情景性

非语言沟通展开于特定的情境中，情境左右着非语言符号的含义。相同的非语言符号，在不同的情境中，会有不同的意义。同样是拍桌子，可能是"拍案而起"，表示怒不可遏；也可能是"拍案叫绝"，表示赞赏至极。同样是流眼泪，既可以表达悲痛、生气、委屈、仇恨；也可以表达高兴、幸福、满足、感激等完全对立的情感。因此，在实际运用中，只有联系具体的沟通情境，才能了解其确切的含义，使非语言符号运用得准确、恰当。

（四）持续性

非语言沟通是一个不间断的过程。在一个互动的环境中，自始至终都有非语言载体在自觉或不自觉地传递着信息。可以说，从沟通开始，双方的仪表、举止就传递出行为者的有关信息，双方的表情、身体动作、距离就显示着各种特定的关系。

（五）共同性

无论哪个国家，哪个民族，无论男女老少，都可以用同样的非语言符号来表达同一种情感。例如：人们用笑来表达高兴和喜悦的心情，用哭来表达痛苦和悲伤的心情。有句话说得好"微笑无国界"，可见非语言沟通是不同文化背景下人们通用的交际手段。但也应注意到非语言沟通具有一定的文化差异性，如同是用拇指和食指构成的"0"型手势，在中国和法国表示"零"，在讲英语的国家表示"OK"，在日本则表示"钱"，而在地中海国家常暗示一个男同性恋者。因此，在跨文化的非语言沟通中，需注意一定的差异性，以免发生误解。

三、非语言沟通的作用

长期以来，非语言符号可用来传递信息、沟通思想、交流感情，这些已被人们所熟悉。有人估计，人的脸部能表现出约 25 万种不同的信息，教室内教学可以有 7000 多种课堂手势，这些非语言符号都有着丰富的含义。在特定的场合，非语言符号都可起到特有的作用。

（一）表达情感

老朋友久别重逢，会紧紧拥抱对方，紧握对方的双手，以此来表达激动、愉悦的心情。在护理实践中，护士、患者及其亲属也常常通过非语言沟通来表达他们的内心状况。例如，护理人员紧握手术患者的手表示安慰和鼓励；母亲在小孩病床边紧皱眉头，满眼泪水，传递了她内心的焦虑和对孩子的怜爱。

（二）显示关系

微笑的表情和柔和的语调传递的是友好和热情的关系，而生气的面孔和生硬的语调传递的则是冷漠和疏远的关系。在护理实践中，护士靠近患者坐着，这种交谈方式显示了双方比较平等的关系，如护士站着与躺着的患者说话，往往显示护士对患者的控制地位。护理人员开会时，围着会议桌坐着的往往是年资高的、职称高的老护士，年轻的护士和实习生往往坐在第二排。参加宴会也总是把上首与下首、主位与客位分得很清楚，人们很容易从宴席的空间位置确定哪些人是重要人物。这种身份地位关系的显示依靠的就是非语言信号。

（三）调节作用

在沟通过程中存在着大量的非语言暗示，如点头、摇头、注视、皱眉、降低声音、改变体位等，所有这些都从不同侧面动态地帮助交谈者控制沟通的进行。如护士在为患者进行健康教育时，患者的眼睛总是看着别处，说明患者对交谈的内容听不懂或不感兴趣，此时护士应及时转换话题或暂时停止交谈；又如护士在倾听患者诉说病史病情时，若微笑着点头，便表示鼓励患者继续说下去，如频繁地看手表或向别处张望，则表示有其他急事要办，在暗示患者该停止谈话了。

（四）验证信息

患者及其亲属对护士的非语言行为特别敏感，他们常常利用非语言行为来验证或确认语言沟通中有疑问的信息。患者常通过护士的非语言行为来判断护士对其病情的真实想法：如焦急等待手术结果的患者亲属，可通过观察护士进出手术室的面部表情获得一些线索信息。同样，护士在观察患者时，也应注意其语言和非语言信号表达的情感是否一致，从而掌握患者的真实情况，实现有效沟通。

（五）补充信息

在人际交往中，人们常常有词不达意或词难尽意的感觉，需要同时使用非语言行为来进行辅助或弥补语言的局限，使自己的意图得到更充分更完善的表达。如护士在与发热的患者交谈时轻轻触摸其额头，既可以传递护士对患者的关心，也可以更准确地了解病情。非语言行为有时也具有部分替代语言行为的功能，如在多数国家，点头表示"是"，摇头表示"否"，微笑代表愉快，哭泣代表悲伤等。

第二节 非语言沟通的主要形式及含义

一、体语

也称为身势语。是以身体动作表示意义的沟通形式。人们见面相互点头、握手或拥抱，就是用体语向对方致意、问候和欢迎。人们在交谈时身体略向前倾，不时点头，神情随着谈话的内容变化而变化，这些体态特征表现出对说话者的尊敬和礼貌。如果腿不停地乱抖，身体随意摇晃，眼睛不住地左顾右盼，那一定会使说话者感到不高兴。因为这些无声的语言传出的信息是不尊重、不礼貌和不欢迎。所以体态语言与人际沟通成功与否关系很大。体语主要包括手势、身姿和首语三种，它们既可以支持修饰言语，表达口头语言难以表达的情感意味，也可以表达肯定、默许、赞扬、鼓励、否定、批评等，收到增强沟通的效果。手势是会说话的工具，是体态语言的主要形式，使用频率最高，形式变化最多，因而表现力、吸引力和感染力也最强，最能表达其丰富多彩的思想感情。从手势表达的思想内容来看，手势动作可分为情意手势、指示手势、象形手势与象征手势。情意手势用以表达感情，使抽象的感情具体化、形象化，如挥拳表义愤，推掌表拒绝等；指示手势用以指明人或事物及其所在位置，从而增强真实感和亲切感；象形手势用以模拟人或物的形状、体积、高度等，给人以具体明确的印象，这种手势常略带夸张，只求神似，不可过分机械模仿；象征手势用以表现某些抽象概念，以生动具体的手势和有声语言构成一种易于理解的意境。身姿是人们经常使用的姿势动作。例如，老师教学生要从小养成好习惯，要站如松，坐如钟，行如风，就可以伴以简洁的身姿作为示范。人们协调各种动作姿势，并与其他无声语言动作，如眼神、面部表情等紧密配合，使各种表现手段协调一致，才能达到良好的沟通效果。首语，即头部语言，如点头表示同意，摇头表示否定等。

二、眼神

眼睛，这个心灵的窗户，它能表达许多言语所不易表达的复杂而微妙的信息和情感。眼神与语言之间有一种同步效应。通过眼神，可以把内心的激情、学识、品德、情操、审美情趣等传递给别人，达到互相沟通的目的。不同的眼神，给人以不同的印象。眼神坚定明澈，使人感到坦荡、善良、天真；眼神阴暗狡黠，给人以虚伪、狭隘之感；

左顾右盼，显得心慌意乱；翘首仰视，露出凝思高傲；低头俯视，露出胆怯、害羞。眼神会透露人的内心真意和隐秘。

目光接触是非语言交流的一种特别形式。和其他非语言交流形式一样，目光接触的意义变化很大，而且也依赖着前后情境关系；但在几乎所有的社会相互作用中，目光接触都传达着丰富的信息。首先，目光接触常用于调整谈话。比如，一位演讲者开始发言时转移目光，要结束时就抬起目光。转移目光似乎是为了预防反问和打扰，而抬起目光标志着一个问题的结束并允许其他人发言。目光接触同样也能表明他有无兴趣。电影里经常有互相凝视的两个人，以表示爱情、热情和极大的关心。当然，作为对某人表示吸引的方法，我们肯定都熟悉长时间的目光接触。另外，一次偶然的谈话，如果其中一个谈话者总保持着目光接触，就会变成一种浪漫的表示。相反，避免或中断目光接触，通常是对一个人不感兴趣的标志。的确，当某人在谈话中目光不接触时，一般就认为他或她是心不在焉，典型地说明他或她对所说的内容不感兴趣。然而，这种情况也有例外。目光不怎么接触，有时可以说明某人害羞或害怕。另外，正传达坏消息或诉说痛苦事情的人，也可避免目光接触。此外，医生或护士在患者不注意的时候，对患者时常保持目光凝视，除去倾听和其他情感性场合，这种情形很可能是表明一种问题（病情）的严重性。

三、面部表情

脸部表情（又称面部表情）是身体语言的一种特殊表现。人类具有异常丰富的脸部表情，在人际沟通中，人们的脸部表情起着重要的作用。研究表明，在解释相互矛盾的信息的过程中，人们更加看重的是脸部表情而不是言语内容或声调。面部表情非常丰富，许多细微复杂的情感，都能通过面部种种表现来传情，并且能对口语表达起解释和强化作用。脸面的颜色、光泽、肌肉的收缩与舒张、以及脸部纹路的不同组合，便构成喜怒哀乐等各种复杂的表情。同样是笑，微笑、憨笑、苦笑、奸笑，在嘴、唇、眉、眼和脸部肌肉等方面都表现出许多细微而复杂的差别。护士工作是充满情感的职业，运用丰富多彩的面部表情恰到好处地向患者传递信息，表情达意，正是护士必须具备的基本素质之一。因此，要善于观察面部表情的各种细微差别，并且要善于灵活地驾驭自己的面部表情，使面部表情能更好地辅助和强化口语表达。

四、人体接触

人体接触是非语言沟通的一种特殊形式，包括抚摸、握手、搀扶、拥抱等。在护理工作中，护士可以采用触摸方式对患者的健康状况进行评估，可以用来表达关心、理解、体贴，给予患者无声的安慰和心理支持，也可以将抚触疗法作为辅助治疗手段，起到一定的保健和辅助治疗的作用。但是，由于文化背景因素的影响，人们对触摸的理解、适应和反应程度是有差异的，因此，在采用触摸方式时，应考虑文化背景、沟通场景、双方关系以及被触摸对象的性别、年龄以及被触摸的部位等诸多因素。护士在运用触摸方式时应保持敏感和谨慎的态度，注意观察对方的反应并及时进行调整。

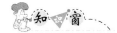

凯丽掩饰不了她的激动，这种激动在她的脚步上，在她温暖自信的笑容中，在她眼睛的光芒里，在她的一举一动中。她从交往了两年的男朋友那里新得到的戒指是她的欣喜的部分原因。前天，一个有名的、吸引求职者的广告公司——斯达集团的首席与她有力的握手，使她完全确信自己积极寻找的工作属于自己了，这可能也是对她起激励作用的部分原因。然而，最好的解释可能是她的学位帽上的穗子被从这边拨到了那边，这向世界宣布她已经从学生变成了毕业生。

五、人际距离

人际距离是人们在沟通与交往时，个体身体之间的空间距离。根据人们的不同关系，人际距离也相应地不同。尊重人们这种对空间距离的要求，有利于缓解心理压力、提高沟通的有效性和舒适感。护士要有意识地控制和调节与患者之间的距离，根据患者的种族、文化、年龄、性别、病情、个性心理以及与患者的沟通层次，建立和调节适宜的人际距离。如儿童和老年病，缩短人际距离有利于情感沟通；但对有些敏感患者、沟通层次较低的患者，人际距离应适当疏远，给对方以足够的个人空间，否则会使对方有不安全感、紧迫感，甚至产生厌恶、愤怒、反抗。通过距离的选择，表现对患者的尊重、关切和爱护。

一般而言，交往双方的人际关系以及所处情景决定着相互间自我空间的范围。美国人类学家爱德华·霍尔博士划分了四种区域或距离，各种距离都与对方的关系相称。

1. 亲密距离（0～0.5m） 属于非常亲密的人与人之间的交往区域。如果不具备这种条件而无缘无故地进入这种距离，便会视为个人空间被侵犯。如果因环境的限制，不得已进入这种空间时，如拥挤的车厢里，人际距离为零，这时应该做到：不与他人目光接触，面无表情，不左顾右盼，不扭动身体。护理人员在治疗性人际沟通中，经常与患者接触，如体温、脉搏、呼吸、血压的测量，皮肤护理，病情观察等。护理人员在操作前应向患者说明，请患者配合，避免不安或不适。

2. 私人距离（0.5～1.2m） 此距离也是比较亲近的距离。适用于亲朋好友、同学、同事、医护人员、患者与医护人员之间的交谈。在与患者的交谈中，距离的拉近，有利于更好地收集病情资料。使用这种距离双方容易接受，感到自然，是医护人员与患者交往的较为理想的人际距离。

3. 社交距离（1.2m～4m） 属于正式场合和公共场合的交往距离。双方用语言、目光、表情、手势等方式交往，说话的音量比亲密距离和私人距离交往时所需要的音量要大一些。如小型会议、交接班、会诊等，多采用这种距离。

4. 公众距离（＞4m） 是公共场合保持的距离，如演讲、做报告、讲课等，这种距离一般不适合个人交谈。

六、时间控制

有效的沟通是护士开展管理工作的基础。一项研究结果表明，护士在工作时与患者所有的沟通活动中，有45%的时间用于"听"，30%的时间用于"说"，16%的时间用于"读"，9%的时间用于"写"。

护患沟通过程中，护士与患者目光接触的时间应不少于全部谈话时间的30%，也不超过谈话全部时间的60%；与人交谈时要有目光交流，应该占总交谈时间的1/3到2/3，如果是异性患者，每次目光对视时间应不超过3秒。长时间目不转睛地注视对方是一种失礼的表现。

七、环境布置

环境的好坏直接影响沟通效果。如房间光线昏暗，沟通者看不见对方的表情，室温过低或过高以及难闻的气味等，会使沟通者精神涣散，注意力不集中。简单庄重的环境布置和氛围，有利于集中精力进行正式而严肃的会谈，但也容易使沟通者感到紧张压力。色彩亮丽活泼的环境布置，可使沟通者轻松愉快，有利于随意交谈。

八、类语言与辅助语言

类语言是指那些有声而无固定意义的声音，如呻吟、叹息、叫喊等。而辅助语言包括声音音调、音量、节奏、变音转调、停顿、沉默等。在人们沟通过程中，类语言与辅助语言起着十分重要的作用，由于说话者的音调不同，同一句话的语意就截然不同。在日常生活中，我们往往能够单凭说话者的声调可靠地判断出他的性别、年龄、精力、热情程度以及来自哪一地区，甚至我们也能判断一个人的社会地位、情绪状态、心境以及说话者的攻击性强度如何。在人们互动过程中，通过分析互动者的辅助语言也可以了解他们社会地位的差别。

一个人的嗓音具有许多特点，如音量大小，音质柔软度，音高及其变化等。在公关交际活动中，这些特点的单个或结合运用就可以表达语言的特定意思，或友好的，或嘲讽的；或兴奋的，或悲哀的；或诚恳的，或虚假的，甚至自觉不自觉地打开情绪状态的"密码"，展示一个人的身份和性格。就以礼貌用语中用的比较多的一个"请"字来说，语调平稳，会显得客气，满载盛情；语调上升，并带拖腔，便意味着满不在乎，无可奈何；而语调下降，语速短促，就会被理解是命令式的口气，怀有敌意。事实上，人们在语言沟通时，同一句话，同一个字，就因为使用不同的副语言而造成人们不同知觉的事例还有不少，比如，人们往往倾向于把说话语速较快、口误较多的人知觉为地位比较低且又紧张的人，而把说话声音响亮，慢条斯理的人知觉为地位较高、悠然自得的人。说话结结巴巴、语无伦次的人会被认为缺乏自信，或言不由衷；而用鼻音哼声又往往会表现出傲慢、冷漠和鄙视，令人不快。不仅如此，一个人激动时往往声音高且尖，语速快，音域起伏较大，并带有颤音；而悲哀时又往往语速慢，音调低，音域起伏较小，显得沉重而呆板；同样，爱慕的声音往往是音质柔软，低音，共鸣音色，慢速，均衡而微向上的音调，有规则的节奏以及含糊的发音；而表示气愤的声音则往往是声大、音高，音质粗哑，音调变化快，节奏不规则，发音清晰而短促。比如，我们在收听球赛广播时，尽管看不见播音员的面容和动作，有时也不完全听清说话的内容，但却能从尖锐、短促乃至声嘶力竭的语调中知觉其兴奋或紧张的心情；而从低沉、叹息声中知觉出惋惜之情。意大利著名的悲剧影星罗西在一次欢迎外宾的宴会上应邀为客人们表演一段悲剧，他用意大利语念起了一段"台词"，尽管客人们听不懂它的"台词"内容，却为他那动情的声调和表情而留下同情的泪水。可是这位明星念的根本不是什么台词，而是宴席上的菜单。这些事例充分表明，类语言确实是一种知觉别人或被别人知觉的手段。

第三节　非语言沟通的行为准则

一、非语言沟通的原则

1. 适应性原则　不同年龄、身份、地位的人在不同的场合的表现是不同的，所使用的非语言沟通方式必须与整个的沟通气氛相一致。

2. 自然原则　使用非语言沟通方式，贵在自然。各种非语言沟通形式的含义不是严格划分的，只是自然、真情的流露，就能够为人们所接受。

3. 针对性原则　没有任何一种非语言沟通方式适合于所有的沟通对象。在使用非语言沟通的过程中，要充分考虑对方的沟通习惯。有的人喜欢身体的接触，有的人喜欢眼神的交流，有的人喜欢语言的沟通，要因人而异。

4. 清晰原则　很多非语言沟通方式的含义很不明确，在一般情况下，我们可以借助一些其他线索来判断它的准确含义。但是，在有些情况下，因缺乏必要的线索，使接收到的非语言信息的人感到丈二和尚摸不着头脑，沟通的目的没有达到，反倒引起误解。因此，在不能确认对方能够准确解读的情况下要慎用非语言沟通形式。

5. 建设性原则　很多非语言沟通方式表达的都是些比较强烈的情感信息，难于被对方接受，其结果会引起激烈的冲突或者长久的仇恨。因此，在这些场合要本着礼貌、尊重、和解、友好的态度，克制非语言沟通信息的表达。

二、非语言沟通的禁忌

1. 待人冷冰　当患者或家属向护士询问有关情况时，如果护士是一种爱答不理、冷冰冰的态度，说话时左顾右盼，或是眼睛看着别处，或干脆不理不睬、旁若无人、径直走开、有的甚至讨嫌别人，看到对方装作没看见的样子，这些动作都传递了不尊重他人的信号，使对方感到尴尬，从而有损护士的形象。

2. 高傲　实际上是某种优越的显示。它往往是个人不能正确对待自己的地位、学识、容貌、财产等方面的条件而表现出来的高人一等、目无一切的狂妄表情，无论是护士与患者之间，尤其是来自农村地区及文化水平较低的患者，还是护士与其他人之间，都要注意自己的表情与行为。人与人之间是平等的，只有平等待人、平易近人，才有可能形成良好的人际关系。

3. 厌烦 在人际交往中，厌烦传递的是不尊重、失去兴趣和希望，甚至有侮辱他人的含义。在护理工作中，有些患者对同一个问题可能要询问多次，如果护士流露出厌烦的情绪，患者会感到内心失落，势必导致护患关系紧张。

4. 嘲笑 含看不起、轻视别人的意思。护理工作中，当患者说错了话或做错了事时，护士应该委婉地向对方提出来，绝不可嘲笑患者；对于有生理缺陷的患者，护士切不可流露出嘲笑的意思。如果患者感到护理人员的诚恳，会更加尊重护士，也为建立良好的护患关系打下了良好的基础。

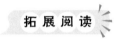

最自信的微笑

原一平身高 1.53 米，其貌不扬，年龄不年轻。

在原一平当保险推销员的头半年里，他没有为公司拉来一份保单。他没钱租房，就睡在公园的长椅上。他没钱吃饭，就去吃饭店专供流浪者的剩饭。他没钱坐车，每天步行去他要去的地方。可是，他从来不觉得他是个失败的人，至少从表面上没有人觉得他是个失败者。自清晨从公园长椅上"起床"，他就向每一个他所碰到的人微笑，不管对方是否在意或者回报他的微笑，他都不在乎。而且他的微笑永远是那样由衷和真诚，让人看上去是那么精神抖擞，充满信心。

功夫不负有心人，终于有一天，一个常去公园的大老板对原一平的微笑发生了兴趣，他不明白一个吃不饱饭的人怎么会总是这么快乐。于是，他提出请原一平吃一顿好饭，可原一平却拒绝了。他请求这位大老板买他的一份保险。于是，原一平有了自己的第一个业绩。这位大老板又把原一平介绍给许多商场上的朋友。原一平的自信和微笑感染了越来越多的人，他最终成为日本历史上签下保单金额最多的保险推销员。

原一平成功了，他的微笑被称为"全日本最自信的微笑"。

原一平说："走向成功的路有千万条，微笑和信心只是助你走向成功的一种方式，但这又是不可或缺的方式。"

原一平用真诚的微笑打开了成功大门，当然他山之石，可以攻玉，其微笑的奥妙我们不妨借鉴引用一下。只要常怀一颗爱心，始终保持自信，善待每一个人，对每一个人都笑容满面，那么离成功是不会太远的。

美与善的化身
——著名记者侯波眼中的宋庆龄

在我的摄影生活中，给我留下最亲切印象的，还要算宋庆龄副主席。

宋庆龄在各方面都是中国妇女的骄傲。你把形容一位伟大革命家和形容伟大而美丽的女性的最好词语合在一起，那就是宋庆龄。

1957 年毛泽东访问莫斯科时，宋庆龄是代表团的副团长，要我陪伴她住在一起。

乍一接触宋庆龄，我的印象是美丽、高贵、优雅，像高山白雪，令人观止。住到一起，我深切感受到的又是端庄、宁静、温柔、睿智、贤惠，她是美与善的化身。每一个动作，举首投足都十分自然；无论是一瞥余光，一个微笑，还是一声轻唤，都充满了美的魅力，令人陶醉，使人入迷。难怪许多人都说，她只要往那里一站，就为中国人争了光！

但是，她绝不是孤傲，可望而不可及。她就在你身边，并且时时用那颗温暖善良的心在同你交流，给你讲理想和事业，给你讲人民和历史，讲妇女解放。

宋庆龄一天吃两餐。由秘书、苏联卫士、翻译和我陪她一道吃饭。每次都是我坐在她对面。她礼貌、优雅、很讲卫生。实行分餐制。她喜爱吃煎甜饼子。

每次吃饭，她总是站起来，把一张甜饼子夹到面前的碟子里，而后拿起来递给苏联卫士。卫士用双手接过有煎甜饼子的碟子，然后将自己面前的空碟子交给宋庆龄。宋庆龄再夹一张饼子放入碟中递给翻译。翻译接过后，就把自己的空碟子交给宋庆龄。依次下来，她给每人都夹过了甜饼子，自己才坐下来，大家开始吃饭。

苏联卫士曾说"宋庆龄是我见过的最伟大最美丽最亲切的女性！"

思考：上面这个实例生动地说明，非语言行为对人际交往以及事业的成功都有很大的帮助。联系生活实际谈谈你对非语言行为的认识与理解。

复习思考题

一、简答题

1. 非语言沟通的特点有哪些？
2. 非语言沟通的方式有哪些？

二、选择题

A1 型题

1. 下列不属于非语言沟通的是（　　　）

    A. 喜笑颜开　　　　B. 痛哭流涕　　　　C. 捶胸顿足　　　　D. 沉默不语

    E. 大声喧哗

2. 无论哪个国家、哪个民族、无论男女老少，都可以用同样的非语言符号来表达同一种感情，体现了非语言沟通的哪个特点（　　　）

    A. 广泛性　　　　B. 持续性　　　　C. 真实性　　　　D. 情景性

    E. 共同性

3. 老朋友久别重逢，互相拥抱，体现了非语言沟通的什么作用（　　　）

    A. 表达情感　　B. 显示关系　　C. 调节作用　　D. 验证信息

    E. 否定作用

4. 下列哪项不是肢体语言（　　　）

    A. 手势语　　　　B. 首语　　　　C. 界域语　　　　D. 摇头

E. 触摸

A2 型题

5. 医生为患者检查身体时说"请把手伸出来，我给你把把脉"。其中的触摸传达了哪种信息（　　）

　　A. 亲近关系密切　　B. 关怀或服务　　　C. 爱意　　　　　D. 厌恶

　　E. 憎恨

6. 护士在为患者进行操作时说："章大娘，我要为您做口腔护理了。"这时候的人际距离属于哪一种（　　）

　　A. 亲密距离　　　　B. 服务距离　　　　C. 引导距离　　　　D. 待命距离

　　E. 展示距离

7. 张某。女。38 岁，以上呼吸道感染入院，护士为新入院病人做入院介绍时，哪项不妥（　　）

　　A. 面带微笑　　　　　　　　　　　B. 眼睛始终看病室门口

　　C. 坐在床旁椅上　　　　　　　　　D. 用手触摸病人额头

　　E. 与病人进行短暂目光交流

8. 王明，男，65 岁，农民，细菌性痢疾住院，护士为该病人进行注射时，下列除哪项外，都不符合非语言沟通要求（　　）

　　A. 左顾右盼　　　　　　　　　　　B. 双眉紧皱

　　C. 用棉签绷紧皮肤　　　　　　　　D. 注射室做到三快

　　E. 面带微笑

A3 型题

小王，女，25 岁，感觉腹部剧烈疼痛，有家人陪同来医院就诊，急诊护士小李看见了。

9. 此时，小李如何去做（　　）

　　A. 不予理睬　　　　　　　　　　　B. 继续干自己的事情

　　C. 赶紧上前帮助家属搀扶患者　　　D. 找其他人帮忙

　　E. 躲开

10. 上述措施体现了护士（　　）

　　A. 使用非语言沟通方法，传递温暖　　B. 正常履行工作

　　C. 勤快　　　　　　　　　　　　　　D. 讨厌

　　E. 闲来无事

第 十 章　沟 通 技 巧

本章概要

　　沟通是人际交往的重要途径，沟通技巧的灵活运用，会让人与人之间、人与社会之间的关系更加友好，更加和谐。

　　本章介绍沟通的技巧、冲突产生的原因、冲突的作用及冲突的处理。学习的重点是赞美、批评、拒绝及劝慰的方法，冲突产生的原因及其作用。难点是如何正确运用沟通技巧，处理各种常见的冲突。学完这一章，学生将知道人与人之间的沟通有哪些技巧、冲突为什么会产生、冲突有什么作用，能够运用不同的沟通技巧处理各种常见的冲突。

　　沟通存在于社会生活的方方面面，随着经济全球化进程的加快和社会文明的不断进步，世界各国文化相互融合，人与人之间的交流日益广泛、频繁。沟通技巧作为人际沟通的润滑剂，利于人际沟通的顺利进行，越来越受到人们的重视。在人际交往时，正确灵活地运用各种沟通技巧，不仅可以使沟通顺利进行，建立良好的人际关系，而且可以有效地避免和解决许多不必要的冲突，促进社会的和谐发展。

导 入 情 景

　　王明是某高中一年级五班的学习委员，聪明好学，勤奋刻苦，学习成绩一直名列前茅，是老师眼里的好学生，同学们学习的好榜样。在一次测试考试中，语文成绩130分，数学成绩136分，之后语文老师和数学老师分别找他谈话。语文老师欢喜地夸赞道："小子，挺厉害嘛，竟然考了130分！"数学老师却冷冷地说："怎么搞得，才考了136分！"期末考试时，王明的语文成绩全年级第一，数学成绩竟然没超过100分。

　　想一想：为什么两种不同的说法会导致两种不同的结果呢？

第一节　沟通的技巧

　　卡耐基确信这样一种说法：一个人的成功，15%是由于专业技术，85%要靠人际关系与处世技巧。赞美、批评、拒绝和劝慰是我们常用的几种沟通技巧，恰当地运用会使我们拥有良好的人际关系。

一、赞美

赞美，是人们运用语言或行为姿势对于他人的某种态度、思想及行为，发自内心进行肯定的一种方式，表达了对他人的信任和鼓励。赞美是一种与人相处交流的艺术，是人际交往的最佳沟通技巧，就其方式而言，人们更乐于接受正面的赞美与鼓励。恰如其分的赞美能够使对方的态度、思想及行为得到持续不断地强化，从而使对方进入一种你所期望他进入的状态，得到你所预期的结果。

（一）赞美的原则

1. 真诚的原则　是指人们对于美好事物发自内心的表达和赞叹，与阿谀奉承有着本质的区别。真诚的赞美体现了对他人的尊重、期望与信任，发自于人们的内心，是实事求是，有客观依据的；阿谀奉承并非发自真心，往往会夸大其词，具有很大的虚伪性。赞美他人时，一定要本着真诚的原则，否则不仅达不到预期的效果，反而会适得其反。

2. 及时的原则　是指发现他人的优点、进步及变化时，立即做出积极回应，及时地表达欣赏和赞扬。及时肯定他人的努力与贡献，不失时机地赞美他人，往往能够取得最好的效果，特别是当众及时赞扬他人，效果将会更好。而过时的赞美就很难引起对方心灵的震撼，效果往往也会减弱。

3. 适度的原则　是指在赞美他人时，用词不夸张，不过分渲染，把握好赞美与阿谀奉承的界线。恰到好处地赞美利于沟通的顺利进行，既避免了阿谀奉承、溜须拍马之嫌，又表达出了对他人的关心与认可。

4. 具体的原则　是指在赞美他人时，选择服饰、发型、行为变化等具体的内容去赞美。赞美具体事物本身，这样就使赞美变得具体而实在，具有可信价值。

5. 灵活的原则　是指依据时间、地点、行为性质、人物性格的不同而采取灵活多变的方式所进行的赞美。赞美没有固定的模式，要做到因时而异、因地而异、因人而异，避免给人留下俗套、牵强的印象。

（二）赞美的技巧及应用

1. 转换角度

临 床 情 景

张护士长是心内科的一名老护士，十分反感拍马屁、戴高帽的行为，她对实习生李梅和杨静说："如今的人真虚伪，逢人就给戴高帽子，社会风气真是每况愈下！"李梅说："张老师，您说得真对。不过，现在像您这样不喜欢戴高帽的，能有几个呢？"张护士听了非常高兴。事后李梅便对杨静说："看，又出手了一顶高帽子。"

心理学家威廉·杰姆斯曾说："人性最深层的需求就是渴望别人欣赏。"没有人喜欢被他人批评指责，人们都喜欢听赞扬的话，对于他人的赞扬，往往都会照单全收。即使赞美得有些过头，往往也会"来者不拒"。对于不喜欢别人乱戴高帽子的张护士长，换一个角度给她戴个高帽子，她也会笑纳。

2. 先抑后扬

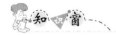

一个豪绅大摆筵席为老母祝寿，请唐伯虎赴宴。酒酣耳热之际，豪绅请唐伯虎为母亲作诗祝寿。唐伯虎慢悠悠地对着寿星道："这个婆娘不是人。"举座皆惊，大家以为唐伯虎醉酒失礼，正不知如何是好。只听唐伯虎慢条斯理地说："九天仙女下凡尘。"大家松了一口气，唐伯虎又念："生下儿女都是贼。"刚缓和的神经又绷紧了，顿时鸦雀无声，听他念下一句："偷得蟠桃献母亲。"众宾客拍掌称绝。

赞扬和鼓励，能满足人的荣誉感，但在公开场合，只说好话，过多赞美，就会有吹捧的嫌疑；多说缺点，过分指责，又会引起反感，得罪他人。运用"先抑后扬"的方法，从否定到肯定地进行评价，既能增强赞美的吸引力，同时也使赞美显得真实可信。唐伯虎运用先抑后扬的赞美方法，别出心裁，语惊四座，既赞美了寿星，同时也赞美了豪绅。

3. 衬托赞美

护士长刚做了个发型，高高兴兴地来到科室里，问护士王丽："小丽啊，你看看我做的这个发型怎么样？"王丽仔细看了看，发型确实好看，只是不适合护士长，但又不想扫护士长的兴，灵机一动说："这个发型真时尚，昨天我才在时尚杂志上看到，林志玲也是做的这个发型呢。"护士长听后非常高兴，直夸王丽招人喜欢。

喜欢被赞美是人的一种心理需求，但有的时候，我们发现赞美无从下手，没有赞美的客观依据，这个时候，我们可以从另一个角度着手，找到对方身上的一个闪光点，借用好的典型进行衬托，既不用违心说假话，又会让对方高兴。护士王丽拿明星林志玲的时尚发型衬托护士长的新发型，不仅表达了自己的真实想法，而且也给护士长留下了好印象。

二、批评

常言道：良药苦口利于病，忠言逆耳利于行。在人际交往中，批评是一种重要的沟通方式，同时也是一种有效的激励手段。

（一）批评的原则

1. 与人为善 批评的目的是帮助批评对象发现自己在认识和行为上的错误，并促使其向好的方向改变，从而形成正确的认识和行为，甚至向更高的层次提升。所以，在批评他人时，要换位思考，站在对方的立场上想问题，善意地提出批评意见。

2. 就事论事 批评别人时要做到实事求是，尊重客观实际，对事不对人。就错误事件或错误行为本身进行客观分析，找出错误之处并提出合理的改进要求，而不是带着过多的感情色彩，借题发挥，过分打击他人。

3. 针对性 批评他人时，尽量不要啰唆，泛泛讲大道理，或者漫无边际地指责，以免引起对方的反感和抗拒情绪。就具体的事进行批评，用语尽量有针对性，明确指出错误的根源及这些错误的危害性，并告知对方正确的做法，往往会使批评产生积极的效果。

4. 适可而止 "人非圣贤，孰能无过"，犯错误是再正常不过的事情。批评他人前，要先分清错误的性质、程度及危害，小事情尽量不要去批评，更不能戳人伤疤。批评要适度，尽量适可而止，达到教育纠正的目的便可。

5. 维护自尊 批评他人时，最好单独与之交谈，采用对方最容易接受的批评方式，给对方留足面子；避免当场指出，大喊大叫甚至拍桌子骂人，伤及对方自尊心和人格尊严，激化矛盾，产生对立局面。

6. 抑扬结合 美国著名实业家玛丽·凯什曾经说过："不管你要批评的是什么，都必须找出对方的长处来赞美，批评前和批评后都要这么做。这就是我所谓的'三明治策略'——夹在两大赞美中的小批评。"所以，在批评别人前，最好先给对方一些赞扬，或者说点恭维的话，事先创造一个和谐的交谈氛围，然后再进行批评，当他人接受批评并做出积极反应后，及时地给予一些肯定和表扬，强化其积极行为，使其朝预期方向发展。

（二）批评的技巧及应用

1. 抑扬结合法 是指在批评他人之前，批评者事先找出对方的优点和成绩加以肯定和表扬，然后再含蓄指出其不足的批评方法。

临床情景

晓丽是某三甲医院肾内科的一名护士，长相甜美，热心积极，但工作经常粗心大意，给科室惹了很多麻烦，患者没少投诉她，很多同事也都不喜欢和她搭班，但碍于面子，大家又不好意思说她。一天早晨，护士长见晓丽走进办公室，便对她说："晓丽，今天穿的这身衣服真漂亮，很适合你这个年龄段的小姑娘。"刚说完这几句话，护士长接着说："但也不能太骄傲啊，我相信你今天的工作也会一样漂亮。"果然，一天下来，晓丽基本上没有出现大的错误。

一般而言，我们都希望得到他人的肯定和认可，抗拒他人的批评与指责，当被他人批评指责时，既感到自尊心受到了伤害，又担心他人对自己否定与不信任。所以，在批评他人之前，我们应该先找出对方的优点和以往的成绩加以肯定和表扬，然后再含蓄指出其不足，将会取得更好的批评效果。

2. 责己感人法　是指批评者通过指出自己的错误或缺点，进行自我批评，使对方认识到自身的错误，从而受到教育的批评方法。

〖导入情景〗

程立已经十岁了，是一个很聪明的小男孩，在家里是爷爷奶奶的心肝宝贝。今天上午因为打架被老师叫了家长，回家后程立偷偷看着爸爸，心想："今天这顿揍肯定少不了！"然而，爸爸自始至终一句话都没说，一连抽了好几支烟后，才转过头对他说："儿子，我没有教育好你，这是我的错，爸爸接受惩罚！"说完，面对墙壁，一天滴水未进。程立耳闻目睹这一切，深受教育，从此再也没有和同学打过架。

孩子做错了事，家长不是急于训斥孩子，而是先从自己身上找原因，责备自己。在这里，程立的爸爸很好地运用了责己感人的批评技巧，因此，收到了很好的效果。孩子犯了错误，家长虽然没有直接的责任，但也不能说与家长的日常教育没有关系。因此，当孩子犯错误时，家长批评孩子的同时，也应当做些恰当、适度的自我批评，这样会使批评效果更好。这不仅会给孩子一种严于律己的印象，还会减轻孩子的心理压力，从而有利于问题的解决。

3. 暗示启发法　是指不直接指责批评他人，而是用间接含蓄的方式把批评的意见表达出来。

〖临床情景〗

实习医生王佳是带教老师最头疼的一名学生，每天都会迟到，还经常和患者发生冲突，给科室带来了很坏的影响。科室主任休假回来后，听说了此事，把王佳叫到办公室笑着说："小伙子，实习有一段时间了吧？有什么收获？应该学到不少东西吧！写一篇实习报告，后天交给我，内容要包括早上提前进病房与患者做了哪些沟通，治疗进展如何等，年轻人一定要好好努力啊！"王佳不好意思地低下头，以后，他改变了原来的习惯，没再迟到过一次，与患者关系也有了很大改善。

使用暗示启发法指出他人的错误与不足，既维护了他人的自尊，又起到了良好的批评效果。对于王佳的不良行为，科室主任没有直接指责、批评、激怒王佳，而是运用暗示启发法含蓄地指出王佳的问题，使王佳在心理和行为上很自然地接受了他的指正，不知不觉中改变了固有的行为方式。

4. 幽默诙谐法　是指采用幽默的语言或行为表达批评意见的方法。

〖导入情景〗

某班学生李阳在教室追逐打闹，见老师走进来，两手一撑，身体凌空跨到了座位上。老师很生气，但冷静地说："2004 年的跨栏王是刘翔，看来下一届的跨栏王将诞生在我们班了。李阳同学充分利用课间 10 分钟，苦练跨栏技术和奔跑速度，长期坚持，下一届奥运会跨栏金牌非你莫属！不过，老师要郑重提醒你，教室练跨栏很危险，容易摔伤，到时就只能参加残奥会了。"同学们听后都笑了，李阳红着脸低下了头，以后再也没有出现过类似的行为。

用幽默诙谐的方法批评责备他人，说出严肃的真理，既在玩笑中提醒了对方，也在玩笑中告诉了对方自己并不在意，既达到了批评的目的，又减轻了对方的思想包袱。

三、拒绝

生活中，我们总是会遇到亲人、朋友、同事的一些请求，而有些请求超出了我们的能力范围，有的甚至很不合理。所以我们要学会拒绝他人，但需要遵守以下几点原则。

（一）拒绝的原则

1. 维护自尊的原则　当他人对我们有所要求而我们又无能为力时，就不得不拒绝对方。在拒绝他人的时候，一定要维护对方的面子，特别是不要在盛怒之下拒绝，否则容易在语言上得罪他人，伤了他人的自尊，让人觉得你冷漠无情。

2. 灵活的原则　同一件事，不同的人会有不同的处理方法，同一种事也可以有几种不同的处理方式，不同的处理也会有不同的效果。因此，在不违反原则的情况下，灵活的拒绝会收到更好的效果。

3. 礼貌的原则　当拒绝他人的时候，若是能够面带微笑，态度和善，礼貌地对待对方，让对方感受到你对他的尊重、真诚和善意，即使被拒绝，往往也能欣然接受。若是表情冷漠、语气严峻、态度傲慢，就会令人很难堪，甚至形成对立。

4. 量力而行的原则　对于他人不合理的要求，必须据实言明，否则容易使对方误会，最后埋怨你不信守承诺。当他人对我们有所请求的时候，要坚持量力而行的原则，尽量不要轻易拒绝，否则我们会失去许多获得友谊的机会。

（二）拒绝的技巧及应用

信奉中庸之道的人们，往往不敢也不善于拒绝他人，事后却又后悔不迭，常常因无法摆脱这种"无力拒绝症"，而疲惫、自责，即使拒绝了他人也会留下一些心理障碍，整日郁郁寡欢。拒绝他人，灵活使用一些技巧既可以帮我们摆脱这种烦恼，又会使我们获得好的人缘。

1. 婉言相告

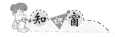

英国首相丘吉尔，因在第二次世界大战中保卫国家有功，国会要为他铸铜像供人瞻仰。丘吉尔知道后很不赞同，便致信有关人员，委婉地道："谢谢大家，我怕鸟儿在我

的铜像上拉屎，还是免了吧！"

面对他人的一些请求，当我们真正有不得已的苦衷时，要委婉地说明，以婉转的态度、不失礼貌的语言巧妙地拒绝，对方往往会感动于我们的诚恳。这样，既能为自己开脱，也不会让对方难堪。

2. 幽默相拒

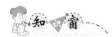

有一位读过《围城》的美国女士来到中国，打电话给书的作者钱钟书先生，说自己很想拜见他。钱钟书先生向来淡泊名利，但又不好直接拒绝，于是在电话中幽默地说："假如你吃了一个鸡蛋觉得不错的话，又何必一定要见那个下蛋的母鸡呢！"

直接拒绝对方，往往会引起对方的不快。但他人的要求，有时又必须拒绝。钱钟书先生运用生动、形象的比喻，幽默机智地拒绝了美国女士的请求，既维护了他人的自尊，又避免了自己的麻烦。

3. 诱导相拒

临床情景

一位女性患者在化疗期间想随丈夫利用出差的机会去旅游，向主管医生请假，这不利于疾病治疗的要求。于是对患者说："能和老公一起去旅游，确实是一件美事，不过，这段时间是治疗的关键时期。去旅游的机会很多，等您病好了，和全家一块儿去不是更好吗？"该患者听了医生的话后说："大夫，那我就不去了。"高高兴兴地收回了自己的请求。

我们都不愿意自己的要求被拒绝，断然的"不"字，往往会伤害对方的感情，引起对方的反感，若是采用诱导的方式，使对方否定自己提出的要求，来达到我们拒绝的目的，便可以使对方欣然接受。

四、劝慰

生活中，人们难免会遇到伤心事，有时也会做出错误的决定或行为，使自己心情变得很糟糕，无法静下心来工作或者学习，此时常常希望得到他人的劝慰。

劝慰通常包括劝说和安慰两个方面。劝说是指当别人行为不当或将要出现错误行为时，通过劝说使其行为终止的表达方式，如护士告诉家属病房探视时间已到，劝其离开；而安慰是指某种原因导致他人心情苦闷，情绪低落时，所采用的一种稳定对方情绪、改善对方心情的方式，如母亲因担心疾病预后哭泣时，女儿给予其拥抱表示安慰。

在劝慰他人的过程中，不仅可以帮助对方避免不必要的错误，解决各种困扰，使对方感受到你的关心，也将使你获得一份友谊。

（一）劝慰的原则

1. 敬人的原则　心理学研究表明：每个人都有自尊心，当预感到有人想要劝告他、改变他的观点时，常常会本能地提高警惕，形成一种心理防御机制。所以，要坚持敬人原则，以积极、赏识、关心、公正的态度劝慰他人，否则会挫伤其自尊心。

2. 适度的原则　适度是指劝慰的时间、场合、内容等恰当、适度。劝慰他人时，要先了解事情的来龙去脉，掌握客观事实，把握好劝慰的度，站在对方的立场上思考，与对方同感共鸣，使安慰符合对方的心理需求，这样对方才能把你的话真正听进去。过度的安慰不仅起不到预期效果，反而会增加对方的烦恼。

3. 真诚的原则　只有发自内心地劝说，真诚地安慰，才能使对方感受到我们的关心，从而获得战胜困难的力量。如果只是把劝慰当作形式，就很难起到安慰的效果。

4. 不干预的原则　对于他人的遭遇与不幸，应了解并认同其苦恼，在劝慰时允许其流露不良情绪并发泄出来，不评价、不给见解、不干预。

（二）劝慰的技巧及应用

1. 倾听

临床情景

患者张琳在小声哭泣，护士小雨不知道怎么回事，也不知如何安慰她，更怕自己说错了话，使她更加伤心，于是走到病床前轻声说："方便和我说说吗？看我有什么能帮助你的。"张琳想了一下说："早上和我老公吵了一架，因为治病已经欠了很多债，我怕拖累家里，不想治病了，他愣是不同意……"小雨一边专注地听，一边点头回应，最后张琳抹了一把眼泪说："护士，谢谢你听我说这么多，其实也没什么，我就是憋得慌，想唠叨唠叨。"

倾听是劝慰他人的重要技巧之一，当我们不知道事情的原委，不知道如何安慰他人时，不要急着追问，应创造条件让对方说，以充分了解事情的来龙去脉和对方的真实的想法，寻找到劝慰的突破口，在适当的时机做出恰当的回应。对话时，应有时说，有时听，否则，会因说错话使对方更加伤心。

2. 善用同理心

临床情景

李丽和小玲是同桌，李丽失恋了，一整天都没说话，小玲不声不响地坐在她身边，关切地望着她，说："虽然我不知道发生了什么，但我真的很关心你。"说着眼泪不知不觉地流了下来，望着小玲的眼泪，李丽仿佛遇到了知己，哭着诉说起来，等李丽诉说完，小玲帮李丽擦干眼泪说："我理解你的感受，我知道你现在一定很痛苦，抱一下，可能会好一些。"

同理心是指在人际交往过程中，能站在他人的角度思考和处理问题、体会他人的情绪和想法、理解他人的立场和感受。很多时候，即使我们曾有同样的遭遇，也无法完全了解他人的感受，此时，我们应该用同理心去关心对方，急他人所急，痛他人所痛，让对方感觉到，你是能够感同身受的朋友，真正站在了他的立场上思考问题。

3. 把握时机

临床情景

早上医生查房时，告知患者李某罹患肺癌，护士小刘担心他想不开，便去病房劝慰说："李大爷，您一定要想开，肺癌是很常见的疾病，不要难过了，该吃吃，该喝喝……"刘某听后勃然大怒，把护士小刘骂出了病房。

劝慰的艺术在于"在适当的时机，说适当的话"，劝慰他人时要注意时机的选择，不可在错误的时间、地点、环境下劝说，更不可在对方过度悲伤、自己信心不足的时候劝说；过早，对方意识不到问题的重要性，过迟，可能为时已晚，不仅无法减轻伤痛，反而使对方再次陷入悲伤。

4. 权衡利弊 古语有言："利弊相权，取其利；两利相权，取其重；两弊相权，取其轻。"在劝慰患者及家属时，可以帮助其权衡其行为的利弊，不直接去劝说，使其自主做出决定。

例如，患者或患者家属在病室内吸烟，护士进行劝说时，要动之以情，晓之以理，给患者及患者家属分析吸烟的危害性，对疾病治疗和健康恢复的不利影响，让患者及患者家属很情愿的接受，而不能采用命令性的语言或粗暴的行为，那样不仅会让患者反感，心里不舒服，反而达不到预期效果。

5. 现身劝慰 我们试图劝慰他人时的内心波动，往往会被对方所觉察，所以，要先耐心听完对方的讲述，再善意地进行现身安慰，分享我们自己的故事。让对方了解到我们也曾有过相似经历，使其从我们的经历中找到解决的方法，也从另一个侧面告知对方，很多人都有过这种经历，事情终将会过去。这种方法比一味地劝说安慰更使人信服，也更有效。

第二节 冲突的分析与处理

随着我国医疗制度改革的不断深入，患者在就医过程中的维权意识逐渐增强，对医护人员的职业道德、技术水平及服务质量提出了更高的要求。由于以往工作习惯的影响及个别护士的服务意识相对滞后，往往导致护患冲突。因此，怎样不断改进护理工作，尽量减少或避免护患冲突及正确处理冲突，已成为当务之急，需引起我们的广泛关注。

一、冲突产生的原因

（一）外部因素

1. 患者对疗效的期望值过高 受现有医疗技术水平的限制，医生通常能做到减轻痛苦、延长生命、提高生活质量。而患者认为医生应该做到"药到病除""包治百病""起死回生"。若疗效与预期结果不一致或病情恶化，便认为是医生误诊或医护人员未尽心尽责。

2. 患者对医院性质认识偏差 人们普遍认为医院是为患者提供医疗服务、谋求健康的社会福利性的公共单位，必须为患者提供所有的医疗服务，在治疗过程中不能出任何差错，要满足患者的各种要求，完全使患者满意，并期待医院提供优质的服务、精湛的技术、肯定的疗效、良好的预后、合理的价格。

3. 护患关系不和谐 在医疗服务中，护士与患者接触最频繁，引起摩擦的概率也最大。一些患者或家属就医时言行举止不文明，对护士缺少应有的理解和尊重，更有甚者对护士进行侮辱、谩骂、殴打，严重挫伤了护士的积极性和职业认同感，加之媒体的夸张报道，使得护患关系紧张，严重不和谐。

（二）内部因素

1. 未认真履行规章制度 在医疗护理操作过程中，个别护士未认真实行查对制度，出现打错针、发错药、输错液等差错事故；未认真进行交接班，遗漏某些必要的治疗护理操作；未及时检修急救仪器、补充急救药品，造成急救时物品损坏或短缺，错失抢救先机。

2. 缺乏良好的职业道德 护士不仅要有娴熟的操作技能，还要有高尚的职业道德。如对患者一视同仁，理解、尊重、关心体贴患者，始终将患者的健康放在首位，尽可能满足患者的合理要求。少数患者和家属对护士缺少应有的理解和尊重，部分护士感觉社会地位低、待遇差，缺少职业认同感，致使工作的主动性、积极性不高，责任心不强，职业道德缺乏。

3. 专业技术水平低 受传统观念的影响，很多护士认为他们的工作就是打针、发药等琐事，简单机械地执行医嘱，导致临床经验欠缺，专业技术水平始终不高，操作技能方面也存在重复注射、重复穿刺、操作不规范、应急能力差等问题。

4. 服务态度差 患者因为疾病、医疗费用等问题，导致心理压力大，情绪低落且不稳定，加之医学知识缺乏，其对医护人员抱有极大的期待，希望得到医护人员更多的关心与帮助，但由于工作繁忙、知识水平有限等原因，医护人员对患者的提问回答不及时，有时语气生硬，态度相对较差，容易引发冲突。

5. 法制观念淡薄 护理人员把精力过多地放在了日常治疗护理中，往往忽略了患者的其他权利。如在护理操作过程中，部分护理人员未注意保护患者的隐私部位；在不适宜的场合谈论患者的个人隐私，诸如婚姻、恋爱、性生活等，严重侵犯了患者的隐私权。

6. 人员配备不足 目前，我国各级医院的床护比配置不合理，护理人员配置严重不足，护士工作量大，诸如取药、记账等不属于护士的工作也要由护士完成，致使护士没有足够的时间与患者进行有效的沟通，了解患者需求，不利于和谐护患关系建立。

二、冲突的作用

（一）冲突的积极作用

1. 利于制定正确的护理方案　通用汽车的史隆曾说："意见相左甚至冲突是必要的，也是非常受欢迎的事。如果没有意见纷争与冲突，组织就无法相互了解；没有理解，只会做出错误的决定。"冲突能让护士及时发现现存问题和潜在问题，并针对相关问题制定出正确的应急预案。

2. 利于护理质量的提高　冲突也是一种有效的沟通方式，它能够让护士了解到患者的需求，不断地完善护理服务内容，提高服务质量，满足患者的合理需求；还能够督促护士不断提高自身理论知识、专业技能和处理紧急事件的能力，为患者提供满意、优质的护理服务。

3. 利于有效减少护患纠纷　冲突可使医护人员在日常医疗护理过程中，获取患者的更多信息，对患者有更多的了解，及时发现问题并解决问题，有效地避免或减少错误；及时了解需求并满足合理需求，减少护患纠纷。

（二）冲突的消极作用

1. 分散护患双方时间与精力　护患冲突会分散患者与护理人员的注意力，使双方的精力都消耗在矛盾冲突中，时间和金钱会被分散到解决冲突上去；而人的时间与精力是有限的，这样会使护士没有更多的时间与精力护理患者。

2. 使医疗事故增多　冲突往往会影响护士的情绪，分散护士的时间与精力，致使护士无法将注意力全部集中在护理工作中，这样不仅降低了护理效果，也增加了护理过程中的出错概率，使医疗事故增多。

3. 使护患关系紧张　患者受疾病折磨，医疗费用高，家庭负担重，心理压力大，情绪低落不稳定，冲突会使本来就不和谐的护患关系更加紧张。

4. 影响疾病的治疗　冲突一方面会牵涉到医护人员的部分精力，使其无法集中精力为患者进行治疗和护理，另一方面也会影响患者情绪，无法积极配合治疗，严重影响了疾病的治疗与康复。

5. 影响医院形象　医护人员被人们誉为"白衣天使""健康的卫士"，冲突的发生，往往会降低医护人员在人们心中的地位，使人们怀疑医院的服务质量、医疗技术水平，严重影响医院形象和医院效益。

三、冲突的处理

矛盾无处不在，冲突时有发生，由于每个人的年龄、性格、生活阅历、工作经验、受教育程度、人生观、价值观等不同，个人利益和所处立场也不同，对待冲突的态度和处理冲突的策略也不尽相同。

（一）正确对待冲突

当出现护患冲突时，医院应首先反思医护人员在治疗护理服务过程中有何问题，弄清冲突产生的原因，正确对待冲突，并提出相关应对措施，防止类似冲突的再次发生。向医院提出自己的意见和建议，是患者不可剥夺的权利，更是对医院的有效监督。有建设性的意见和建议，医院应当予以采纳，不断改进完善护理服务；因医疗专业知识缺乏引发的误解，应当耐心地解释；对于无理取闹者应进行严肃的批评教育。

（二）回避

回避是指采取不合作、退缩或中立的方式，以远离冲突、避开争执问题或观点。

当冲突内容微不足道，只是暂时性的，不值得我们耗费过多的时间和精力时，或者有效处理冲突的信息缺乏，可以先采取回避的方法，使紧张的局面缓和，双方激动的情绪平静，从而避免事态的进一步扩大。但这种方式常会被一些人认为是懦弱的表现，易导致不利评价，只能暂时缓解冲突。

（三）折中

折中是指冲突双方互相让步，以达成双方都可接受的协议。折中是一种使用广泛的解决冲突的方法，普遍能被双方接受，益于获得积极地评价和保持良好的人际关系。但折中方式仅能使双方部分满意，无法达到满意最大化，而且不能用来解决早期的冲突，否则将妨碍冲突的全面解决。

（四）合作

合作是指冲突双方愿意就冲突本身进行分析和探究，相互沟通并分享双方的信息，寻求符合双方共同利益的方案。

合作是解决人际冲突的双赢方法，能使双方利益最大化。这种方式使冲突被公开、客观地认识并被所有相关的人员所评价、认可，展现出了处理矛盾冲突的能力，常常可以获得积极的评价。

（五）善用沟通技巧

护患双方的价值观、需求期望，以及对问题的看法存在很大差异，患者及家属希望医院能够提供安全、有效、满意、优质的医疗护理服务；而医院希望患者理解医护人员的工作量大、医疗技术有限等，无法完全满足患者的需要。当出现护患冲突时，要根据患者的年龄、性格、受教育程度等灵活使用各种沟通技巧，如赞美、劝慰、换位思考等。

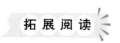

人际冲突处理能力测试

以下 10 道测试题，每道题有四个选项。请根据自己的生活体验，选出最符合自己实际情况的答案。

1. 假如你与好朋友发生了冲突，关系变得非常紧张，你将如何处理？

    A. 不再理睬他，如果他主动与我打招呼并道歉，我才理睬他

    B. 请求中间人进行调解，消解冲突

    C. 无论如何都不再理睬他，君子报仇，十年不晚

    D. 积极主动地与对方打招呼，寻找恰当时机沟通解释，尽快消除冲突

2. 如果你被同事误会弄坏贵重仪器，你将如何处理？

    A. 找护士长主持公道，同时指责误解自己的护士

    B. 把弄坏贵重仪器的责任推到误解自己的护士身上

    C. 感到可笑，不予理睬，身正不怕影子斜

    D. 请求科室领导进行调查，彻底查清事实真相，还自己清白

3. 如果护士长与科主任之间出现冲突，你将如何处理？

    A. 站在对自己有利的一边

    B. 采取中立的态度，两边都不得罪

    C. 站在做法正确的一边

    D. 想方设法调节双方的冲突

4. 假如你是护士长，护士经常因为琐事发生冲突，你将如何处理？

    A. 评经验主观判断对与错

    B. 只扫自家门前雪，莫管他人瓦上霜

    C. 阻止双方争吵，防止冲突升级

    D. 威胁他们如果再争吵就扣下个月奖金

5. 假如你是护士长，与科主任意见分歧，你将如何处理？

    A. 对于这个问题只字不提，冷处理

    B. 请求中间人评判双方是非对错

    C. 为了维护同事之间的良好关系，放弃自己的立场

    D. 不再搭理科主任，中断交往

6. 当你因工作出色被护士长表扬、遭同事嫉妒时，你将如何处理？

    A. 树大招风，以后不再积极了

    B. 走自己的路，让别人说去吧

    C. 与嫉妒者争辩，说风凉话给他们听

    D. 继续努力工作，并不断反思自己的言行，与同事处好关系

7. 假如某患者因治疗需要而损害其他患者的利益时，你将如何处理？

    A. 向其他患者解释该治疗的意义，取得同意后再开始治疗

    B. 不用取得他们的同意，悄悄进行

    C. 做完治疗之后再向他们解释

    D. 让其他人去做这项治疗，双方都不得罪

8. 假如某患者家属态度傲慢，让你心里不舒服，你将如何处理？

    A. 反思该患者家属的傲慢态度是否与自己有关

    B. 寻找恰当时机进行沟通

    C. 不理睬，维持现状

    D. 当出现傲慢态度时，与其争辩

9. 假如你为某患者设计的护理方案被护士长否定了，你将如何处理？

    A. 向护士长申辩，使自己的护理方案得到护士长的支持

    B. 消极怠工，向护士长表示自己的不满

    C. 继续努力工作，寻找恰当时机向护士长讲解自己的护理方案

    D. 与护士长据理力争

10. 假如你与同事为患者设计的护理方案很不一致，你将如何处理？

    A. 将两种护理方案进行折中处理

    B. 为维持同事关系，采用对方的方案

    C. 与同事争吵，坚决坚持自己的护理方案

    D. 让同事独自去护理，自己不再参与

将各题的得分相加，统计总分：

题号选项	1	2	3	4	5	6	7	8	9	10
A	1	1	0	1	3	0	3	2	2	2
B	2	0	1	0	2	2	1	3	1	3
C	0	3	2	3	1	1	2	0	3	0
D	3	2	3	2	0	3	0	1	0	1

结果说明

0 ~ 6 分：表明人际冲突处理能力很弱。

7 ~ 12 分：表明人际冲突能处理力较弱。

13 ~ 18 分：表明人际冲突处理能力一般。

19 ~ 24 分：表明人际冲突处理能力较强。

25 ~ 30 分：表明人际冲突处理能力很强。

复习思考题

一、简答题

1. 如何在实际生活中灵活运用各种沟通技巧？

2. 当与患者发生冲突时，如何有效解决？

二、选择题

1. 下列哪项是护士在临床工作中所表现出来的习惯行为（　　　）

A. 态度　　　　　　B. 技巧　　　　　C. 知识　　　　　D. 情感

E. 着装

2. 护士在临床工作中处理人际关系应具备的最基本技巧是（　　　）

A. 沟通技巧　　　B. 写作技巧　　　C. 演讲技巧　　　D. 表达技巧

E. 描述技巧

3. 处理冲突之后，最好结果应该是（　　　）

A. 双方都感到愉快　　　　　　B. 一方说服另一方

C. 达成共同的协议　　　　　　D. 约定下次再处理

E. 放弃自己的观点

4. 生活中常用的沟通技巧不包括（　　　）

A. 赞美　　　　　B. 批评　　　　　C. 拒绝　　　　　D. 劝慰

E. 微笑

5 倾听在劝慰中的目的是（　　　）

A. 理解表面信息　　　　　　　B. 理解对方的全部信息

C. 理解大部分信息　　　　　　D. 理解深层次信息

E. 只是形式而已

6. 冲突的作用不包括（　　　）

A. 利于护理质量的提高　　　　B. 分散护患双方时间与精力

C. 影响疾病的治疗　　　　　　D. 影响医院形象

E. 提高医护人员威信

7. 可以使冲突双方利益最大化的是（　　　）

A. 折中　　　　　B. 回避　　　　　C. 合作　　　　　D. 妥协

E. 善用沟通技巧

8. 护士发现某患者家属在走廊里抽烟，最好使用以下哪种劝说技巧（　　　）

A. 赞美　　　　　B. 批评　　　　　C. 讽刺　　　　　D. 权衡利弊

E. 争吵

9. 关于批评的原则，不包括（　　　）

A. 就事论事　　　B. 适可而止　　　C. 抑扬结合　　　D. 严肃批评

E. 维护自尊

10. 关于护患冲突产生的原因，不正确的是（　　　）

A. 患者对疗效的期望值过高　　B. 专业技术水平低

C. 患者故意找茬　　　　　　　D. 人员配备不足

E. 服务态度差

第十一章　护理工作中的关系沟通

本章概要

　　本章介绍护患关系沟通、护理工作中的其他关系沟通、治疗性沟通与临终关怀。学习重点是护患关系的性质与特点、护患关系的发展过程与影响因素、影响治疗性沟通的因素、与临终患者的沟通技巧。学完这一章，学生将知道什么是护患沟通、治疗性沟通，了解与临终患者的沟通，学会分析护患沟通的影响因素。

　　医疗护理服务过程中涉及多方面的人际关系，但其中最重要的是护士与服务对象之间的人际关系，即护患关系。护患关系是在护理服务过程中护士与服务对象之间形成和发展的一种治疗性、专业性、帮助性的人际关系。它是整个护理保健服务过程中的关键因素之一，具有其自身的特征、内容、范围及要求。了解护患关系的内容及特征，对促进护患沟通，建立和谐的护患关系具有重要的意义。

导入情景

　　日本铃木健二先生对日本一些调动工作的人的动机进行了调查。调查结果发现，要求调动工作的人中，只有5%的人是为求薪俸优厚，而95%的人是因为人际关系问题而调往其他岗位。

　　美国一所工学院曾对1万个案例进行分析。结果发现："聪明才智""专业技术""工作经验"只占事业成功的15%，而其余的85%则决定于良好的人际关系。

　　想一想：在工作中为什么人际关系这么重要呢？应该如何提高沟通能力呢？

第一节　护患关系与沟通

一、护患关系的性质与特点

（一）护患关系的性质

护患关系是指护患双方在相互尊重并接受彼此民族、文化差异的基础上，通过医疗、护理等活动与患者建立起来的一种特殊的人际关系。护患关系是医疗服务领域里的一项重要的人际关系，是护士与患者之间在特定环境及时间段内互动所形成的一种人际关系。

（二）护患关系的特点

1. 护患关系是帮助与被帮助的关系　在医疗护理服务过程中，护士与患者通过提供帮助和寻求帮助形成特殊的人际关系。帮助系统包括医生、护士、辅诊人员，以及医院的行政管理人员；被帮助系统包括患者、患者家属、亲友和同事等。帮助系统的作用是为患者提供服务，履行帮助职责；而被帮助系统则是寻求帮助，希望满足需求。护士与患者的关系不仅代表护士与患者个人的关系，也是两个系统之间关系的体现。因此，两个系统中任何一个个体的态度、情绪、责任心都会影响医疗护理工作的质量和护患关系。

2. 护患关系是一种专业性的互动关系　护患关系是护患之间相互影响、相互作用的专业性互动关系。这种互动不仅限于护士与患者之间，还表现在护士与患者家属、亲友和同事等社会支持系统之间，是一种多元性的互动关系。因此，互动双方的个人背景、情感经历、教育程度、性格特点、对健康与疾病的看法等均会影响相互间的感觉与期望，并影响护患关系的建立与发展。

3. 护患关系是一种治疗性的工作关系　治疗性关系是护患关系职业行为的表现，是一种有目标、需要认真促成和谨慎执行的关系，并具有一定强制性。无论护士是否愿意，也无论患者的身份、职业和素质如何，作为一名护理工作者，有责任与患者建立良好的治疗性关系，以利于患者疾病治疗、恢复健康。

4. 护士是护患关系后果的主要责任者　作为护理服务的提供者，护士在护患关系中处于主导地位，其言行在很大程度上决定着护患关系的发展趋势。因此，一般情况下，护士是促进护患关系向积极方向发展的推动者，也是护患关系发生障碍的主要责任承担者。

5. 护患关系的实质是满足患者的需要　满足患者需要是护士提供护理服务的目的，也是护患关系的实质。以此形成了在特定情境下护患之间的专业性人际关系。

二、护士的角色功能

1. 明确自身的职能　护士应全面认识、准确定位自身的职能，认真履行护士工作的责任和职责，使自己的言行符合患者对护士角色的期待。

2. 帮助患者转换角色　护士应根据患者的病情、年龄、文化程度、职业、个性等特点，了解患者对"新角色"的认识，分析影响患者角色适应的因素，努力帮助患者尽快适应患者角色。

3. 维护患者的权益　维护患者的权益是护士义不容辞的责任，护士应给予高度重视，并主动维护患者的合法权益。

4. 减轻护患间分歧　护士与患者沟通时，应注意沟通内容的准确性、针对性和通俗性；根据患者的特点，选择适宜的沟通方式和语言；同时鼓励患者及时提问，以确保沟通的效果。

三、护患关系的基本模式与特点

1. 主动－被动型　亦称支配－服从型模式，是最古老的护患关系模式。此模式受传统生物医学模式的影响，将患者视为简单的生物体，忽视了人的心理、社会属性，将治疗疾病的重点放在药物治疗和手术治疗方面。

此模式的特点是"护士为患者做治疗"。模式关系的原型为母亲与婴儿的关系。在此模式中，护士常以"保护者"的形象出现，处于专业知识的优势地位和治疗护理的主动地位，而患者则处于服从护士安排的被动地位。此模式过分强调护士的权威性，忽略了患者的主动性，因而不能取得患者的主动配合，严重影响护理质量。在临床护理工作中，此模式主要适用于不能表达主观意愿、不能与护士进行沟通交流的患者，如神志不清、休克、痴呆，以及某些精神疾病患者。

2. 指导－合作型　是近年来在护理实践中发展起来的一种模式，也是目前护患关系的主要模式。此模式将患者视为具有生物、心理、社会属性的有机整体。

此模式的特点是"护士告诉患者应该做什么和怎么做"。模式关系的原型为母亲与儿童的关系。在此模式中，护士常以"指导者"的形象出现，根据患者病情决定护理方案和措施，对患者进行健康教育和指导；患者处于"满足护士需要"的被动配合地位，根据自己对护士的信任程度有选择地接受护士的指导并与其合作。在临床护理工作中，此模式主要适用于急性患者和外科手术后恢复期的患者。

3. 共同参与型　是一种双向、平等、新型的护患关系模式。此模式以护患间平等合作为基础，强调护患双方具有平等权利，共同参与决策和治疗。

此模式的特点是"护士积极协助患者进行自我护理"，模式关系的原型为成人与成人的关系。在此模式中，护士常以"同盟者"的形象出现，为患者提供合理的建议和方案，患者主动配合治疗护理，积极参与护理活动，双方共同分担风险，共享护理成果。在临床护理工作中，此模式主要适用于具有一定文化知识的慢性疾病患者。

四、护患关系的发展过程与影响因素

（一）护患关系的发展过程

1. 初始期　是护士与患者的初识阶段，也是护患之间开始建立信任关系的时期。此期的工作重点是建立信任关系，确认患者的需要。

2. 工作期　是护士为患者实施治疗护理的阶段，也是护士完成各项护理任务、患者接受治疗和护理的主要时期。此期的工作重点是通过护士高尚的医德、熟练的护理技术和良好的服务态度，赢得患者的信任、取得患者的合作，最终满足患者的需要。

3. 结束期　经过治疗和护理，患者病情好转或基本康复，已达到预期目标，可以出院休养，护患关系即转入结束期。此期工作重点是与患者共同评价护理目标的完成情况，并根据尚存的问题或可能出现的问题制订相应的对策。

（二）护患关系的影响因素

1. 信任危机　信任感是建立良好护患关系的前提和基础，而良好的服务态度、认真负责的工作精神、扎实的专业知识和娴熟的操作技术是赢得患者信任的重要保证。在工作中，如果护士态度冷漠或出现技术上的差错、失误，均会失去患者的信任，严重影响护患关系的建立和发展。

2. 角色模糊　在护患关系中，如果护患双方中任何一方对自己所承担的角色功能不明确，如护士不能积极主动地为患者提供帮助，或患者不积极参与康复护理、不服从护士的管理等，均可能导致护患沟通障碍、护患关系紧张。

3. 责任不明　责任不明与角色模糊密切相关。护患双方往往由于对自己的角色功能认识不清，不了解自己所应负的责任和应尽的义务，从而导致护患关系冲突。护患责任不明主要表现在两个方面：一是对于患者的健康问题，应由谁来承担责任；二是对于改善患者的健康状况，谁来承担责任。

4. 权益影响　寻求安全、优质的健康服务是患者的正当权益。大多数患者由于缺乏专业知识，导致部分或全部丧失自我护理的能力，被迫依赖医护人员的帮助来维护自己的权益。而护士则处于护患关系的主动地位，在处理护患双方权益争议时，容易倾向于自身利益和医院的利益，忽视患者的利益。

5. 理解差异　由于护患双方在年龄、职业、教育程度、生活环境等方面的不同，在沟通交流过程中容易产生差异，从而影响护患关系。

导入情景

日本富士山下有一所举世闻名的"鼓励学校"。校旗上写着："一百升汗水和泪水" 8 个字。学校的办学宗旨是把日本企业领导者塑造成优秀的人才。课程设置极为别致，上课和管理方式闻所未闻。学生分成小组，13 个人一组，每天数次走上大街高呼："我是最优秀分子，我能胜！我能胜！"上课时由老师带领学生高喊："我能干！我力大！我年轻！我能胜！我能胜！"学校校长说，这所学校的办学方针就是教给学生以"足够自信心"，"我们的目的就是要把每个学生推到极限，然后战胜极限。"在这种特殊的教育方式下，这所学校培养出相当多的一流人才。

第二节　护理工作中的其他关系沟通

在医院这个特殊的社会环境中，护士经常要和医院的同事、护生及患者家属进行交往，能否处理好与他们的关系，不仅关系到护理工作质量、效率，同时也会影响到每个人的身心健康。

一、医护之间的关系沟通

护士与医生是工作上的合作伙伴，既相互独立，又相互补充、协调，共同组成了医疗护理集体。虽然职责分工不同，医生侧重于对服务对象疾病的诊断和治疗，护士侧重于对服务对象身心护理问题的诊断和处理。但是，护士与医生在工作中的交往极为密切，共同为患者解决复杂的健康问题。因此，正确处理医护间的关系，建立相互融洽的医护合作尤为重要。

（一）取得医生支持配合

1. 把握交往时机　要利用各种机会，比如科室会议、交班会、学习讨论会、个别交谈等形式，向医生介绍护理技术的新进展和发展趋势，结合本科室的实际情况，开展科研、技术、管理方面的工作，可随时征求医生的意见，必要时邀请医生参与，使全体医护人员都融入一个集体当中。

2. 注重交往艺术　如在工作中出现医生和护士配合出现分歧，如医生正在查房时，如护士要对患者进行常规护理操作，不要打扰医生查房，而应暂时等候一旁或征得医生同意后方可进行。同时要注意沟通的场合、态度和交往艺术。

3. 树立良好形象　要取得医生对护理工作的支持和配合，最主要的还是护士树立良好的自身形象，这是处理医护关系的基础。护士在工作中彬彬有礼、善待他人、虚心好学、业务过硬，必然会赢得医生的信任与尊重。

（二）及时向医生报告病情时

向医生报告病情的原则，要按轻重缓急、先后有序如实汇报，不加自己的观点，不批评别人的看法，所报告的内容要简明扼要、重点突出，尽量达到说明情况，及时解决的目的，又不耽误医生的时间。当医生在病房里，与患者家属交谈时，汇报情况应注意无负面影响，必要时请医生到室外再做说明。

（三）得体询问医嘱时

1. 注意场合　如果对医生的医嘱有疑问或字迹不清楚等认为必须问清楚时，应在没有患者和家属的情况下，轻声提出问题，以维护医生在患者中的威信。

2. 注意表达方式　不要在众多医护人员或家属面前大声质询医生，也不要把主观意见及感情色彩带到语言中，或用讽刺、挖苦的语言对待医生，这样往往会导致双方都不高兴。在询问过程中可以善意地提出一些建议，将会使医生对护士的提醒充满感谢，同时注意不要背后议论医生的错误，那样既解决不了实际问题，也将会使自己成为不受欢迎的人。

（四）积极参加病案讨论时

以积极的态度参加病案讨论，参加病案讨论之前，要熟悉患者的病历，了解病情变化及各检查项目指标，掌握患者目前的状况和体征并查阅相关资料。在讨论中积极发言，系统、全面、重点介绍有关病情观察及护理情况，表现出护理专业的技术性、科学性和相对独立性。在医生或其他护士发言时，即使有不同的意见或者疑问，也不要随意打断对方的发言。

二、护际之间的关系沟通

护理团体作为医院的一个特殊而重要的人群，护士之间应当互相尊重，互相爱护。护士之间应明确分工而又协调一致，本着"患者第一"的原则，应主动团结协作，密切配合，相互关心彼此的困难和疾苦，主动帮助他人的工作。

护际间既有共同的目标，又有各自的分工，他们需要相互支持、帮助。因此，在处理同护理人员的关系时，应懂得交往艺术。

1. 真诚相待　所谓真诚相待，就是真心对待别人，友好善意地与他人相处。这是护士在工作中处理人际关系的首要原则。在工作中使用通俗性、礼貌性、安慰性、鼓励性语言，避免简单生硬、讽刺侮辱、谩骂性语言，常用"您好、请、对不起、谢谢、别客气、请走好"等语言，都能令人感到亲切。护士应多用"帮帮忙好吗""咱们一块去吧""请教"等话语。微笑是人际交往的金钥匙，作为白衣天使，微笑是美的象征，是爱心的体现，不仅给患者以生的希望，而且能改善同事间、护患间的关系。

2. 团结协作　护理人员在工作、生活、学习中相互支持和帮助是圆满完成护理工作的前提。支持可以通过各种形式表现出来，对有成绩的同事表示祝贺；对正确的意见、看法表示赞成；对不正确的观点或做法提出诚恳的、善意的建议；对工作和生活上的困难及时给予帮助，同事之间关系会越来越密切。另外，积极配合与团结协作，这也是处理同级关系的一条重要原则。应正确把握集体利益与个人利益的关系，使护理群体发挥最大的功能。

三、护士与患者家属的关系沟通

1. 热情接待　首先，在接待患者家属时，耐心听取他们的要求，根据患者病情需要和医院陪伴制度的规定，决定是否留其陪伴。对于留院陪伴的家属，主动帮助解决住宿问题。对于不需要留院陪伴的家属，应做好解释工作，并请家属放心。其次，对初次来院探望的患者家属，要注意礼貌，热情接待，主动询问探视患者的姓名、性别、年龄、入院时间等，如时间允许可引导家属去病房，并交代注意事项。

2. 介绍答疑　在遵循保护性医疗原则的前提下，主动向患者家属介绍病情和护理方案，表明护理人员的关心和负责，希望取得患者及其家属的支持和配合，以消除家属的紧张和忧虑，增加信赖感和安全感，使家属积极主动地配合医护人员的治疗。注意介绍时应用通俗的语言，并随时观察家属的反应。对于患者家属提出的询问应耐心解答，如不能准确回答，不可不懂装懂。

3. 征询意见　在征求患者家属意见时，护理人员首先应表现出真诚的态度，对于每条意见和建议要有详细的记录，然后要把患者意见分类，根据不同的内容和要求，向有关部门协调和反映。对于暂时解决不了的事情，应向家属耐心解释，取得谅解。对于与事实不符的意见，应正面讲道理，切忌恼怒，让患者家属自己反思。这样不仅表示了护理人员的诚意，也体现了护理人员的修养。

4. 理解沟通　对于违反院规者，首先要了解原因，从患者的角度思考问题。对"事出有因"者，要表现出理解；对有困难者，要表达愿与之分忧的愿望；同时要以"患者健康维护者"的角色，对违反院规后的不良后果解释说明，沟通时注意使用礼貌性语言。

四、护士与其他人员的沟通

（一）护士与其他部门间的沟通

在日常护理工作中，护士经常与医院的辅助科室，如检验科、药剂室、放射科、后勤科室及行政部门交往，这些科室是医院不可缺少的部门，也是高质量完成医疗护理的重要保障。护士在与上述部门交往时应把患者利益放在首位，维护患者利益的同时注意避免带有优越感或支配对方，尤其是对后勤保障等部门，不能因为对方不是一线工作人员就轻视对方的工作。工作中应做到：相互尊重，相互支持，举止文明，宽容大度，以诚相待。

（二）护士与护生间的沟通

护士要以对护理事业负责的精神，做好传、帮、带工作，这是处理与护生和进修人员关系的关键。在此基础上应做到以下几点。

1. 与护生做朋友　首先，初次与学生见面，带教老师应表现得亲切、友善。例如："早上好，欢迎你们来到我们科室学习。今后我们将共同学习，希望合作愉快"。请学生做自我介绍，每当护生说出自己的名字时，带教老师应重复一遍，这样学生会觉得被重视。另一方面，作为带教老师，不但要关心学生的学习与工作，还应关心他们的生活和身体状况。在当好老师的前提下，做学生的知心朋友，这样师生之间才能配合默契，共同完成教学任务。

2. 多给予鼓励和表扬　根据学生的不同学习目标，配合教学大纲，制订不同的代教计划，教学中应给学生更多的自信心，每当学生取得一点进步，教师都要给予及时表扬。例如，"你做得很好""你进步真快"等。

3. 协调患者与护生关系　在医院中个别患者表现出不愿接纳护生的护理操作。如果遇到这种情况，带教老师首先要说服患者配合，如患者愿意配合，操作结束后，要向患者表示感谢。对于初次来学习的护生，在为患者进行各项护理技术操作时，带教老师须在护生身边。如果第一次操作失败，应该向患者表示歉意，同时，带教老师应该协助完成，不可给患者造成第二次痛苦。在整个带教过程中，无论做任何检查和护理操作，都要首先征得患者的同意，讲清目的，以便患者更好的配合。带教老师应注意协调好患者和护生之间的关系，对于经劝说仍拒绝护生的患者，也要尊重他们的意见。否则，易造成不必要的纠纷。

第三节 治疗性沟通

一、治疗性沟通概述

（一）治疗性沟通的概念

治疗性沟通是心理学常用的一种治疗工具，它是一种沟通技巧，目的是帮助患者应对与适应改变的环境和现状，克服心理上的障碍，学会如何有效地与人相处。有效的人际沟通有助于达到治疗性沟通的作用。因此，当护士认识到主动与患者沟通可增进与患者的关系，对患者的病情有治疗作用时，她们就应该积极关注患者面对的困难。当患者切实感受到这份关怀时，他们就会向护士倾诉他们的处境和内心感受，大部分患者愿意接受护士的建议和帮助，这样，护士就与患者建立了治疗性的关系。这种关系对于促进患者的康复是有积极作用的。

（二）治疗性沟通的要素

在治疗性沟通过程中，真挚、尊重和同感心是其中的三要素。

1. 真挚 指沟通者在沟通过程中是一个真实的人，是表里如一的，他会真诚地向患者表达自己的思想和感受，发自内心地想帮助人，他不会为了自我保护"多一事不如少一事"，也不会只是在扮演角色，将自己的真面目隐藏在一个专业的假面具后面。患者只有体验到沟通者的真挚，才会向其表露和倾诉自己的心理问题。

2. 尊重 尊重患者是沟通的基础，沟通者不仅需要从心理上尊重患者，更需要从沟通的过程中表现出对患者的尊重。表达尊重主要体现在对患者的关注、倾听和适当的反馈，在护患交流中护理人员应以关注、真诚和尊重的态度与沟通对象建立良好和谐的沟通关系，根据患者特点，采取合适的称谓同他们交谈。精神病患者大多无自知力，思维混乱，讲话无中心主题，有些患者思想隐蔽，不愿暴露内心体验，护患之间存在一定的语言障碍，这就需要每位护士耐心地去体贴、关心患者并与之交流沟通，护理人员良好的思想素质和高尚的品德修养是护理好患者的前提。

3. 同感心 指沟通者对患者内心世界的了解如同自己亲身体验了患者的经历一样。护理人员不要凭借自己具有专业经验就自以为了解患者的心理感受而对患者的心理反应进行揣测或评判，认为患者应当怎样想或不应怎样想，而应当用换位思考的方法耐心地与患者去交谈，以理解、认同患者的心理感受。

二、影响治疗性沟通的因素

1. 情绪因素 患者由于身体状况、家庭问题，或者人际关系紧张等因素导致情绪不稳定，常会影响沟通的正常进行。表现为对对方的话题不感兴趣，不能把注意力转移到谈论的话题上来，过分怯场、胆怯。

2. 表达方法 说话的语气不恰当会令患者反感。比如，自大，讽刺、严厉的批评，都会引起患者的反感，而让谈话不欢而散，即使你的观点是对的。一般而言，面谈是最好的方式，可以及时的互动、反馈，可以从对方的身体语言、面部表情来洞察他的真实想法，随时改变谈话的方式或策略。

3. 个人因素 由于每个人的成长背景、性格、人生经验、教育程度、文化水平、价值观的不同，导致对同一信息的理解不同。因此，进行治疗性沟通时，求同存异是最好的方法。

4. 环境因素 在沟通过程中，选择不适当的时间、地点等，都会直接影响信息的传送。比如，在患者午休的时间谈论护理计划等都是不合适的。

第四节 临终关怀

一、临终关怀概述

临终关怀，又称善终服务、安宁照顾、安息所等。临终关怀是向临终患者及其家属提供一种全面的照顾，包括生理、心理、社会等方面，使临终患者的生命得到尊重，症状得到控制，生命质量得到提高，家属的身心健康得到维护和增强，使患者在临终时能够无痛苦、安宁、舒适地走完人生的最后旅程。临终关怀的对象是那些濒临死亡，目前医学救治无望的患者。临终关怀的目的既不是治疗疾病也不是延长生命，其主要护理目标是维护患者的尊严，为临终患者及家属提供全方位的身心、社会等方面的支持和照料，通过疼痛控制、症状处理、心理疏导来减轻其身心痛苦，使临终患者的生存质量得以提高，能够安详、舒适、有尊严地告别人世，并使其家属的身心健康得到维护，平稳顺利地度过哀伤期。

二、临终患者的心理历程

导 入 情 景

李女士，70岁，肝癌晚期，肝区疼痛剧烈、腹腔积液、呼吸困难，患者感到痛苦、悲哀，有轻生念头。

想一想：此时患者的心理状态如何？护士应该如何与其沟通？

临终患者的心理变化十分复杂，美国医学博士伊丽莎白 – 库乐 – 罗斯（Kuble – ross E）将身患绝症患者的心理反应分为五个阶段。

（一）否认期

患者得知自己病重将面临死亡时，其心理反应通常是"不，这不会是我，这不是真的"，以此极力否认、拒绝接受事实，他们怀着侥幸的心理四处求医，希望是误诊。此期的否认是患者应对突然降临的不幸的一种正常心理防御机制。

（二）愤怒期

当对疾病事实无法否认时，患者常表现为生气或愤怒，产生"为什么是我，这不公平"的心理，往往将愤怒的情绪向家属、朋友、医护人员等接近的人发泄，或对医院的制度、治疗等方面表示不满。

（三）协议期

患者愤怒的心理消失，接受临终的事实。为了延长生命，有些患者会做出许多承诺作为交换条件，出现"请让我好起来，我一定……"的心理。此期患者变得和善，对自己的病情抱有希望，表现合作，能配合治疗。

（四）忧郁期

当患者发现身体状况日益恶化，无法阻止死亡的来临时，会产生很强烈的失落感"好吧，那就是我"，出现悲伤、退缩、忧郁等反应，甚至有轻生念头。有的患者要求与亲朋好友见面，希望有喜欢的人陪伴照顾。

（五）接受期

在一切的努力、挣扎之后，患者变得平静，产生"好吧，既然是我，那就去面对吧"的心理，接受即将面临死亡的事实，喜欢独处，睡眠时间增加，情感减退，平静等待死亡的到来。

三、与临终患者的沟通

护理人员应根据临终患者不同的心理变化特点，给予相应的心理疏导及沟通。

（一）否认期

护士与患者之间应坦诚沟通，耐心倾听，不必揭穿患者，也不要欺骗患者，注意医护人员对患者言语的一致性。经常陪伴在患者身旁，让患者感受到护理人员的关怀。

（二）愤怒期

护理人员要充分理解患者的痛苦，正确对待患者发怒、抱怨、不合作的行为，给患者以关爱和宽容，允许患者宣泄他们的情感。同时注意预防意外事件的发生，并取得家属的配合。

（三）协议期

护士应主动关心患者，鼓励其说出内心的感受，并给予指导。加强护理，尽量满足患者的要求，使其减轻痛苦。

（四）忧郁期

护理人员应尽可能满足患者的要求，给予同情和照顾，允许其用不同方式宣泄情感，鼓励家属陪伴，并加强安全保护。

（五）接受期

护理人员应帮助患者了却未完成的心愿，提供安静、舒适的环境，尊重其选择，保持与患者的沟通，并给予适当的支持，使其安详地告别人世。

四、与临终患者家属的沟通

临终患者的家属面临着多方面的心理压力，医护人员在做好临终患者护理的同时，也要做好临终患者家属的关怀照顾工作。

（一）满足家属照顾患者的需要

满足家属照顾患者的需要，让家属陪伴在患者身旁，护理人员为其提供必要的信息和指导。

（二）鼓励家属表达情感

护理人员要与家属积极沟通，建立良好的关系，取得家属的信任，鼓励家属表达内心的感受和遇到的困难，容忍和谅解家属的过激言行。

（三）协助维持家庭的完整性

协助家属在医院环境中营造家庭生活氛围，如共同进餐等，维持家庭完整性。

（四）满足家属各方面的需求

护理人员要关心理解家属，帮助其解决实际困难，合理安排陪伴期间的生活。

复习思考题

一、简答题

1. 护患关系的基本模式有哪几种？
2. 影响治疗性沟通的因素有哪些？

二、选择题

1. 一位护士正在为一位即将出院的术后患者进行出院前的健康指导。此时护患关系处于（　　）

 A. 准备期   B. 初始期   C. 工作期   D. 结束期

 E. 熟悉期

2. 关于护患关系基本模式的说法，下列哪一项是错误的（　　）

 A. 在主动 – 被动型的护患关系中，护理人员对患者单向发生作用。

 B. 在指导 – 合作型的护患关系中，护患双方在护理活动中都是主动的

 C. 主动 – 被动型的护患关系模式主要适用于昏迷、休克等患者

 D. 在共同参与型的护患关系模式中，护患双方的心理为心理等位关系

 E. 指导 – 合作型的护患关系模式的指导思想是生物 – 心理 – 社会医学模式和以疾病为中心的护理模式

3. 护患关系的实质是（　　）

 A. 满足患者的需求   B. 促进患者的配合

 C. 规范患者的遵医行为   D. 强化患者的自我护理能力

 E. 帮助患者熟悉医院规章制度

4. 护士语言得体、文明能优化护患关系，你认为下面哪种情况没有做到语言得体、文明（　　）

 A. 用床号称呼患者   B. 护理时使用商量的口吻

 C. 对不配合的患者耐心引导   D. 对所有患者一视同仁

 E. 避免提及患者的隐私

5. 下列不属于护理异性患者的态度的是（　　）

 A. 营造职业氛围   B. 坚持正确的交往原则

 C. 主动积极地接近   D. 把握治疗性人际关系

 E. 保持理智，控制情感

6. 在护患关系交往中，建立双方信任关系的基本要素是（　　）

 A. 尊重患者   B. 爱护患者   C. 理解患者   D. 帮助患者

 E. 鼓励患者

7. 与患者进行沟通交流的实质是一种合作，这要求护理人员在交谈中注意（　　）

 A. 只从护理人员的工作角度出发 B. 忽视患者的反应

 C. 注重双向交流   D. 对妄自尊大的患者可以不必理睬

 E. 主观引导

8. 患者男，67 岁，大学教授，因高血压住院治疗。适用于该患者的最佳护患关系模式为（　　）

 A. 指导型   B. 被动型   C. 共同参与型   D. 指导 – 合作型

 E. 主动 – 被动型

9. 一位住院患者，因便秘要求其主治医生给其用通便药。医生答应患者晚上给其口服药通便灵，但未开临时医嘱。第二天早晨，患者因晚间未服通便灵而埋怨护理人员，护理人员为此对该医生产生极大不满。导致医护关系冲突的主要原因为（　　　）

    A. 心理差位   B. 压力过重   C. 理解欠缺   D. 权利争议

    E. 期望冲突

第十二章　跨文化背景的人际沟通

📖 **本章概要**

　　随着全球经济一体化，人们生活、教育、科技、文化等也随之变化，培养与不同文化背景人的交往能力将越来越重要。

　　本章介绍跨文化背景的人际沟通学习的要点及其在临床护理工作中的作用。学习重点是跨文化的含义、跨文化护理的相关理论与作用。难点是文化休克的对策及跨文化沟通的护理策略。学完本章，学生将知道什么是文化，什么是跨文化，了解跨文化护理的相关理论与作用，了解文化背景及文化休克的相关含义，清楚文化休克的对策及跨文化沟通的护理策略。

第一节　跨文化护理的相关含义

　　在《跨文化沟通》一书中，萨姆瓦等提出了6项把握文化的参照点，即世界观、行为取向、时间取向、人性取向、自我感知、社会组织。结合这6项参照点，思考怎样理解"文化"。

一、文化与跨文化的含义

（一）文化的含义

　　联合国教科文组织2001年发表的《世界文化多样性宣言》中对文化的定义：文化是某个社会或某个社会群体特有的精神与物质，智力与情感方面的不同特点之总和。除了文学和艺术外，文化还包括生活方式、共处的方式、价值观体系、传统和信仰。

（二）跨文化的含义

　　"跨文化"，就是指跨越不同国家、不同民族界线的文化，即集合东西方文化和各民族文化的智慧。每一种文化都有积极而且精华的东西，但是没有哪一种文化体系是完美无缺的，因此，对于与本民族文化有差异或冲突的文化现象、风俗、习惯等要有充分正确的认识，各个文化体系之间应该相互理解，相互借鉴，并在此基础上以包容的态度予以接受与适应。护理人员应该了解各种文化，以利于帮助不同文化背景的患者。

二、跨文化护理及作用

（一）跨文化护理的含义

跨文化护理，是指护理人员根据患者的社会环境和文化背景，了解服务对象的生活方式、信仰、道德、价值观和价值取向，向服务对象提供多层次、多体系、高水平和全方位的有效的护理，使其处于一种良好的心理状态，愉快地接受治疗和护理。该理论得到了全世界护理工作者的普遍认同，西方国家已广泛地应用于护理实践。

了解人们的文化背景、价值观念、生活方式、风俗习惯和宗教信仰的差异，理解人们在一定的文化背景下产生的行为，制订符合个体的整体护理计划，是现代护理发展的需要。

（二）跨文化护理理论模式——朝阳模式

Leininger 将其理论称为文化照顾的差异与共性。即不同文化及同一文化之中的不同个体之间对健康、疾病与照顾等的信念、价值、表达方式和行为习惯等存在着差异。因此，护理工作应因人施护、因类施护。为描述该理论的基本组成成分，构建了"朝阳模式"，目的是帮助理解理论中的各个成分在一种文化中是如何影响人们的健康状态，以及对他们所提供的健康照顾的。

"朝阳模式"包括 4 个层次：第一层为世界观、社会结构及其影响因素，包括教育、经济、政治与法律、文化社会准则与生活方式、亲缘与社会、宗教与哲学、技术等；此层用于指导护士评价和收集关于服务对象所处文化的社会结构和世界观的一些信息知识，包括服务对象的语言，所处的环境状态及宗教、哲学、亲缘关系。第二层提供了特定文化的人们（个人、家庭、群体、社会，以及机构等）有关照顾与健康的形态、含义和表达方式。第三层是保健系统，着重阐述包括民间、专业及护理在内的各种健康系统，包括每一系统的特征和独特的照顾特色，以利于鉴别文化护理照顾的异同点。第四层是护理照顾的决策和措施，其护理措施包括文化照顾保存/维持、文化照顾调试及文化照顾重建。护理照顾在这一层得以实施，即采取基于服务对象的护理决策和护理措施，最大限度地满足服务对象的需要，并提供与文化一致的护理。

（三）跨文化护理理论与护理程序

跨文化护理理论的"朝阳模式"与护理程序基本是一致的，两者都是描述解决一个问题的程序，服务对象也都是护理照顾的接受者，"朝阳模式"更强调理解服务对象的文化背景的重要性。因此，护士应具备跨文化护理的知识和能力，应用护理程序，实施系统化整体护理。

护理程序，首先，评估与收集与护理对象文化有关的资料，根据所获得的资料找出所存在的文化差异与共性。然后，以文化为基础，分析护理对象存在或潜在的健康问题，得出护理诊断。最后，通过选择。采取文化照顾保存、调整或再建的不同护理照顾决策和行为来提供与文化一致的护理照顾。

在运用跨文化护理理论为患者实施护理过程中，将各种文化渗透在护理过程中，体现了护理全面性、多层性及护理的全过程，体现了整体护理下满足患者身心、社会、精神文化需求的内涵。跨文化护理理论增加了护理人员对患者的理解和了解，缩短了相互间的距离，达到有效沟通，提高了患者对护理工作的满意度，从而提高了护理质量，整体护理得到深化。

（四）跨文化护理的实施措施

采取与患者文化背景一致的护患沟通方式，护理人员应熟悉不同文化中人们的语言及非语言表达方式，才能与患者进行有效的沟通；不同文化背景的人对空间的概念是不完全一样的，因此，对于不同文化背景的患者在安排病房上应有所区别；帮助患者尽快熟悉医院环境，医疗环境和医院环境会使患者及其家属产生迷茫及恐惧，护理人员在患者入院时应热情接待，通过入院介绍使患者尽快熟悉和了解医院、病区、病室环境、设备、工作人员、医院的规章制度等文化环境；尊重患者的风俗习惯，了解不同民族的风俗习惯，提供适合不同民族习惯的饮食护理，注意不要触犯患者的特殊忌讳和民族习俗。

（五）跨文化护理的作用

1. 提高护理人员综合素质，为患者提供优质服务 跨文化护理理论，要求护理人员不仅具有医学、护理学的知识，而且应具备人类学、社会学，地理、经济等人文学科的基础。并了解不同文化背景下服务对象的社会结构、世界观及影响因素，如语言、环境、政治、经济、宗教、教育文化准则、生活方式等。如不熟悉服务对象的文化，很难理解另一种文化背景下服务对象的需求，其结果导致将自己文化背景中的现象强加于另一种文化背景下的服务对象。造成"文化强加"，或护理人员出现"文化震惊"等。为了避免该现象的发生，对不同文化背景的患者应提供相应的护理。所以，为了更好地照顾患者，就要深入研究不同民族的习俗。

2. 促进我国护理专业的发展 通过对跨文化护理理论的应用，护士不仅应认识护理服务对象的不同性与相同性，还应对不同文化护理服务对象的社会结构、世界观及影响因素进行研究，重新描述护理现象，通过定性研究的方法去解释不同文化背景下患者的护理现象。另外，跨文化护理对护理教育提出了新的课题，促进了护理教育的改革及文化护理科研的开展，推动了护理专业向高层次发展。

3. 利于整体护理的开展，提高护理质量 整体护理是以现代护理观为指导，以护理程序为框架，根据患者身、心、社会、文化需要，提供优质护理。跨文化护理理论要求护理人员在具有一定服务对象文化知识的基础上，应用护理程序开展护理工作。首先，评估不同文化背景下患者的文化社会结构、世界观、影响因素，以及不同文化背景下的健康系统。其次，分析文化的相同性和不同性，提出相应的护理问题，以文化照顾保持、文化照顾调适、文化照顾重建三方面的护理措施来解决护理问题，提供相应的文化照顾。将各种文化渗透在护理过程中，体现护理的全面性、多层性，体现整体护理，满足患者身心、社会、精神文化需求。具有跨文化护理知识的护理人员，通过对患者的理解和了解，缩短了相互间的距离、达到有效沟通，提高了患者对护理工作的满意度，从而提高护理质量。

第二节 文化背景

不同的文化背景形成不同的待客方式：中国人的"自谦"和美国人的"自赞"是两种文化的鲜明对照。中华民族谦虚、谨慎、热情好客。在中国人家里做客，主人问客人需要喝点什么，客人往往出于客气说不需要。此时，主人为显示其诚意和好客，会再三地劝，客人最终因主人的"盛情难却"而接受；在西方国家，如果客人说不需要，主人便不会坚持。

想一想：

文化背景的含义是什么？它有哪些影响？

一、文化背景的含义

《现代汉语词典》对背景一词的解释为：①画面上用来衬托主体形象后的背后景物；②戏剧舞台或影视剧中的布景；③重大历史事件情况或现实环境；④指所依靠的势力。由以上解释可以看出文化背景中的背景是词典中所提到的第三种解释，也就是说文化背景是在某一特定的历史时期所处的社会文化环境。它包含了人类社会发展过程中所创造的一切物质财富和精神财富。不同的人群都是生产、生活在不同的文化背景之下的，受这种文化的浸润，不同国家、不同民族、不同地域的人们便会有着各不相同的精神信仰、道德取向、价值观念、思维方式、生活习俗等。比如，东方人和西方人在价值观方面就有很大的区别，中国人历来注重集体主义、整体利益，而美国人则提倡个人主义、局部利益。在中国人眼里，个人主义意味着自私、利己，为人唾弃，而在美国人眼里，个人主义意味着自我价值的追求、体现，受到鼓励。正如石琳在"文化背景下的英汉词语发展审视"一文中指出的，所谓文化背景是指对人的身心发展和个性形成产生影响的物质文化和精神文化环境。刘国珍等人指出，文化背景指人类生活在其中的，在特定的地理环境、历史条件、经济状况中形成的，由特定语言文字、风俗习惯、生活方式、价值观念和宗教信仰等所组成的文化环境。

综上所述，文化背景指人类长期的文化积淀，对人的身心发展和个性形成产生重要影响的物质文化和精神文化环境。

二、文化背景的影响

文化会影响着不同国家、不同民族的人们对健康与疾病，生与死的不同理解和认识，影响着人们的就医方式和对护理的需求。具体体现在以下几个方面。

（一）不同文化背景的患者对健康和疾病的态度各不相同

由于不同国家、民族的人们有着不同的文化背景，他们在自己独特的文化环境的长期影响下早已形成了自己的一种健康与疾病的概念、行为。例如，中国人在生病的时候最能表现出他们乐观的天性，很多中国患者甚至对于极度的身体病痛也常常能够默默忍受并保持心理的镇定；而在同样的情况下，盎格鲁－撒克逊人肯定会表现出烦躁不安的情绪。又如，在大多数中国人看来流行性感冒并不是什么严重的疾病，不会急着去就医，自己要么忍着等待自愈，要么也只是随便吃点感冒药对付了事；但在欧美一些国家，人们却会认真对待，因为感冒在他们看来也是一种比较严重的疾病，不可小视。

（二）不同文化背景的患者对医疗护理的要求不同

一般情况下，欧美患者非常看重对自己病情的知情权和隐私权，在就医以及住院治疗的过程中，他们希望了解自己患了什么病，将要做什么检查，治疗疾病的措施，可能会出现的反应等。欧美患者非常看重治疗护理环境的安静。他们生病住院，会要求病房环境不受噪声的干扰；如果患者的病已经非常严重，那么患者更是要求处于一种最安宁的环境之中。中国人与欧美人在如何对待患者方面就有很大的差别，如果某人生病住院的消息一传开，亲朋好友就会去探视，干扰患者；而且病情越重，干扰就越多。许多前来探视患者的客人喜欢热热闹闹地迎送、招待，有些人担心患者不久就会死去而痛哭不止，此时，谁也不会想到患者最需要的是绝对的安静。对大多数欧美人来说，遇见这种场面，会无法忍受，生病期间他们最怕的就是这种打扰。

（三）不同文化背景的患者住院心态不同

不同的患者有着不同的文化素养、不同的职业、不同的经济状况，他们在住院时心态也会不一样。受教育程度较高的患者，对与自己病情相关的信息更加关心，希望从护理人员那里更多地了解有关疾病的成因、治疗的过程，以及最后的治疗效果；而受教育程度较低的患者，认为治疗和护理都是医务人员的事情，比较消极被动，病情一有什么不好的变化，常常容易产生不满情绪，甚至抱怨医院或医护人员。患者如果在社会中担任一定的职位，具有一定的经济基础，他们对医院环境条件和医疗技术手段就比一般的患者更加看重，对护理的要求程度也更高。

三、文化背景对护理的影响

（一）文化背景影响疾病发生的原因

文化中的价值观念、态度或生活方式，可以直接或间接地影响某些疾病的发生。例如，冰岛居民终年进食熏羊肉及熏鲑鱼，其癌症死亡者中大多是胃癌患者。

（二）文化背景影响疾病的临床表现

文化背景影响疾病的临床表现，例如，个性长期受到压抑的人，会尽量减少控制自己的欲望和行为，不锋芒毕露、标新立异，当出现心理问题时，往往不以心理症状表现，并且否认自己的心理或情绪问题。

（三）文化背景影响服务对象对疾病的反应

不同性别的患者对疾病的反应不同，例如，在确诊癌症后，女性比男性患者的反应更加积极，因为在中国文化中，要求女性贤惠宽容，而要求男性挑起家庭和社会的重担，面临癌症时，女性能够承受由此产生的痛苦和压力，而男性则会产生内疚和无用感；教育程度也会影响患者对疾病的反应。

（四）文化背景影响患者的就医方式

文化背景影响患者的就医方式，例如，有些信仰佛教、鬼神学的患者，患病后不寻求医疗救助而求神拜佛，当上述措施无效、病情严重时才到医院救治；患者的经济条件会影响患者的就医方式，经济条件好的人出现健康问题后会立即就医，而经济条件较差的人常常忍受疾病的痛苦而不去就医，结果导致病情延误。

（五）文化背景影响对死亡的态度

生命的终结是死亡，社会文化背景与对死亡的认识密切相关。我国传统文化对死亡的观点包括以下两个方面：死亡心态文化，包括死亡意识文化和死亡心理文化，如对死亡和自杀的态度、死亡价值观等；死亡行为文化，包括不同民族的哭丧习俗、丧礼习俗、居丧习俗，不同民族的埋葬方式，如火葬、土葬、天葬、海葬、悬棺葬等。

第三节　文 化 休 克

导入情景

中国人见面打招呼常问"你到哪里去"。一次，一位中国护士在医院走廊上碰到一位美国患者时也用同样的方式打招呼，不料患者答道："It is none of your business."（少管闲事。）结果护士十分尴尬。

想一想，造成他们沟通失败的原因是什么？

一、文化休克的含义

（一）文化休克的含义

进入 21 世纪，在全球化趋势下，各国间的交流越来越频繁，世界文化也形成多元文化共存的局面。当一个人突然处于一种新的文化生活环境时，可能会产生迷失、疑惑、焦虑、抑郁等心理状态，这些表现常见于移民，或者是在一个社会内不同文化背景的民族因文化生活环境发生根本性改变的时候，这些都是文化休克。

文化休克（cultural shock）也可译为文化震撼，是 1958 年美国人类学家奥博格

（Kalvero Oberg）提出来的一个概念。指一个人进入到不熟悉的文化环境时，因失去自己熟悉的所有社会交流的符号与手段而产生的一种迷失、疑惑、排斥，甚至恐惧的感觉。电影《刮痧》，讲述的就是一个因文化差异引起主人公文化休克的故事。在中国，作为中医的一种传统治疗方法，刮痧被人们广泛地使用着。但是到了美国，当影片中的爷爷再用同样的方法给孙子治病时，却被误解为一种家庭暴力行为。面对这样的文化差异，影片中的爷爷无所适从，其诧异与惊讶的程度极为强烈，这是一个典型的文化休克例子。

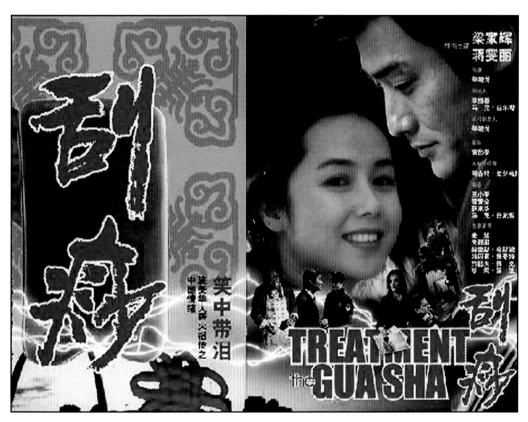

图 12 - 1　刮痧剧照

（二）文化休克经历的四个阶段

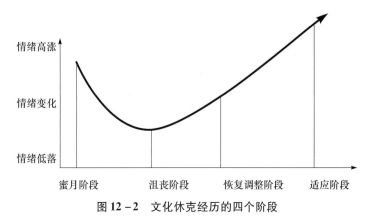

图 12 - 2　文化休克经历的四个阶段

1. 蜜月阶段　人们刚到一个新的环境，由于有新鲜感，心理上兴奋，情绪上高涨。人们常常是在到其他国家以前对异邦生活、工作充满美好的憧憬，处于乐观的兴奋的"蜜月"阶段。

2. 沮丧阶段　蜜月期过后，由于生活方式、习惯等方面与母文化不同，尤其是价值观的矛盾和冲突，在国外生活的兴奋感觉渐渐被失望、失落、烦恼和焦虑所代替。

3. 恢复调整阶段　在经历了一段时间的沮丧和迷茫之后，逐渐适应了新的生活，找到了应对新文化环境的办法，熟悉了本地人的语言，以及食物、味道、声音等非语言，了解了当地的风俗习惯。他们与当地人的接触多了起来，与一些人建立了友谊。

4. 适应阶段　在这一阶段，沮丧、烦恼和焦虑消失了。他们基本上适应了新的文化环境，适应了当地的风俗习惯，能与当地人和平相处。

二、文化休克的原因

1. 从文化属性的角度来看　文化休克产生的根源主要在于原有文化模式的根深蒂固，不同国家、不同民族，甚至不同地区、不同的社会群体，有不同的文化结构和文化内容，这是文化休克产生的直接原因。当一个人面对新的文化形态时，如果他还以原有文化作为认识和评判现在现象与行为的标准，就必定会产生文化休克现象。例如，有几位中国教师在美国进修，最让他们感到难适应的是与美国人谈话和身体接触（包括拥抱、接吻、拍打等）。因为中国传统文化讲求含蓄、内敛，尤其要注意分寸，因而会对美国人的直接、张扬个性和热情感到不适应。

2. 从社会学的角度来看　更为深刻的原因是在于社会环境存在巨大差异。社会在发展，时代在进步，在社会发展和进步的同时，人们的生活方式、思维方式和工作方式等方面也在发生着巨大的变化。狭义地理解，文化只不过是一种标识性的符号，一种表达思想与实物的形式，它需要一种载体来创造与承传，而社会环境就是一个最为深刻和广博的载体。如果不是因为社会环境的巨大差异，这种文化休克的感觉可能就会轻许多。因为文化可以习得，而社会环境却无法复制。

3. 从心理学的角度来看　把文化休克产生的原因归于人们由于失去了某种东西，心理上感到孤独和悲痛。进入异文化的人失去的可能是家庭、朋友或日常生活中的种种东西。例如，人在异国，在困难时很难得到亲人、朋友在物质和感情方面的帮助，这种支持减少会对人的心理和生理健康产生很大的影响，造成不同程度的文化休克。

（一）护生产生文化休克的原因

护生临床实习阶段是一个特殊时期，是护生从学校走入社会，开始独立工作的第一步，由于生活环境、工作方式及文化模式的变迁，护生容易出现各方面的不适，严重者甚至产生文化休克。文化休克的产生会对护生实习期间的学习效果和今后的工作都有很大影响，因此，学校及相关医疗部门应予以重视，同时要积极采取对策帮助护生有效度过文化休克期。詹悦等对 135 名实习护生进行无记名问卷调查，结果 49.21%（63/128）护生出现了文化休克阳性症状，文化休克类型以情绪障碍型最常见。产生文化休克的主要原因是沟通交流障碍、社会角色的改变和个体应对能力的差异，具体原因为：

1. 生活环境和日常活动差异　实习初始，护生对医院环境、科室布局、病房设置及物品摆放、医院工作流程和规章制度都感到陌生；日常工作量大、烦琐，经常因为抢救危重患者延长工作时间；有些护生要"三班倒"，以往学校规律的生活作息时间被打乱，容易出现体力不支、疲乏和内分泌失调。

2. 沟通交流障碍　在学校，护生和同学及老师形成了固定的语言交流模式，亲切而熟悉。在医院面对陌生的交际规则，周围的医务人员、患者及家属，甚至来自不同年龄层次和文化背景的实习同学，护生由于生活阅历简单，缺乏人际交往经验，很难区别对待，导致不知如何用专业术语与带教老师探讨工作，与患者又无法用通俗易懂的方式沟通病情，与其他实习同学也找不到共同话题，感觉自己无法融入任何群体，一些外地同学甚至听不懂患者的方言，沟通交流的中断必然导致社会性隔离、孤独和焦虑。

3. 社会角色的转变　护生以前是以自我为中心的生活模式，备受家长和老师呵护。实习期，面临从学生到护士的角色转变，必须学会关爱他人，加之护理技术操作不熟练，不能把书本知识灵活运用到临床实践，患者认可度低，导致护生产生畏惧、紧张心理，进而害怕给患者进行输液、吸痰等基本护理操作，甚至逃避实习。再者，护生头脑中理想化护士职业角色和现实工作差距较大，这些都给她们带来困惑与矛盾，难以完成角色转变。

4. 个体适应能力的差异　个体适应能力和一个人的心理健康状况、年龄，以往的生活经历及其他相关因素有关。现在护生多数是独生子女，缺乏吃苦耐劳的精神，在工作中遇到困难和矛盾，缺乏心理应对能力，其中高职护生的心理健康水平相对偏低，学习又缺乏主动性，容易出现偏执、抑郁和强迫等心理问题，家庭背景和学历对护生的个体适应能力也有一定影响。

（二）患者产生文化休克的原因

1. 沟通障碍产生的焦虑情绪　这是患者住院后产生文化休克的重要原因，人在平时的生活中与周围环境已经形成一个整体，由于住院使患者暂时与朋友、同事、家人分开，需要独自面对新的环境来配合治疗，加上文化程度和生活环境的差异更容易产生文化休克。

2. 日常生活活动差异　每个人都有某些自己特定的生活习惯和所熟悉的生活方式，由于住院，环境和角色发生改变，需要遵守医院的规章制度、作息时间，需要在较短时间内适应新环境，会使患者有受挫感，造成与日常生活活动差异而引起的文化休克。

3. 风俗习惯　不同种族、文化背景的人风俗习惯不同，每个人所形成的文化特征与医院文化是截然不同的，就会程度不同地产生文化休克，随着文化环境的改变，作为个体必须适应新环境中的风俗习惯、饮食、服饰等。

4. 态度和信仰　患者入院后，社会文化环境发生了改变，患者在对待医护人员和各种事情时，往往习惯用自己已有的态度去看待处理，加剧了文化休克。每个人都有自己的宗教信仰自由及取向，到不同国家、不同地区，生活会发生改变，特别是医院这个特殊的环境，必须考虑到患者的不同信仰和心理状态，避免影响疾病的治疗。

5. 个体的差异　如性格开朗的患者愿意与人沟通，而性格内向的患者不习惯表达，反应缓慢，适应能力差，易产生文化休克。又如，中老年人的文化模式已经形成，对自己长期生活和工作的文化环境有很强的依赖感，制约适应新环境的因素很多，易产生文化休克。若是首次患病，特别是首次住院的患者对医院及治疗十分生疏，易产生文化休克。

三、文化休克的对策

1. 护生文化休克的对策

（1）规范化岗前培训　进行系统的岗前培训是护生提前熟悉医院文化模式的关键一步。培训内容除了常规医院基本情况介绍、护士行为规范和部分护理操作技术训练外，针对护生关心的问题及时调整培训内容，如强化服务理念和职业情感教育，明确职业角色和实现自我价值的关系。授课方式由以前单纯说教，改为案例分析加讨论法，如通过实例讨论护理工作中如何增强法律意识和维权意识等。同时安排毕业一两年且工作成绩优秀的护士讲解自己同带教老师沟通和适应临床实习工作的经验，让护生更容易接受。

（2）挑选优秀临床带教老师进入科室　实习是护生从兴奋阶段进入休克和调整阶段的关键时期，因此，应严格挑选临床带教老师。首先，要求带教老师有高度责任感，日常工作中应仔细观察护生的工作和精神状态而采取相应对策。如在业务上针对技术操作不熟练，自信心不足的特点，根据每个护生理论基础和实际动手能力，帮助她挑选体质好、配合佳的第一个患者，促其成功完成护理操作，增加自信心，并循序渐进练好基本功；对待患者，教育护生应尊重、关心患者，多和患者接触，对患者的不适和需要及时做出反应，这样既赢得了患者信赖，也培养了自己的沟通能力；在思想上多与护生面对面沟通，主动询问护生，鼓励她们说出内心的困惑和压力，提供有效的帮助和建议，及时发现护生的临床不适应症状，给予合理的、个性化的心理疏导。其次，要求带教老师注意自己的一言一行，以自身的良好素质、热诚的服务、娴熟技术和丰富的临床知识去潜移默化地影响护生。

（3）构建全方位的支持系统　构建一个包括学校和实习医院相关行政科室、实习带教老师、学校教师、家长和同学等各种资源的支持系统，随时掌握护生的思想和学习动态，以降低因文化休克导致的不良后果。对护生适时地加强健康教育，促使其了解跨文化适应期出现不适症状的规律和特点，鼓励其求助于老师、家长和同学，进行适宜倾诉，缩短不适期。同时多组织护生之间，护生和科室人员的文娱活动，消除陌生感、孤独感和焦虑感。

（4）增强心理应对能力　随着现代竞争的加剧，社会流动性的增加，良好的适应性是现代健康人应具备的素质之一。我们针对护生的共性和个性，有目的地培养护生心理适应能力。首先，引导护生正确面对现实和理想，过高的期望值容易让人产生挫折感，对自己的职业目标应该建立在实际的、力所能及的基础上。其次，培养护生从失败中学习的能力，每个人都有失败的经历，关键是从失败中吸取经验，更好地提高自己的业务能力。最后，使护生学会运用正确的缓解压力和焦虑的方式，如倾诉、宣泄、转移注意力等。对于心理应对能力较差、性格偏激的个别护生强调给予重点关注和一对一的辅导。

总之，在护生实习阶段，应坚持以人为本的理念，实施以人为本的文化关怀，尽量减轻或缓解文化休克症状，使其有效渡过跨文化适应期，以达到临床实习教学效果。

2. 患者文化休克的对策

（1）以患者为中心，全方位护理　应用护理程序为患者实施全方位护理，减少文化休克现象；建立以人为本、温馨的医院文化环境，护士注重自身能力和综合素质的提高，满足患者文化需要，帮助患者适应文化环境的转变，最大程度地减少文化休克现象的产生。

（2）建立良好的护患关系，帮助患者应对文化休克　护理人员需要加强与患者的沟通，包括语言沟通和非语言沟通，应当在与患者交流沟通中采用通俗易懂的语言，将操作、诊断、结果等向患者做详细介绍，降低其恐慌感，使患者信任护理人员，在治疗过程中积极配合，从而有效减轻文化休克的程度。此外，应关注患者，加强出院指导等。应对患者文化休克的策略也是跨文化护理沟通策略的重要组成部分，本章第四节将做详细介绍。

临床情景

张女士，45 岁，回族人，信奉伊斯兰教，某公司职员，本科学历。一天前因心前区阵发性绞痛初次入院。体温：37℃，脉搏：70 次/分，呼吸：16 次/分，血压：138/76mmHg。患者精神紧张，无家属陪伴，目前对病情很关心，希望从医护人员那里尽可能多地了解关于治疗方案的信息。

想一想：如何减轻这位患者的文化休克？

第四节　跨文化背景的人际沟通的形式

导入情景

文化指导人类的行为、行动和决策，虽然护理照顾是人类的一种普遍现象，但其表达方式、过程以及方法却因文化而异。——雷格林

想一想，跨文化背景的人际沟通应注意哪些问题？你面对这些问题，会采取哪些策略应对呢？

一、跨文化沟通的策略

（一）跨文化沟通的含义

加入世界贸易组织（WTO）给中国带来了许许多多的变化，对中国医疗服务界来说，竞争变得更加激烈，同时也意味着我们要与世界不同的文化更加亲密接触，医院各

部门的工作人员，都有可能遇到跨文化沟通的问题，跨文化沟通知识的应用会很广泛。护理人员应该认真学习跨文化知识，培养和训练自己的跨文化沟通能力。

跨文化沟通（Cross‐cultural Communication）是指两个具有不同文化背景的人或群体之间表达思想、传递信息、交流感情、形成互动的行为过程。跨文化沟通的实质，是不同文化的双方对彼此尊重和理解。具体表现为不同文化之间的人们，通过一定的途径和方式，如通过经商、婚姻、遣使、求学、传教等方式，在一定的时间和空间发生互相碰撞、相互接触，从中互相学习，彼此融合，从而不断发展的一种文化现象。

（二）跨文化沟通的特点

跨文化沟通是当今各个国家、各种企业、各种组织不可回避的一件大事。借助跨文化沟通，可以实现政治、经济、科技、文化、管理等方面的有效交流，增强互相理解、互相学习、相互信任，实现相互尊重、相互包容、相互妥协、相互改变，寻求共性，找到文化由此达彼的桥梁，使沟通双方受益。了解跨文化沟通的要求，把握跨文化沟通的特点，非常重要。跨文化沟通有如下特点：

1. 文化对接难度大　文化的对接是指沟通者和被沟通者在一个文化符号中获得一致的意义。只有实现文化对接，才有双方对一致意义的认同，从而达到理解和沟通。

2. 文化距离远近的不同使跨文化沟通的难度不同　文化距离是指文化间的共性与个性的差异程度。文化间的共性多，则文化距离较小；文化间的个性突出，则文化距离较大。

3. 习惯与传统的冲突大于理解的冲突　人们自幼生活在自己的文化环境中，受到本文化的长期熏陶和教化，形成了根深蒂固的价值体系和行为模式。这些价值体系和行为模式，在没有外来文化的干扰下会形成习惯，习惯久而久之会形成传统。传统作为一种集体无意识，会蕴藏在每个人的无意识层中，时时地发生作用。习惯的东西和传统的东西是文化的固化形式和深层积淀，是很难改变的。在跨文化的沟通中，人们既要认识对方的文化特征，也要知道适应对方的文化特征，这是进行沟通和文化对接的要求。但是理性的认识，并不妨碍沟通者依然按本文化的习惯和传统办事，从而造成沟通中的文化矛盾和冲突。

4. 跨文化沟通的成本高于一般沟通的成本　跨文化沟通是在两种不同的文化间进行沟通，克服文化的障碍将会耗去更多的物资、使用更多的手段和方法、耗费更多的时间、进行更频繁的双向沟通，在沟通中要花费更多的精力去理解文化差异，处理文化矛盾和冲突，沟通的失败会导致投入变成泡影，因此，跨文化沟通的成本比一般沟通的成本要高得多。

5. 跨文化沟通会造成文化休克现象　文化休克是跨文化沟通中常见的现象。跨文化沟通中，由一种文化进入另一种文化，主体失去了自己熟悉的文化意义符号系统，面对陌生的各种文化意义符号系统，由于缺乏足够的适应性而产生深度的焦虑症。

6. 会造成双方文化的变异性　跨文化沟通会主动改变本文化的某些特征、特性、方式，使之和异文化相互认同。认同的结果是理解、包容能力增强，和异文化发生适应关系。双方在寻找共同点中，都要在一定程度上改变自己的文化。因此，跨文化的沟通对于任何一方来说，不是对自己文化的巩固，而是双方都引进对方的某些文化因子，使自己的文化发生某种程度的变异。

（三）跨文化沟通的策略

文化认同是指通过跨文化沟通，实现沟通各方对他方的文化予以足够的理解、承认和尊重，从而保证事业在不同的文化背景中蓬勃发展。理论上，有效的跨文化沟通的目标是实现文化认同。在存在文化差异的前提下，跨文化沟通的目标在于避免或减少跨文化风险，求同存异，树立发展双方的文化包容观，正确对待不同文化之间的差异，并保持积极的沟通心态，最终实现文化认同。要达到文化认同的目标，取决于跨文化沟通的策略应用。

1. 正确对待文化差异　世界上没有两片相同的树叶，也没有完全相同的文化，各种文化之间的差异是客观存在的，这是我们进行跨文化沟通的前提。为了最大限度地促进有效沟通，减少沟通不当引起的误会，我们应该正确对待文化差异。为此，应该做到：在沟通实施之前，沟通双方至少应当了解沟通对方文化与自己所在文化的差异，并做好相关的心理准备。了解得越多、越详细越好。在沟通过程中，针对较浅层面的文化符号差异，应尽可能地采取灵活的沟通措施；针对较为深层面的规范体系差异和认识体系差异所导致的沟通障碍，要能够准确地找出，尽可能地将原则性和灵活性统一起来。在沟通结束后，应尽力总结沟通的经验和教训，从中探讨相关的沟通规律。

2. 保持积极的沟通心态　沟通有三种心态，即积极、退缩、侵略。三种心态将会导致不同的沟通行为：积极心态在于保持自己文化的特色和优势，但又不侵犯对方文化；退缩心态是为了避免冲突或取悦于他人，甚至以牺牲自己文化为代价；侵略心态则在于求胜，特别是通过牺牲其他文化而获取胜利。就沟通者自身所处的文化而言，退缩心态反映文化触角效应；侵略心态反映文化晕轮效应，两种心态都不利于有效地进行跨文化沟通。因此，我们应该采取积极的沟通心态。

> **知识窗**
>
> **文化触角效应**
>
> 文化触角效应是指沟通者由于对某种文化或其某个方面比较反感，而对该文化整体始终保持一种苛刻的立场、否定的态度和逆反的倾向，也认为该文化没有任何优越之处，也就是所谓的"城门失火，殃及池鱼"。在文化触角效应影响下，人们在沟通时总会对自己不喜欢的文化百般挑剔，或者是不能正视该文化应有的价值。
>
> **文化晕轮效应**
>
> 文化晕轮效应是指沟通者由于偏好某种文化的某个方面，而对该文化整体始终保持一种宽容的立场、肯定的态度和趋同的倾向，也就是所谓的"爱屋及乌"。文化晕轮效应不是在客观地评价该文化的本身，而是沟通者心态的反映，这当然不利于跨文化沟通的有效进行。

3. 在沟通中求同存异 暂时搁置不同文化之间存在的差异，积极寻求两种文化的共同点并相互适应。当然，要做到文化上求同存异，沟通双方文化的地位是平等的，不能采取盛气凌人的姿势；在思维上要打破跨文化沟通的思维定式，尽可能做到客观公正。思维定式往往并不是沟通者主观上的故意，在沟通中很容易被我们忽视，因此值得关注。在进行跨文化交流时，自己原本非常熟悉的符号含义突然发生了改变，无法把握其确切含义，通常会产生不同程度的焦虑感。焦虑感的存在一定程度上影响不同文化群体间的交流，而焦虑感的消除又必须借助于不同文化群体间人们的积极沟通和交流。在跨文化沟通中要努力适应对方文化，应当将每一次跨文化沟通当作一次极好的学习机会，通过学习不断地提升自己的适应性。

知识窗

　　周恩来总理是我国著名的外交家，他拥有着强烈的民族自尊心和自豪感，保持着积极的心态，在沟通中求同存异。尼克松一次问周恩来总理："总理阁下，中国好，林彪为什么提出往苏联跑？"周恩来回答："这不奇怪。大自然好，苍蝇还是要往厕所跑嘛！"一位西方女记者对着话筒匆匆问道："周恩来先生，可不可以问您一个私人问题？""可以的。"周恩来微笑着回答。"您已经60多岁了，为什么依然神采奕奕，记忆非凡，显得这样年轻、英俊？"场内顿时响起了友善的笑声和议论声。这正是很多人都想知道的问题。周恩来温和地笑了笑，待场内安静下来，才声音洪亮地坦然回答："因为我是按照东方人的生活习惯生活，所以我至今都很健康！"翻译流利地译出周恩来的话，整个大厅里响起了经久不息的掌声和喝彩声，各国记者无不为周恩来的巧妙回答所折服。

二、跨文化护理沟通方式

（一）进行跨文化培训，增强适应能力

当今世界，跨文化交际越来越普遍。"要想很好地理解和运用语言，必须了解使用语言和文化。"因为语言和文化有着不可分割的密切联系，一方面语言是文化的载体，另一方面文化对语言自身的发展和语言行为又有制约作用。要正确而恰当地运用语言去进行交流，人们不仅要知道什么是符合语言的形式规则的，更需要知道什么是符合文化规约的，是文化所能认可和接受的。沟通者对双方文化的差异了解得越多，认识得越深，跨文化交际就越有可能获得成功。护理人员在沟通活动中应建立"跨文化意识"，了解不同文化的差异，不但要了解不同文化的差异，而且要了解接受对方的文化特征。这是跨文化沟通获得成功的前提。护理管理者要对护理人员进行跨文化理论知识的培训，可通过授课、电影、录像、阅读背景资料等方式培训。护理人员个人要加强自身素质的培养，尤其是心理素质，养成乐观、豁达、开朗的性格，才会勇敢面

对工作中的困难。

（二）正确运用跨文化沟通策略

在不同文化沟通中，必须学会灵活机动地选择言语和行为，必须掌握能适合当时当地条件、人和情况的技术。比如，美国人最棘手的事是亚洲人的间接交际方式，因为东方人"期待交际伙伴有能力听出弦外之音，全面正确地解释语码"。同样东方人也应该学会对付美国人的直接交际方式，对说话过于直率不认为是没有礼貌。回避沟通中那些相互差异较大的方面，有意识对自己的言谈习惯做某些方面的调整，使谈话控制在双方均能接受的范围内，如果任何一方的所说所为基本上都在共同的期待之中，沟通进行起来就比较顺畅，交际的成效也将大大提高。

（三）营造温馨的文化环境

医院的环境是一个特殊的环境，来自方方面面的患者、家属、亲友，嘈杂不停，浓浓的消毒液气味以及夜间的灯光、手电筒等都使初来乍到的患者不能接受。因此在护理工作中首先要减轻患者对陌生环境和陌生人群的感觉。如有的医院开展"四个一"的温馨服务，一杯开水、一张笑脸、一声亲切的问候、一张护患联系卡。责任护士在患者一入院就以热情的态度，笑脸相迎，通过热情接待，给患者一种似在家一样的熟悉轻松的感觉，然后将患者带入病房，一一介绍病区环境、医院环境、医院的各种制度和设备、入院患者须知、主管医师和责任护士、同室病友，使患者不再茫然，能很快进入角色，在短时间内熟悉医院的环境及人群，适应住院生活，然后以最佳的身心状态接受治疗。同时要为患者创造适宜的温度、湿度、空气新鲜流通的病室环境，并保持安静，光线柔和，床单位整洁干爽，让患者有舒适感，通过良好的环境稳定患者的情绪。

（四）加强护患间的文化沟通

以通俗易懂的语言及非语言沟通形式与患者进行交流，根据患者不同的文化背景和道德修养，向患者深入浅出地解释其所患疾病的病因、诱因、临床症状和特征，使患者对自己的疾病有一个大概的了解，消除其疑虑、恐惧等心理，对某些诊断名称、治疗名称、医院用语和医学术语进行耐心细致的解释，对拟进行的各种仪器检查者也应进行检查前指导。

（五）尊重患者的风俗习惯

因为每个患者所在民族和地区形成的文化特征，与医院的文化是截然不同的。应尊重患者，一视同仁，用患者习惯的尊称称呼，尊重患者的宗教信仰、饮食习惯、礼节习俗、紧急避讳等。

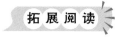 拓展阅读

古之交友习语

古之交友，有许多言简意赅的习惯用语。简要介绍如下。

杵臼之交　指交友不分贵贱。《聊斋志异·成仙》："文登周生，与成生少共笔砚，遂订为杵臼交。"

布衣之交　指普通百姓相交。《史记·廉颇蔺相如列传》："臣以为布衣之交尚不得欺，况大国乎？"

莫逆之交　指彼此情投意合的朋友。《北史·司马膺之传》："所与游集，尽一时名流。与邢子才王景等并列为莫逆之交。

刎颈之交　指即使掉脑袋也不变心的朋友。《史记·廉颇蔺相如列传》："卒相与欢，为刎颈之交。"

在世之交　指与人父子两代都结为朋友。《宋史·邵伯温传》："伯温入闻父教，出则事司马光等，而光等亦屈名位辈行，与伯温为在世交。"

忘年之交　指不计年岁长幼，以才能德行为主的交往。《南史·何逊传》："南乡范云见逊对策，大相称赏，因结忘年交。"

竹马之交　指幼年之友。《世说新语·方正》："帝曰：'聊故复忆竹马之好不？'"

君子之交　指看上去很平淡，而重在道义的朋友。《庄子·山木》："君子之交淡若水。"

车笠之交　指不以贵贱而异的朋友。《太平御览》卷四〇六引周处《风土记》："越俗性率朴，意亲好和，即脱头上手巾，解腰间五尺以与之为交，拜亲跪妻，定交有礼……祝曰：'卿虽乘车我戴笠，后日相逢下车揖；我虽步行卿乘马，后日相逢卿当下。'"

金石之交　指友情契合，如兄弟般的朋友。《汉书·韩信传》："今足下虽自以为与汉王为金石交，然终为汉王所擒矣。"

金兰之交　指友情契合，如兄弟般的朋友。《世说新语·贤媛》："山公与嵇、阮一面，契若金兰。"

肺腑之交　指无话不谈、推心置腹的朋友。白居易《代书诗一百寄韵微之》："肺腑都无隔，形骸两不羁。"

贫贱之交　指在贫困时结交的朋友。《后汉书·宋弘传》："（光武帝）谓弘曰：'谚言贵易交、富易妻，人情乎？'弘曰：'臣闻贫贱之交不可忘，糟糠之妻不下堂。'"

忘形之交　指彼此以心相许，不拘形迹的朋友。《新唐书·孟郊传》："少隐嵩山，性介，少谐合，韩愈一见，为忘形交。"

平昔之交　指往日结交的朋友。杜荀鹤《访蔡融因题》："每见苦心修事，未尝开口怨平交。"

石交　指交谊坚固的朋友。《史记·苏秦列传》："此所谓弃仇雠而得石交者也。"

款交　指真诚相待的朋友。《南史·杜京产传》："会稽孔氏，清刚有峻节，一见而为款交。"

国内跨文化护理研究情况

崔金波、蒋晓莲在"国内跨文化护理研究文献计量学分析"一文中，对国内跨文化护理研究的情况进行了分析总结，结果：文献计量与类型共检索到相关文献 183 篇，去除无关及重复文献 92 篇，最后有效统计文献 91 篇，平均每年发文 18.20 篇。

将文献分为 5 类：①述评与讨论，包括跨文化护理理论探讨、方法介绍、综述；②理论分析与应用举例，指进行理论分析评价后有具体的个案应用举例；③应用体会，指结合临床应用探讨其存在的问题、对策和体会；④调查研究，指跨文化护理的各种现况调查；⑤临床实践，指跨文化护理理论在临床工作中的应用和效果评价。

文献地域分布按省、直辖市、自治区地域进行统计，第一作者分布于 28 个地域，排名前 10 位的分别为上海（10 篇）、四川（10 篇）、北京（7 篇）、山西（6 篇）、河南（5 篇）、湖北（5 篇）、吉林（5 篇）、江苏（5 篇）、广西（4 篇）、山东（4 篇），占总文献的 67.03%。

基金资助情况，跨文化护理文献中有 12 篇（13.19%）立项并获得 4 项科研资助，资助的省市分别为上海市、北京市、福建省。刊载期刊为《中国护理管理》4 篇，《中华现代护理杂志》和《解放军护理杂志》各 2 篇，《中华护理杂志》《职业技术教育》《上海护理》《护理学杂志》各 1 篇。表明我国目前对于跨文化护理研究方面的基金支持力度尚不够大，不利于研究的进一步开展。

合作撰文情况，跨文化护理的 91 篇文献涉及作者 231 人，每篇论文作者至少 1 人，最多 10 人，其中 33 篇由作者单独撰文完成，58 篇论文是合作完成，合作度为 2.54（231/91），即平均每篇论文由 2.54 人合作完成，合著率为 63.74%（58/91）。合著文章中同单位合作占总文献的 53.85%，同城市合作占 5.5%，同省合作占 3.30%，跨省合作占 1.10%，无港澳台地区及国际间合作。

复习思考题

一、简答题

1. 文化休克的具体含义及产生的原因是什么？
2. 跨文化护理沟通的方式有哪些？

二、选择题

1. 跨文化护理理论是由谁创立的（　　　）
   A. 马斯洛　　　　B. 莱宁格　　　　C. 韩德森　　　　D. 卡利什
   E. 南丁格尔
2. 莱宁格在跨文化护理理论中主要阐明了（　　　）
   A. 文化关怀是人类社会发展的基础
   B. 护士的职责是为病人提供适应的环境
   C. 专业关怀存在于日常生活中

    D. 关怀是护理活动的本质

    E. 护理关怀仅存在于护患关系中

3. 文化的超地域性，其含义是（　　　）

    A. 有些文化仅存在于某一地域，不是全人类性文化

    B. 文化一旦在某一地域发展，就无法为其他地域所接受

    C. 自然科学先是地域文化，后为超地域文化

    D. 文化随着人类的出现和发展而产生与发展

    E. 文化发展初期，均有明显的超地域特征

4. 关于文化休克，描述正确的是（　　　）

    A. 身体健康者应对能力弱 　　　　B. 儿童较成年人文化休克症状重

    C. 生活阅历丰富者应对能力弱 　　　D. 易适应者应对能力弱

    E. 身体衰弱者应对能力弱

5. 关于莱宁格的跨文化护理理论中的护理程序，描述不正确的是（　　　）

    A. 第一步评估服务对象有关文化的知识

    B. 第二步鉴别和明确跨文化护理中的共性及差异

    C. 第三步制订护理计划和实施护理

    D. 第四步评价

    E. 莱宁格将护理程序分为 6 个步骤

6. 看到白色就会联想到护士，体现了文化的（　　　）

    A. 超个人性 　　　B. 时代性 　　　C. 传递性 　　　D. 象征性

    E. 继承性

7. 通过专业文化行为和决策帮助服务对象改变其生活方式，塑造一个全新的有利于健康的生活行为，属于跨文化护理方法中的（　　　）

    A. 文化关怀保存 　　　　　　B. 文化关怀调适

    C. 文化关怀重建 　　　　　　D. 与文化相匹配的护理关怀

    E. 优质护理

8. 王先生初到美国，在住房和交通问题上遭遇挫折，萌生了返回家乡的念头，这种情况属于文化休克发展过程中的（　　　）

    A. 兴奋期 　　　B. 意识期 　　　C. 转变期 　　　D. 接受期

    E. 适应阶段

9. 当一个人到达一个新环境时，渴望了解新环境中的风俗习惯、语言行为等，并希望能够顺利开展工作，这种表现属于文化休克的（　　　）

    A. 兴奋期 　　　B. 意识期 　　　C. 转变期 　　　D. 接受期

    E. 适应阶段

10. 文化休克表现焦虑的生理反应不包括（　　　）

    A. 坐立不安 　　　B. 哭泣 　　　C. 失眠 　　　D. 声音发颤

    E. 急躁

附　实践训练

实践训练一　护士工作妆容及面部表情训练

【训练目的】

1. 了解护士职业妆容的技巧、方法和步骤。
2. 结合自身面部特征，选择适合自己的化妆手法和技巧。
3. 掌握眼神交流方式，通过眼部传递信息，信息正面积极。
4. 体会得体的微笑，感染调节他人情绪。

【训练准备】

1. 用物准备　眉刀、眉剪、粉底、蜜粉、眉粉或眉笔、眼影、眼线、睫毛夹、睫毛膏、腮红、唇膏、化妆刷套装。
2. 环境准备　教室。
3. 学生准备　镜子及个人化妆用品，熟悉第二章面部表情和面部化妆相关内容。

【方法与过程】

1. 化妆的正确方法和步骤　教师示教或播放教学视频。
洁面→打底→定妆→画眉→眼妆→腮红→唇妆
2. 不同面部不同化妆方法　教师举例说明（眉形、眼型、脸型）。
教师根据班级学生特征，选出几名面部特征区别较大的同学，举例说明这几位同学的化妆方法和技巧要点。
3. 学生化妆实践训练　分组训练，2人或4人一组，根据面部特征化妆。每组选出一名同学来进行师生点评。
4. 表情训练　2人或4人一组。
（1）眼神交流方式训练　注视小组成员，并与小组成员讨论自己在与他人交往或是与患者相处时哪种眼神方式比较恰当。
（2）微笑训练　通过照镜子和2人一组来练习自然得体的微笑。

【评价】

1. 化妆是一门技术，需要通过练习才能达到化妆突显容貌秀丽的目的，学生通过看、听后实践，是否完成化妆的整个步骤，是否达到美化的效果。

2. 表情训练中的表情是否是发自内心，表情自然真实，并起到感染调节他人情绪的目的。

3. 在训练过程中小组内成员是否团结协作，共同参与，解决问题。

实践训练二　护士工作服饰礼仪训练

【训练目的】

1. 掌握护士服及相关配饰的正确穿戴方法。
2. 掌握护士工作发式的梳理。
3. 根据护士职业要求与自身特点，塑造适合自己的护士形象。

【训练准备】

1. 用物准备　裙式护士服、分体护士服、燕帽、圆帽、梳子、发圈、网罩、发卡、裤子、袜子、皮鞋、口罩、签字笔、表、工作牌。

2. 环境准备　教室或形体训练室。

3. 学生准备　镜子，护士服及相关配饰，梳理头发的工具和物品。复习相关内容。

【方法与过程】

1. 护士发式的梳理示教　教师示教或播放教学视频。教师以学生代表（1 名长发女生、1 名短发女生、1 名男生）作为模特示范头发梳理的方法和要点（前不遮眉、侧不过耳、后不及领）。

2. 学生训练工作发式的梳理　2 人一组，在各自梳好头发后，相互检查头发和带花网罩位置是否恰当。

3. 护士服及相关配饰的示教　教师指导 3 个学生，正确穿戴护士服及相关配饰。

4. 学生分组训练　2 人或 4 人一组训练正确穿戴护士服及相关配饰。

【评价】

1. 示教过程中学生是否认真看教师示教，是否积极参与训练。
2. 训练过程中，是否有不正确的情况出现，并在小组的帮助下及时地得到解决。

实践训练三　护士仪态礼仪训练

【训练目的】

1. 掌握护士在日常生活中及工作中常用的基本仪态：站姿、行姿、坐姿、蹲姿、鞠躬礼、握手礼、指示手势。

2. 熟练掌握护士在工作中常用的仪态：推治疗车、端治疗盘、持病历夹、搬放椅子、递接物品。

3. 在日常生活和工作中，要用规范的仪态来严格要求自己的行为举止。

【训练准备】

1. 用物准备　治疗车、治疗盘、病历夹、椅子、文件。

2. 环境准备　形体训练室。

3. 学生准备　穿着护士服。复习相关内容。

【方法与过程】

1. 基本仪态的示范和讲解　先由教师示教和讲解基本仪态：站姿、行姿、坐姿、蹲姿、鞠躬礼、握手礼、指示手势。每讲解一个仪态请个别学生上前示范，教师在旁讲解和纠正问题。

2. 学生基本仪态的训练　4～8人为一组，根据教师的示教，进行分组练习。

3. 评价结果　以小组为单位，展示训练成果。由教师和其他同学一起进行评价学习。

4. 工作中仪态的示范和讲解　先由教师示教和讲解基本仪态：推治疗车、端治疗盘、持病历夹、搬放椅子、递接物品。每讲解一个仪态请个别学生上前示范，教师在旁讲解和纠正问题。

5. 学生工作中仪态的训练　4～8人为一组，根据教师的示教，进行分组练习。

6. 评价结果　以小组为单位，展示训练成果。由教师和其他同学一起进行评价学习。

【评价】

1. 示教过程中学生是否认真听、看教师示教、积极参与训练。

2. 训练过程中，学生或是小组之间是否相互帮助、学习和指正。

3. 通过训练，学生是否能按照要求保持正确的行为仪态。

实践训练四　护士仪态礼仪情景训练

【训练目的】

1. 熟练掌握基本仪态和护士工作中常用的仪态礼仪，在上一个训练的基础上应用于实际。

2. 通过情景模拟的训练，提高学生学习的积极性，激发学生创造性思维，培养学生的组织能力和表达能力。

【训练准备】

1. 用物准备　治疗车、治疗盘、病历夹、椅子、文件。
2. 环境准备　形体训练室或护理实验室。
3. 学生准备　根据情景模拟的角色着装。复习相关内容。

【方法与过程】

1. 情景设置　可由教师提供，学生也可自行设置情景（自行设计的情景应先和教师讨论情景设置的可行性后再予以实施）。

情景一：导诊护士小张，在服务中遇到一位不识字的患者大娘，小张耐心细致地为大娘挂号，引领大娘到就诊科室，将大娘和相关的物品交接给接诊护士后礼貌地和大娘告别。

情景二：病房护士小李，在巡查病房时，患者奶奶要求小李帮她将病床床头摇起来，方便她坐立起来。小李不仅按照奶奶的要求变换了床头的高度，还帮助奶奶坐好，为奶奶提供其他需要的帮助。

情景三：患者李大娘康复即将出院，出院前，来到护士站感谢责任护士的关心和照顾，并伸手和护士站的护士们一一握手道别。

2. 学生情景模拟训练　学生根据教师提供，或是自行设计的情景分组准备场景和用物，分组进行训练。

3. 评价结果　训练后，以小组为单位，面向全班同学教师演示训练结果。

【评价】

1. 情景设置上，是否体现了护士仪态礼仪的内容，仪态礼仪的掌握是否达到了预期目标。

2. 小组分组训练的过程中，学生是否团结协作、积极认真地参与训练。

3. 演示的表演是否流畅、连贯、得体，是否符合护士的身份。

实践训练五　面试材料的准备

【训练内容】

面试材料的准备。

【训练目的】

1. 掌握面试前自己需要准备的材料。

2. 了解其作用。

3. 能够在实际生活中灵活运用，为就业做准备。

【训练准备】

1. 教师准备　多媒体课件（一份临床案例）、案例讨论稿、组织发言稿，对学生提出要求。

2. 学生准备　利用课余时间准备面试资料。

【训练内容】

1. 物质材料准备

（1）材料　推荐表、个人简历、自荐信、身份证、各种证书的原件及复印件、照片等。所有准备好的文件都应平整地放在一个袋子中。

（2）物品　黑色笔、笔记本、包。

（3）资料　用人单位的各种资讯；自我介绍、面试的参考材料。

2. 心理准备

事先尽可能多地了解应聘单位和应征职位情况，做到知己知彼，有备而去。要准备的问题：

（1）他们会问我些什么呢？

（2）我是什么样的人？准备回答有关自己的问题。

（3）用人单位关心的问题：你为什么选择来我单位工作？

3. 提交简历模拟练习

（1）通过公司邮箱发送　一定要有主题，如："某大学不动产学院某某应聘策划助理简历"，以便公司处理邮件。

（2）当面递交　双手呈递，并说"某大学某某简历，请多关照"之类等。

【方法与过程】

1. 学生在课堂上利用多媒体展示自己的准备材料。

2. 观看教师准备的材料视频，并讨论以下问题：

（1）对比视频中老师准备的材料，找出优缺点；

（2）自己准备有什么不足并说明原因；

（3）准备材料对面试的影响；

3. 参考答案

面试官试图从中了解你求职的动机、愿望以及对此项工作的态度。建议从行业、企业和岗位这三个角度来回答。

（1）你求职的动机愿望以及对此项工作的态度？

"我十分看好贵公司所在的行业，我认为贵公司十分重视人才，而且这项工作很适合我，相信自己一定能做好。"

（2）你认为自己最大的缺点是什么？

不宜说自己没缺点；不宜把那些明显的优点说成缺点；不宜说出严重影响所应聘工

作的缺点；不宜说出令人不放心、不舒服的缺点；可以说出一些对于所应聘工作"无关紧要"的缺点，甚至是一些表面上看是缺点，从工作的角度看却是优点的缺点。

（3）在什么方面能发挥作用？

基本原则是"投其所好"。回答这个问题前应聘者最好能"先发制人"，了解招聘单位期待这个职位所能发挥的作用。应聘者可以根据自己的了解，结合自己在专业领域的优势来回答这个问题。

4. 师生对学生进行评价。

【评价】

1. 态度评价　学生对材料准备的态度是否认真，课上展示是否全面，表述的是否清楚。

2. 技能评价　学生是否能够熟练运用材料积极地应对求职面试。

3. 情感评价　学生对面试前的材料准备是否有认同感、使命感、进取心。教师通过讲解、观察等了解学生参与情况，激励学生的好奇心，提高其兴趣。

4. 团队评价　学生是否具有良好的团队精神，较强的团结协作能力。

实践训练六　面试模拟练习

【训练内容】

自我介绍，注意语言表达。

【训练目的】

1. 掌握面试前自我介绍的技巧。
2. 了解其作用。
3. 能够在实际生活中灵活运用，为就业做准备。
4. 具有认真合作的态度。

【训练准备】

（一）教师准备

1. 准备适宜的案例及分析。
2. 具备良好的组织协调能力。

（二）用物准备

1. 场地　模拟招聘现场。

2. 道具　桌、椅。

（三）环境准备

场所整洁、干净、美观、安全、室温适宜。

（四）学生准备

1. 准备自我介绍材料，语言表达和书面材料。
2. 护生应衣帽整齐，举止得体，符合护士行为规范要求。
3. 角色扮演，课前分组，每组按情景设计内容，准备编排角色。

【训练内容】

案例一

应试者：一位应聘 XX 医院的大学生。

面试官：某医院人事处工作人员。

问：你在学校有工作经验？

答：我在一家医院实习过。

问：进入医院的目的？

答：喜欢护理工作，因为我具有这个能力。

问：你有什么成绩呢？

答：我是省级优秀实习生，且在医院各个科室有很好的工作能力。

问：周围的同事朋友怎么评价你呢？

答：中医药高专的学生不错。

反问：您问我这个问题的目的在于哪里呢？

答：哦，看你在工作中的沟通能力……医院工作，当然应该有医疗技术方面的能力，但合作，是最重要的一点。

案例二

应试者：专科，女生。应聘医药销售人员。

面试官：某医药公司人力资源部经理。

面试过程：

问：请用三句话来介绍自己，评价自己。

答：①可以加班；②一定给公司挣钱；③善于和同事合作。

问：五年内对个人制定的目标是？

答：做一个部门销售经理。

问：对我们公司了解吗？

答：在学校的时候经常上这个网，我感觉贵公司人力资源网站做得最好。

【方法与过程】

1. 教师首先对案例内容进行分析讲解与学生共同探讨设计方案，按照要求，由一位学生扮演应聘者，一位学生扮演招聘者，一位学生扮演家属进行演示，详细讲解、演示面试的要领，或制作成多媒体教学片让学生观看。

2. 学生在课堂上做自我介绍。

3. 分组讨论以下问题：①自我介绍对面试的影响；②自己表现有什么不足，并说明原因。

4. 分组模拟练习

（1）列举自己的成长经历、社会经验和业余爱好等。

（2）列举两个自己失败与成功的案例。

（3）着重说明自己的综合素质、良好的品德和工作习惯。

（4）着重说明自己的专业知识、职业技能。

【评价】

1. 态度评价　学生准备的态度是否认真，课上展示是否全面。

2. 技能评价　模拟练习中，使用的语言是否正确，表述是否清楚、文雅得体，是否注意一切细节，告辞的礼节。判断考官意图，对症下药；礼貌得体的提问。

3. 情感评价　是否认真聆听招聘者的谈话，回答问题时，是否知之为知之，不知为不知；冷静沉着，保持耐心。

4. 团队评价　团队协作能力是否良好。

实践训练七　护理操作礼仪训练

【训练目的】

1. 掌握护理操作工作的礼仪。

2. 学会护理操作中的礼仪。

3. 具有认真合作的态度。

【训练准备】

（一）教师准备

1. 准备适宜的案例及分析。

2. 具备良好的组织协调能力。

（二）用物准备

1. 场地　护理实训室（模拟病房）。

2. 道具　病历夹、治疗盘（鼻饲用物）。

（三）环境准备

床单位整洁、干净、美观、安全，病室温度适宜。

（四）学生准备

1. 熟悉护理操作中的礼仪。
2. 护生应衣帽整齐，举止得体，符合护士行为规范要求。
3. 角色扮演，课前分组，每组按情景设计内容，准备编排角色。

【训练内容】

训练护理操作中的礼仪。

【方法与过程】

案例一

患者王女士，45 岁，因食管狭窄住院治疗，不能经口进食，护士为其实施管饲饮食。

案例二

患者张女士，38 岁，因胃溃疡入院治疗，住院后医生检查开出化验单，第二天清晨需要留尿化验，护士应如何指导患者留取尿标本。

1. 案例演示　教师首先对案例进行分析讲解，与同学共同探讨设计接待方案。按照接待礼仪要求，由一位护生扮演护士，一位护生扮演患者，一位护生扮演家属进行演示，详细讲解、演示接待患者入院的要领，或制作成多媒体教学片让学生观看。

2. 实践场景　护士（面带微笑）："王阿姨，您好！我是今天的当班护士杨某，您就叫我小杨好了，请问您是 12 床的王某老师吧？"

患者："小杨，你好！我就是王某老师，有事吗？"

护士："医生检查了您的病情后，开出医嘱，您需要管饲饮食，也就是将一根胃管从鼻腔插入您的胃内，注入流质饮食。"

患者："为什么要插胃管？能不插管吗？"

护士："是这样的，因为您的食管狭窄，饮食受限，影响了营养素的摄入，这样不利于疾病康复，也会影响到后期的治疗效果。插胃管能保证足够的热量、蛋白质等多种营养素的摄入，满足生理和治疗的需要。"

患者："插管疼吗？"

护士："不疼。可能会有一些不舒服，但不要紧，我会很轻柔的，只要您配合好，一会儿就过去了。"

患者："我怎么配合你呢？"

护士："我在插管的过程中会告诉您的。"

患者："好的，我知道了。"

护士:"谢谢您!"

护士准备胃管、清洁鼻腔,测量长度 45~55cm,润管,插管 15cm,并告知患者做吞咽动作:"吞咽、吞咽……很好。"检查胃管是否在胃内,固定胃管,注入温水,流质饮食,冲管,询问患者是否下床活动,妥善固定胃管于枕旁或衣领上。

护士:"您现在感觉如何?"

患者:"刚才插管时有些难受,现在好些了。"

护士:"您真棒,谢谢您的积极配合。您需要下床活动吗?"

患者:"不用了,谢谢您!我想休息一会儿。"

护士:"好的,我把胃管固定在您的枕旁,有事请按床头的呼叫器,我会随时为您服务的,再见!"

【评价】

1. 在进行护理技术操作时,特别是可能给患者带来痛苦的操作,护士是否向患者解释操作的目的、过程、需要患者配合办法,以及可能造成的痛苦,是否取得患者的理解和支持。在操作中护士是否操作熟练、动作轻柔、规范自如。

2. 护士操作中是否使用了礼貌性、安慰性、鼓励性、赞美性的语言给患者信心,减少患者的心理压力。

3. 护士操作完成后是否询问患者有何不适,同时感谢患者的积极配合。

4. 团队协作能力是否良好。

实践训练八　交谈技巧的训练

【训练内容】

护士与病人交谈有关健康教育的话题。

【训练目的】

学生通过扮演不同的角色,体验与病人交谈的沟通过程,合理、恰当地将各种交谈技巧应用其中。

【训练准备】

1. 教师准备　收集有关腹腔镜胆囊切除术术前健康教育的资料和案例。

2. 用物准备　制作的健康教育卡片,护理病案,纸,笔,桌椅。

3. 环境准备　安静整洁,光线充足,温度适宜。

4. 学生准备　按护士的着装要求衣帽整洁;复习有关交谈技巧的理论知识及本次实践课的内容及目的。

【方法与过程】

1. 教师向学生讲解分析腹腔镜胆囊切除术的相关知识。

2. 教师与学生共同探讨交流，使学生了解以上健康教育的内容。

3. 教师将全班学生分为 6 个小组，交谈腹腔镜胆囊切除术术前健康教育。

4. 每个组在各自模拟的病房的区域内，分配护士、病人的角色进行扮演，展开交谈。

5. 每个组成员的角色互换，分别体验感受。

6. 每个组推选出交谈的优秀组合，向全班进行展示。

7. 各个组抽出两名代表作为评审团，对每个组推选的交谈组合进行评价。

8. 教师总结，整体点评，并予以矫正指导。

9. 角色扮演：手术室护士、病人、病房护士。

10. 场景演示

胆结石腹腔镜术前的健康教育。

手术室护士："您好，请问您是李某吗？"

病人："是啊？你是……"

手术室护士："李阿姨，我是手术室的护士秦露，您叫我小秦吧。"

病人（紧张地望着秦护士）："你是手术室的？手术现在就要做吗？"

手术室护士："李阿姨，您别紧张，您的手术明天才做，我今天是先来向您介绍一下，您在手术前要注意的事项都有哪些。"

病人："哦~！"

手术室护士："请您记好了，今天的晚饭要进食流质饮食，宜清淡，可以喝些米粥，晚上 8 点以后就不要吃东西了，12 点以后不能再喝水了，一直到明天早上都要空腹；晚上休息前请洗个澡、修剪指甲，更换上清洁的病号服，早点睡觉休息。明天早上 8 点，我会来病房接您到手术室，您一定要记得摘掉所有的饰品及贵重物品，包括口腔内假牙也要去掉。"

病人："对了，秦护士，这个手术有危险吗？"

手术室护士："我们医院已经做过很多例这样的手术，成功率很高，请您放心！"

病人："手术刀口大吗？"

手术室护士："这个手术不需要开腹，就是在您的腹部开几个小孔，切口很小的。"

病人（担心）："会很痛吗？出血多吗？"

手术室护士："不会的，您的手术是全身麻醉，不会感觉到疼痛，咱们手术室麻醉科的医生过会儿就会来向您介绍麻醉的相关事宜的，请您稍等啊！"

病人："我的手术由谁来做？"

手术室护士："这个问题我会帮您咨询一下您的管床医生，请您稍等！"

（手术室护士离开，过了一会儿返回病房）

手术室护士："李阿姨，刚才我问过您的管床医生了，明天是咱们科室主任为您主刀，他的手术技能棒着呢，您的管床医生是第一助手，他们都了解您的病情，您就放心吧。"

病人："嗯嗯，知道了！"

手术室护士："李阿姨，您还有什么地方不清楚?"

病人："哦，没有了、没有了。"

手术室护士："那我就不打扰您休息了，如果您还有什么不明白的，就请给咱们手术室打电话（递上手术室的电话号码），我们会尽力为您解答的。"

病人："好的！"

手术室护士："请您一定要把手术前要注意的事项再看看，并遵照着做（递上术前注意事项的宣传单）。明天早上咱俩8点钟在病房见！"

病人："好，明早8点见！"

【评价】

1. 态度评价　态度真诚，不卑不亢。

2. 技能评价　仪表服饰符合要求，举手投足稳重自信，言语谈吐诚恳有礼；病人了解健康教育，双方沟通交流到位。

3. 情感评价　通过交谈，显示护士富有同情心、爱心、细心和耐心。

4. 团队评价　团队合作融洽，通过互相给予提醒、帮助，达到加强认识的目的，促进了共同进步的团队精神。

实践训练九　演说技巧的训练

【训练内容】

有关热爱护理职业的演说实践训练。

【训练目的】

学生结合护理专业的特点、通过抒发热爱护理职业的感情，从自身出发撰写演讲稿，以提高书写能力水平，锻炼演说的表达能力，增强学生的自信心与勇气，促使学生掌握演说的技巧，并做到灵活灵用。

【训练准备】

1. 用物准备　演说台，扩音器，纸，笔。

2. 环境准备　教室安静整洁，光线充足，温度适宜。

3. 学生准备　着装按照要求做到衣帽整洁；复习有关演说技巧的理论知识及本次实践课的内容及目的。

【方法与过程】

1. 教师进一步向学生阐明护理工作的职业特点，提高学生对护理职业的认识，有助于学生写出认识深刻和感情充沛的演说稿。

2. 学生们以"热爱护理职业"为主题，撰写演说稿，题目自定。

3. 学生们根据自己准备的演说稿，对照着已学过的演说技巧的理论知识反复练习。

4. 学生走上演说台，开始演说。

5. 由每组抽出的 2 人作为评议组，与教师和其他评委一起进行评比。

6. 教师总结、点评、反馈。

【评价】

1. **态度评价**　态度认真，有自信，不胆怯，有勇气，不卑不亢。

2. **技能评价**　仪表服饰符合要求，举手投足稳重自信，言语谈吐诚恳有礼；掌握及运用演说技巧的能力良好。

3. **情感评价**　通过演说，增强了自身对护理工作的进一步认识，提高了爱岗敬业的职业素质水平。

4. **团队评价**　团队合作融洽，通过互相给予帮助，达到加强认识的目的，促进了共同进步的团队精神。

实践训练十　非语言沟通一般的动作训练

【训练内容】

非语言沟通的一般动作。

【训练目的】

通过角色扮演，感受患者对非语言沟通方式的需求，体会非语言沟通的作用，学会运用非语言沟通方式。

【训练准备】

1. **教师准备**　根据目前的学习进度，结合专业课学习情况，精心设计案例。

案例

患者李某，女，39 岁，因慢性阑尾炎急性发作被亲属搀扶着走入普外科病房。痛苦面容。在此之前病房已经接到了住院处的电话通知，知道该患者马上就到，安排护士小王接待患者。

2. **用物准备**

（1）**场地**　模拟病房（病床、床头桌）。

（2）道具　体温计、血压计、水杯。

3. 环境准备　整洁、安静，温度适宜。

4. 学生准备　护士服、护士帽、护士鞋（衣帽整洁，举止得体）；熟悉本节课的内容、要求和目的。

【方法与过程】

1. 教师首先对案例进行分析讲解，然后将同学分成若干实践组和评议组，每组4～5人。

2. 实践组学生进行角色扮演，评议组进行评议。

3. 实践组和评议组互换角色，原评议组进行角色扮演，原实践组进行评议。

4. 角色分配　护士、患者、患者亲属、观察者。

5. 实践场景

护士：（快步迎上前来，面带微笑，轻轻点了点头）"您好，请跟我来，我带您到病房。"与患者亲属共同搀扶患者来到病房，安排好床位。

患者：（痛苦的表情勉强露出笑容）"谢谢护士。"

护士：（亲切的）"来，让我帮您脱掉鞋子。"（蹲下来帮患者脱鞋）

患者：（缩脚，不好意思地）"别，别……"

护士："没关系的。"（与家属共同搀扶患者上床，又给患者盖好被子）

患者：（面露感激之色）

护士：（用手背摸了摸患者额头，又触其腕部，测了脉搏，接着又测量了体温和血压）

患者：（指了指桌上的水杯）

护士：（还没等亲属过来，护士已将水杯递到了患者手中）"您渴了是吧？"

护士："我就是您的责任护士，我姓王，有什么事情您尽可以找我，我一定全力帮助您。"接着向患者介绍了医院的一些基本情况。

患者：（频频点头，表示接受）

【评价】

1. 态度评价　态度真诚，不卑不亢。

2. 技能评价　护士小王运用多种非语言沟通的动作。

3. 情感评价　通过交谈，显示护士富有同情心、爱心、细心和耐心。

4. 团队评价　团队合作融洽，通过互相给予提醒、帮助，达到加强认识的目的，促进了共同进步的团队精神。

实践训练十一　非语言沟通微笑训练

【训练内容】

非语言沟通方式之一"微笑"。

【训练目的】

学生结合护理专业的特点，通过微笑练习，增强学生的自信心与勇气，促使学生掌握非语言沟通的方法。

【训练准备】

1. 用物准备　镜子。

2. 环境准备　教室安静整洁，光线充足，温度适宜。

3. 学生准备　按护士的着装要求衣帽整洁；复习非语言沟通的理论知识及本次实践课的内容及目的。

【方法与过程】

1. 教师进一步向学生阐明护理工作的职业特点，提高学生对护理职业的认识。

2. **眼睛笑容法**　包括眼型笑和眼神笑。用一张厚纸遮挡眼睛下面，对着镜子，心里想着高兴的事情，双唇闭合，鼓起面颊，嘴角两端做出微笑的口型，这时一个自然地微笑在镜子里显现出来，然后再放松面孔，眼睛恢复原样，但目光依然脉脉含笑，这时就是眼睛笑容法。

3. **微笑基本法**　基本特征是笑不露齿，尤其不露出牙龈，嘴角的两端略提起，笑不出声，具体方法如下：

（1）先放松自己的面部肌肉，然后使自己微笑的嘴角向上翘起，让嘴巴成为弧形，口里念"一"字音，轻轻一笑。

（2）除了注意口型外，还需要眉、眼、面部肌肉与口型协调配合。

（3）调动情感，回忆有趣的事情，联想使你高兴的过去，调动内心感受，有感而发。

（4）可以当着同学的面进行练习，克服胆怯心理，要求自然大方，讲一些话，面部始终保持微笑，请同学点评，然后改进。

（5）加强豁达乐观的性格的训练，培养丰富的学识，增加内涵，提高素养，练就一套自信而灿烂微笑的"功夫"，树立自身的良好形象。

4. 由每组抽出的 2 人作为评议组，与教师和其他评委一起进行评比。

5. 教师总结、点评、反馈。

【评价】

1. 态度评价　态度认真，有自信，不胆怯，有勇气，不卑不亢。

2. 技能评价　稳重自信，掌握及运用微笑方法。

3. 情感评价　通过微笑练习，增强了自信心，更加热爱护理工作。

4. 团队评价　团队合作融洽，通过互相给予帮助，达到加强认识的目的，促进了共同进步的团队精神。

实践训练十二　沟通技巧与冲突处理

【训练内容】

沟通技巧与冲突处理。

【训练目的】

1. 掌握赞美、批评、拒绝、劝慰等各种沟通技巧的原则。

2. 了解冲突产生的原因及其作用。

3. 能够在实际生活中灵活运用各种沟通技巧，学会处理各种冲突，建立和谐的人际关系。

【训练准备】

1. **教师准备**　多媒体课件（一份临床案例）、案例讨论稿、组织发言稿。

2. **用物准备**　护士服装、输液设备、玩具若干、纱布、口罩。

3. **环境准备**　模拟病房及护士站，要求温湿度适宜、安静整洁、光线适中。

4. **学生准备**　利用课余时间收集有关医疗纠纷的资料、临床常用沟通技巧、冲突处理技巧。分别扮演护士长、护士甲、护士乙、护士丙、患儿、患儿家属、病友甲、病友乙。

【训练内容】

某医院儿科病室患儿，李玉佳，女，6岁，因腹泻诊断入院。某日患儿母亲陪同患儿在病室内输液，液体输至最后一瓶，患儿出现哭闹，患儿母亲立即找到护士甲进行处理，护士甲瞥了一眼患儿的手，接着又看了看所输的液体，面无表情地对患儿母亲说："没什么大事，液体里含有钾成分，对血管有刺激性，所以才会疼痛，忍一忍吧，一会儿液体就输完了，别哭了……"话还没说完，就已经不见了人影。5分钟后，患儿依旧哭闹不停，嘴里一直说着"手疼，手疼"，患儿母亲看了看患儿的手，发现患儿的手已经出现肿胀，立即找来护士乙，护士乙拆开固定针头的胶带，仔细看了看患儿的手，又看了看所剩不多的液体，说："是有点肿了，还有一点液体，再坚持一下，一会就输完了。"说完就转身离开了。接下来患儿还是哭闹，开始在床上来回挪动，患儿家属看着孩子肿胀的手，特别心疼，这是恰巧护士丙经过，很不高兴地对护士丙说："孩子的手都肿成这样了，怎么都没人管啊，你们这边的护士服务态度怎么这么差啊！快点把针拔了，孩子都疼成这样了，我们不打了，我要举报你们！"护士丙就小心翼翼地把针拔了下来，心里感道非常委屈，但心想多一事不如少一事，这种情况已经见怪不怪了，过去就好了，也没向护士长报告。第二天，护士长接到护理部电话，说是某患者举报该科室护士服务态度差，请护士长做相关处理和书面报告，护士长立即去病室与患儿家属交涉，欲与患儿家属做些沟通，本想先解释一下昨天事情的原委，不料患儿家属正在气头上，以为护士长来与他们争论，为护士们说好话，就非常不客气地把护士长撵了出去，第二天向护理部举报了护士长。

【方法与过程】

1. 学生利用多媒体展示课余时间所收集的有关医疗纠纷的资料、临床常用沟通技巧、冲突处理技巧。

2. 观看教师准备的医疗纠纷视频，并讨论以下问题：

（1）视频中各方的言行举止是否妥当。

（2）各种冲突出现的原因。

（3）冲突对各方的影响。

（4）假如你是其中的一方，你会怎样做？

3. 将全班同学分成若干组，每 10 人一组，其中 8 个人分别扮演护士长、护士甲、护士乙、护士丙、患儿、患儿母亲、病友甲、病友乙，另外 2 个人旁观，进行总结。每个人都扮演一遍视频中的人物。

4. 各小组总结出各个角色的感受，并由小组代表发言；根据所收集到的资料和教材上的理论知识，各小组讨论并总结处理冲突的恰当、正确方法。

角色	角色感受	错误做法	正确做法
患儿			
患儿母亲			
护士长			
护士甲			
护士乙			
护士丙			

5. 各小组利用总结出的技巧进行分角色扮演。

6. 师生共同总结沟通技巧及冲突处理技巧，并对各小组进行评价。

【评价】

1. 态度评价 护士服务态度好，为患者解释疑问时耐心、细心，护患沟通有效，尊重患者，能够做到"一切为了患者，为了患者的一切"，正确认识到一名合格护士应具备的素质；患者对护士服务态度满意，能够理解护士的解释。

2. 技能评价 护士操作技能水平高，能够熟练地进行各项护理操作，操作规范，动作轻柔，患者对护士的解释理解并能积极地配合；护士能够熟练运用所学沟通技巧处理临床冲突。

3. 情感评价 护士具有极强的职业认同感、使命感、责任感，进取心强，意志坚定，能够积极参与到角色扮演中来，体验各种角色的情绪及心理变化；教师通过讲解、观察等了解学生参与情况，激励学生的好奇心，提高其兴趣。

4. 团队评价　各小组成员之间具有良好的团队精神，很强的团结协作能力。实训前准备充分，物品准备齐全；交流讨论分工明确，积极主动，发言有理有节，各小组认真倾听，灵活运用各种技巧解决临床冲突。

实践训练十三　护患沟通模拟训练

【训练目的】

1. 熟练掌握护患沟通的基本要求。
2. 学会在护理工作中患者的沟通技能。
3. 具有认真合作的态度。

【训练准备】

（一）教师准备

1. 准备适宜的案例及分析。
2. 具备良好的组织协调能力。

（二）用物准备

1. 场地　实验室或模拟病房。
2. 道具　病床、床旁桌、椅子和根据不同角色打扮所需物品。

（三）环境准备

要求环境整洁、安静，温度适宜。

（四）学生准备

1. 学生应衣帽整洁，举止得体，符合护士行为规范要求。
2. 熟悉本节课的内容、要求、目的。
3. 角色扮演。课前分组，每组根据案例情景编排角色和内容。

（五）案例准备

案例

某科室，一位刚入院的老年患者李女士，第二天清晨需做抽血化验。护士小张该如何与患者沟通，取得合作？

情景设置一：儿科病房内，5 床患儿洋洋 4 岁，见到医护人员啼哭不止，不愿配合治疗。护士该如何与该患儿沟通，取得患儿的合作？

情景设置二：患者刘某，男性，30 岁。外伤入院，现为患者进行输液，该患者拒绝治疗。护士小张该如何劝说患者？

【训练内容】

训练护理工作中的关系沟通技巧。

【方法与过程】

案例一
某科室，一位刚入院的老年患者李女士，第二天清晨需做抽血化验。护士小张该如何与患者沟通，取得合作？

案例二
患者刘某，男性，30 岁。外伤入院，现为患者进行输液，该患者拒绝治疗。护士小张该如何劝说患者？

1. 范例演示　教师首先对案例内容进行分析讲解，与学生共同探讨设计沟通方案，按照护患礼仪要求，由其扮演护士，一位护生扮演患者，另一位护生扮演护士，进行演示。详细讲解在与患者沟通过程中的基本礼仪要领和注意事项，或制作成多媒体教学片让学生观看。

2. 实践场景

护士：您好，大妈！我是您的责任护士张芳，您叫我小张就可以了。请问您是 25 床的李某吗？

患者："小张，您好！我是李某。"

护士："根据您的病情需要，医生为您开了化验单，要抽血化验。明天清早请您不要吃东西、喝水，6 点半我来为您抽血。"

患者："好的。要化验什么项目呀？"

护士："主要是化验肝功能、血脂、血糖。"

患者："要抽多少血？"

护士："抽 5mL 就够了，请您放心，抽血对您的健康不会有影响，但对诊断您的病情却很重要，请您不要紧张、不要害怕，一定要配合我们，好吗？"

患者："好的，我一定配合！"

护士："那就谢谢您了。您好好休息，明天我再来看您。还要请您记住明天抽血前一定不要吃任何东西。如果有事您可以按床旁呼叫器，我们会随时来为您服务。再见！"

患者："好的，再见！"

3. 分组训练　将学生分成 6～8 人一组，进行分组练习。每组中由若干护生扮演不同角色，其余护生进行评议，每组均要完成两个情景的训练。最后推荐两组进行演示，由师生共同评价。

【评价】

1. 态度评价　护生在训练过程中是否严谨认真，积极参与，互帮互助。

2. 技能评价　团队评价能否掌握对患者的沟通技能，达到良好的沟通效果。

3. 团队评价　团队协作能力是否良好，是否有计划地分批组织进行适当的角色扮演和配套的护理礼仪实践。

复习思考题选择题参考答案

第一章　护理礼仪概论

1. E　2. C　3. E　4. B　5. E　6. C　7. B　8. B　9. E　10. E

第二章　护士仪表礼仪

1. D　2. E　3. C　4. E　5. A　6. A　7. D　8. B　9. D　10. E

第三章　护士仪态礼仪

1. A　2. E　3. C　4. E　5. B　6. C　7. B　8. A　9. D　10. C

第四章　护士交际礼仪

1. D　2. B　3. A　4. C　5. D　6. A　7. D　8. E　9. C　10. C

第五章　护士工作礼仪

1. C　2. D　3. C　4. A　5. B　6. E　7. D　8. B　9. E　10. C

第六章　人际沟通概论

1. D　2. B　3. D　4. B　5. D　6. E　7. C　8. C　9. A　10. D

第七章　人际关系

1. C　2. E　3. D　4. C　5. B　6. C　7. C　8. E　9. A　10. E

第八章　语言沟通

1. C　2. A　3. B　4. D　5. B　6. B　7. C　8. A　9. B　10. D

第九章　非语言沟通

1. E　2. E　3. A　4. C　5. B　6. A　7. B　8. E　9. C　10. A

第十章　沟通技巧

1. B　2. A　3. C　4. E　5. D　6. E　7. C　8. D　9. D　10. C

第十一章　护理工作中的关系沟通

1. D　2. E　3. A　4. D　5. A　6. C　7. A　8. C　9. C　10. C

第十二章　跨文化背景的人际沟通

1. B　2. D　3. C　4. C　5. E　6. D　7. C　8. B　9. A　10. B

主要参考书目

［1］ 耿洁. 护理礼仪. 北京：人们卫生出版社，2003

［2］ 李峥. 人际沟通. 北京：中国协和医科大学出版社，2004

［3］ 李晓阳. 护理礼仪. 北京：高等教育出版社，2005

［4］ 刘宇. 护理礼仪. 北京：人民卫生出版社，2006

［5］ 梁银辉. 护士礼仪. 北京：高等教育出版社，2006

［6］ 顾纬. 多元文化与护理. 北京：人民卫生出版社，2006

［7］ 姜小鹰. 护理美学. 北京：人民卫生出版社，2006

［8］ 朱红. 实用护士礼仪. 太原：山西科学技术出版社，2006

［9］ 王斌. 人际沟通. 北京：人民卫生出版社，2007

［10］ 张书全. 人际沟通. 第2版. 北京：人民卫生出版社，2008

［11］ 高燕. 护理礼仪与人际沟通. 第2版. 北京：高等教育出版社，2008

［12］ 高达玲. 护理礼仪与形体训练. 第3版. 南京：东南大学出版社，2009

［13］ 周春美. 护理人际沟通. 北京：人民卫生出版社，2011

［14］ 刘勇. 人际沟通. 西安：第四军医大学出版社，2012

［15］ 史瑞芬，等. 护士人文修养. 北京：人民卫生出版社，2012

［16］ 毛春燕. 护理礼仪与人际沟通. 北京：中国中医药出版社，2013

［17］ 史瑞芬. 护理人际学. 北京：人民军医出版社，2013

［18］ 秦东华. 护理礼仪与人际沟通. 北京：人民卫生出版社，2014

［19］ 王春雷. 护理礼仪与人际沟通. 济南：山东人民出版社，2014